Wolfgang Hellmann, Thomas Beushausen,
Joachim Hasebrook (Hrsg.)

Krankenhäuser
zukunftssicher managen

Aufgaben definieren,
Fachabteilungen stärken,
Prozesse organisieren

Verlag W. Kohlhammer

1. Auflage 2016

Alle Rechte vorbehalten
© W. Kohlhammer GmbH, Stuttgart
Gesamtherstellung: W. Kohlhammer GmbH, Stuttgart

Print:
ISBN 978-3-17-026915-6

E-Book-Formate:
pdf: ISBN 978-3-17-026916-3
epub: ISBN 978-3-17-026917-0
mobi: ISBN 978-3-17-026918-7

Inhalt

Vorwort

Entscheider[1] im Krankenhaus können aufgrund der Heterogenität von Vorschlägen zur Zukunftssicherung des Krankenhauses nicht immer leicht erkennen, welche Lösungen für das eigene Krankenhaus relevant sind. Sie bewegen sich in einem Spannungsfeld von flutenden Informationen mit visionärem Charakter und Lösungen, die für eine zeitnahe Umsetzung durchaus geeignet sind.

Der Blick für das Wesentliche kann dabei leicht verloren gehen. Unbestritten ist: er ist für innovative Technologien zu schärfen!

Die Krankenhäuser kämpfen jedoch ums Überleben. Vordringlich sind somit Konzepte gefragt, die zeitnah Beiträge zur Konsolidierung leisten können. Zu fokussieren ist auf längst überfällige Strukturreformen und die Optimierung von Zusammenarbeit und Führung im Krankenhaus. Ein neues Verständnis von Qualität, Kundenorientierung und Personalentwicklung muss hier zentraler Ansatzpunkt sein.

Krankenhäuser, die Strukturreformen vollzogen haben oder vollziehen, sind auf der Gewinnerstraße. Dies belegen zunehmend Beispiele, vor allem aus kommunalen Krankenhäusern. Prozessorientierung, ein neues Verständnis von Führung und der Abschluss von Kooperationen dienen hier als nachhaltig wirksame Instrumente für eine Stärkung der Wettbewerbsfähigkeit des Krankenhauses.

Das vorliegende Buch gibt in diesem Sinne Anregungen und Entscheidungshilfen nach dem Prinzip: »Was unter den derzeitigen Rahmenbedingungen notwendig und machbar ist!«

Inhalte des Buches sind u. a.:

- Neue Herausforderungen für das Krankenhaus
- Notwendige strukturell-organisatorische Veränderungen
- Personalentwicklung auf neuen Wegen
- Kluge Arbeitszeitgestaltung als Grundlage guter Arbeitsbedingungen
- Multidimensionale Sicht von Qualität und kooperative Kundenorientierung als Erfolgsfaktor
- Gute Zusammenarbeit von Geschäftsführung und Leitenden Ärzten – Voraussetzung für die Wettbewerbsfähigkeit
- Vorschläge zur verbesserten Kooperation von Ärztlichem Dienst und Pflege auf Grundlage von Prozessorientierung

---

1 Zur besseren Lesbarkeit wird im Buch immer nur die männliche oder weibliche Form gewählt, das jeweils andere Geschlecht ist jedoch immer impliziert. Wir bitten um Ihr Verständnis.

- Aufgaben des Aufsichtsrats
- Innovative Führungskonzepte
- Führungsprogramme für alle Mitarbeitergenerationen
- Sektorenübergreifende Kooperationen als Chance für das Krankenhaus

Herausgeber und Autoren des Buches sind renommierte Fachexperten aus Medizin, Hochschulen und Beratungsunternehmen.

Gedankt sei allen Autorinnen und Autoren für die gute Zusammenarbeit. Dank gilt auch dem Verlag W. Kohlhammer und hier vor allem Herrn Dominik Rose (Lektorat) für seine professionelle und hervorragende Unterstützung.

Die Herausgeber:
Wolfgang Hellmann, Thomas Beushausen und Joachim Hasebrook

optimale Behandlung und Versorgung sicherzustellen. Hier besteht die Herausforderung in der Gewährung von Handlungs- und Entscheidungsspielraum für den Patienten als Kunde. Abstrahiert betrachtet, erwarten Patienten eine fachlich hervorragende Behandlung und Betreuung im Krankenhaus. Als Menschen möchten sie mit ihrer kranken und gesunden Seite wahrgenommen werden. Ziel ist nicht nur die Orientierung und Ausrichtung der einzelnen Prozesse am Patienten, sondern auch am Patientenfluss.

Beim Aufbau eines reibungslosen Patientenflusses stehen Krankenhäuser und die Krankenhausmitarbeiter vor zahlreichen Herausforderungen. Einerseits sind hier die Überwindung der intra- und interprozessualen Nahtstellen zwischen verschiedenen Abteilungen, Bereichen und Sektoren zu nennen, andererseits die Verringerung von effizienzhemmenden und wertvernichtenden Hierarchien im Krankenhaus (Ziegenbein 2001, S. 123 ff.). Insgesamt wachsen die Anforderungen an das Krankenhauspersonal. Die Arbeitswelt verändert sich schnell und eine Anpassung muss rasch erfolgen, um den Erwartungen der Patienten gerecht werden zu können. Hohe Herausforderungen bestehen, wenn es um die hohen Erwartungen der Patienten an die Versorgungsqualität, die Patientensicherheit, die Dialogkultur und die Unternehmensethik geht.

Die wesentlichen Aspekte des Bemühens um Sicherung und Verbesserung der Versorgungsqualität müssen noch stärker ins Bewusstsein rücken, denn eine gute Qualität wirkt sich positiv auf die Kosten bei der Leistungserbringung aus, da nicht wirksame oder unnötige Leistungen vermieden werden können. Der Austausch von Erfahrungen im Umgang mit Fehlern im Leistungserstellungsprozess und deren Vermeidung trägt dazu bei, eine neue Fehlerkultur in Krankenhäusern zu etablieren. Jede Stärkung der Patientensicherheit vor, während und nach der ärztlichen Behandlung senkt die Fehlerquellen (Ulsenheimer 2006, S. 1). Ein Dialog zwischen Patient und Arzt ist sinnvoll, um Fragen zu klären und um Unklarheiten und Unsicherheiten zu beseitigen. Eine Dialogkultur auf Augenhöhe, ohne jede Schuldzuweisung, ist für gute Zusammenarbeit wichtig (Grube 2013, S. 62). Der Umgang mit und zwischen Patienten und Krankenhausmitarbeitern beinhaltet das Streben nach moralisch gutem und gerechtem Verhalten. Hier können die Unternehmensethik und die selbstauferlegten Grundsätze einen großen Beitrag leisten, um handlungsleitende Normen einzuhalten.

1.3 Notwendigkeit am demografischen Wandel orientierter Betreuungs- und Servicekonzepte

In Zeiten demografischer Veränderungen ist neben der Orientierung an den Patienten auch die Entwicklung von neuen Betreuungs- und Servicekonzepten für diese erforderlich. Immer mehr ältere und multimorbide Patienten müssen versorgt und behandelt werden. Krankenhäuser sind gezwungen sich auf die betroffenen Patientengruppen der Senioren einzustellen. So müssen z. B. Konzepte entwickelt werden, die auf die physischen und psychischen Einschränkungen von Patienten ausgerichtet sind.

Zum Beginn einer Behandlung sind die Beeinträchtigungen und die verbliebenen Fähigkeiten festzustellen. Anschließend muss eine individuelle Therapieplanung erarbeitet werden. Patientenindividuelle Besonderheiten müssen mit berücksichtigt werden. Sicherzustellen ist die körperliche und psychische Versorgung der Patienten an den festgeschriebenen pflegerischen Standards.

Um individuell auf einen Patienten eingehen zu können, sind durchgängige und stufenweise Behandlungs- und Servicekonzepte notwendig. Im Vordergrund müssen dabei immer das gesundheitliche Wohl und das angestrebte Therapieziel stehen. In Aufklärungsgesprächen müssen den Patienten die Konzepte erläutert und die Konzeptziele dargestellt werden (Stephan/Bosch/Tscherne 2000). Erforderlich sind auch Behandlungsoptionen die kosteneffizient sind. Mit dem Aufzeigen von Behandlungsalternativen kann das Mitspracherecht der Patienten in den Behandlungsprozess einbezogen werden.

Für viele Patienten ist die Vielzahl an hilfreichen Maßnahmen und Informationen zu Behandlungs- und Servicekonzepten unüberschaubar. Für Außenstehende ist es nicht leicht zwischen seriösen und nicht seriösen Informationsangeboten zu differenzieren. Der Weg durch den optimalen Behandlungsprozess ist daher schwierig. Informationen sind für die individuellen Patientengruppen zu strukturieren, um eine Unterstützungsbasis zu den Behandlungsstrukturen und -prozessen geben zu können. Rechte und Pflichten der einzelnen Akteure bei der Behandlung sind daher aufzuzeigen. Patienten benötigen Unterstützung und einen Zugang zu geprüften Informationen zu allen potenziell erforderlichen Behandlungs- und Servicekonzepten. Erfahrene und qualifizierte Akteure sind notwendig, um über das gesamte Behandlungsspektrum Auskunft geben zu können. Zu beachten sind ferner unterschiedliche Ausprägungen von Krankheiten bei Frauen und Männern durch voneinander abweichende genetische und biologische Voraussetzungen. So werden z. B. Frauen häufiger mit psychischen Erkrankungen wie Depressionen behandelt, Männer hingegen mit Suchterkrankungen. Das Beispiel macht deutlich, dass der Gendermedizin in diesem Bereich große Bedeutung zugemessen werden muss. Ferner haben Frauen und Männer ein unterschiedliches Gesundheitsbewusstsein und es können auch Unterschiede in der Wirksamkeit von Medikamenten vorliegen (Riecher-Rössler/Rohde 2001, Becker/Kortendiek 2008).

Im Krankenhausbereich kann zwischen stationären und ambulanten Behandlungs- und Servicekonzepten unterschieden werden. Der größte Teil der Patienten im Krankenhaus wird stationär versorgt. Inwieweit Patienten in den medizinischen Entscheidungsprozess mit eingebunden werden bzw. eingebunden werden können, ist einerseits abhängig von der Bereitschaft des Arztes, aber auch von den Fähigkeiten des Patienten im Behandlungsprozess mitwirken zu können (intellektuelle Fähigkeiten, Informationen über das eigene Krankheitsbild etc.).

Wenn ein Behandlungskonzept nur eingeschränkt Erfolg bringt, ist eine Kombination mit einem anderen Behandlungskonzept eine mögliche Option. Integrative und bedarfsorientierte Konzepte haben in den letzten Jahren zu großen Fortschritten geführt. Diese müssen jedoch künftiger stärker an den Bedürfnissen der Patienten ausgerichtet werden. Festzuhalten bleibt, dass Umstellungen im Gesundheitswesen unausweichlich sind, um auf die Bedürfnisse der wachsenden Patientengruppe der Senioren eingehen zu können. Sinnvolle finanzielle Investitionen sind unerlässlich, um evidenzbasierte Behandlungs- und Servicekonzepte (Kallenbach et al. 2008) zu implementieren. Dabei ist zwischen den Vor- und Nachteilen eines Konzeptes abzuwägen, mögliche Konsequenzen sind zu berücksichtigen und auf mögliche Komplikationen ist zu achten.

1.4 Prozessorientierung als Herausforderung und Chance

Der demografische Wandel verändert die Ausrichtung und Komplexität von Betreuungs- und Servicekonzepten. Ein Weg zur Anpassung an den Wandel besteht in der Standardisierung von Behandlungsprozessen. Standardisierung heißt in diesem Zusammenhang Vereinheitlichung von Regeln, Verordnungen, Formularen und Teilprozessen innerhalb des gesamten Behandlungsprozesses durch das Krankenhauspersonal, sprich die Orientierung an Prozessen. Zahlreiche medizinische und pflegerische Behandlungsprozesse lassen sich standardisieren. Dabei stehen sie in der Regel einem hohen Komplexitätspotenzial gegenüber, wobei das Ziel in der Komplexitätsreduktion liegt. Für eine Prozessorientierung spricht einerseits die Chance der damit einhergehenden Schaffung von Transparenz und Flexibilität für die Mitarbeiter. So können standardisierte Behandlungsprozesse dazu führen, dass Krankenhauspersonal unkompliziert flexibel eingesetzt werden kann. Insgesamt betrachtet fördern Standardprozesse jedoch nicht nur die Flexibilität. Sie tragen auch dazu bei, dass Behandlungen zielführend, routiniert, ohne Zeitverzögerungen und überflüssige Behandlungswege ablaufen können (Eiff/Ziegenbein 2001, S. 92). Dabei ist zu bedenken, dass die Vielfalt von Behandlungsprozessen im Krankenhaus beherrschbar bleiben muss. Um dies zu erreichen, ist die Vielfalt der Behandlungsmöglichkeiten auf das notwendige Maß zu verringern. Dabei ist zu beachten, dass neben den Vorteilen für die Mitarbeiter auch die Kundenwünsche nicht vernachlässigt werden. Prozessoptimierung bietet die Möglichkeit, die Patienten in den Mittelpunkt zu stellen.

Die Einführung der pauschalierten DRG-Vergütung hat dafür gesorgt dass die Bemühungen der Krankenhäuser um die Patienten, stärker als bisher, auf patientenorientierte Prozesse konzentriert werden mussten. Die Qualität der Versorgung rückt damit (gegenüber der früheren Praxis tagesgleicher Pflegesätze) in den Vordergrund. Vom Ergebnis her geht es somit im aktuellen Wettbewerb der Krankenhäuser um die Frage, wer Qualität für den Patienten am besten sichern kann.

Auf der Gewinnerstraße werden die Krankenhäuser sein, die den Patienten auch als Kunden betrachten (Schmola und Rapp 2014, Roeder 2013, Franke 2007). Dies hat zur Folge, dass zukunftsfähige Krankenhäuser die Prozessorientierung weiter denken. Es geht nicht mehr alleine um reine interne Prozessorientierung, sondern auch um prozessorientierte übergreifende Behandlungsstrukturen (Stichwort Medizinische Versorgungszentren oder ambulantes Operieren). Vorteil dieser Strukturen ist z. B. die Möglichkeit zur Verbesserung der Kommunikation und Kooperation, die Steigerung der Effektivität der Dokumentation oder der Konsens zur Anwendung von Arzneimitteln.

Prozessoptimierung kann aber auch über das eigene Krankenhaus hinaus sinnvoll sein (z. B. im Rahmen eines Verbundes) und zu einer sinnvoll kompetenzorientierten Aufgabenverteilung und einer Verbesserung der Ablauforganisation inkl. Produktivitätssteigerung führen (Augurzky et al. 2014).

Zu beachten ist: Nur eine sinnvoll geplante und umgesetzte Prozessorientierung kann historisch gewachsene fachabteilungsfokussierte Organisationsstrukturen aufbrechen und damit eine ganzheitliche und interdisziplinäre Versorgung der Patienten dauerhaft gewährleisten. Prozessorientierung ist zudem ein wichtiges Instrument der Kosten-/Erlösoptimierung.

1.5   Personalmangel und Arbeitsbelastung

Eine weitere Herausforderung ist der jetzt schon von vielen Krankenhäusern beklagte Mangel an qualifizierten Fachkräften im pflegerischen und ärztlichen Bereich (Ulatowski 2013, S. 4). Bis 2030 werden fast eine Millionen Personen im Gesundheitswesen fehlen, folglich auch viele Arztstellen unbesetzt bleiben und ein Mangel an Pflegepersonal bestehen (Ostwald et al. 2010).

Verstärkt wird dieser Fachkräftemangel durch die Abnahme der erwerbstätigen Bevölkerung und den Anstieg von chronisch kranken und multimorbiden Patienten. Die physische und psychische Arbeitsbelastung für Pflegekräfte und Ärzte wird weiter ansteigen. Damit wird der Pflegeberuf zunehmen unattraktiver. Auch Ärzte sind zunehmend starken Belastungen durch die Leistungsverdichtung am Arbeitsplatz ausgesetzt. Die gestiegenen Anforderungen stehen im Wiederspruch zu den Normen und dem Selbstverständnis der Fachkräfte an die Arbeitsbedingungen (Bräutigam/Scharfenorth 2011, S. 297).

Darüber hinaus ist auch eine Veränderung der Ansprüche von Mitarbeitern zu beobachten. Die Bereitschaft zur Mobilität nimmt zwar generell zu. Im Gegensatz dazu stehen die Forderungen nach einer »Work-Life-Balance« und einer damit verbundenen Vereinbarkeit von Familie und Beruf (Schmola/Rapp 2014, Busse/Geissler 2013). Durch den sich verstärkenden Fachkräftemangel, wird auch der Wettbewerb zwischen den Leistungsanbietern um die Fachkräfte massiv verstärkt (Ostwald et al. 2010). Die genannten Faktoren wirken verstärkt auf die bereits angespannte Personalsituation und erhöhen den Arbeitsdruck auf die Mitarbeiter im Krankenhaus.

Die Erhöhung des Arbeitsdruckes auf die Krankenhausmitarbeiter über die letzten Jahre kann anhand der Entwicklung nach Fachgruppen analysiert werden. Waren im Jahr 1991 durchschnittlich noch 7,7 Personen für die Versorgung von 100 Fällen zuständig, sind dies im Jahr 2013 nur noch 6,2 Personen. Im Vergleich zu 1991 ist hierbei ein Rückgang von über 18 % zu verzeichnen (Statistisches Bundesamt 2014b, eigene Berechnung). Dies ist auf alle Berufsgruppen – mit Ausnahme der Ärzte – zu übertragen (▶ **Abb. 1.1**).

Der Trend von mehr ärztlichem Personal je Fall ist auf die Erhöhung der Vollkräfte im Ärztlichen Dienst nach der Einführung des neuen Vergütungssystems (DRG) zurückzuführen. Die durchschnittliche Belastung, gemessen an Vollzeitkräften, je Fall hat im Gesamten und im Speziellen für das nicht ärztliche Personal und den Pflegedienst zunächst zugenommen und ist seit ca. 2009 relativ konstant.

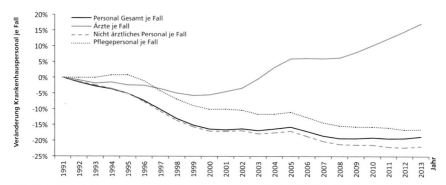

Abb. 1.1: Entwicklung Personal je Berufsgruppe und Fall (1991 bis 2013). Quelle: Eigene Berechnung und Darstellung auf Grundlage der Angaben vom Statistisches Bundesamt 2014a.

Auch zukünftig sind massiver Personalmangel und ein »Kampf um die Fachkräfte« im Krankenhausmarkt zu erwarten. Neben den angesprochenen Incentives, die sehr individuell und personenbezogen sind, ist ein Umdenken in Bezug auf Maßnahmen der Personalentwicklung zwingend. Noch besteht eine mehr individuelle Fokussierung auf einzelne Berufsgruppen. Vernetzte gesamtheitliche Konzepte sind eher die Ausnahme (Jung 2010). Sie müssen zukünftig einbezogen werden, um die Wettbewerbsfähigkeit des Krankenhauses sicherstellen zu können.

1.6   Schaffung verbesserter Arbeitsbedingungen

Neben dem angesprochenen Fachkräftemangel und der damit verbundenen Steigerung der Arbeitsbelastung für das Krankenhauspersonal wirkt sich der »doppelte« Effekt des demografischen Wandels auf die Personalstrukturen aus. Die Anzahl der altersbedingt ausscheidenden Arbeitnehmer nimmt zu, was zusätzlich den Personalbedarf erhöht. In den nächsten Jahren muss ein Wandel erfolgen, um die bestehenden Fachkräfte im Krankenhaus zu halten und um neue Nachwuchskräfte gewinnen zu können. Erreicht werden kann dies nur durch eine deutliche Verbesserung der Arbeitsbedingungen. Häufig wird von Fachkräften der empfunden Zeitmangel im Arbeits- und Familienumfeld beklagt.

Große Kraftanstrengungen müssen auch unternommen werden, um die Arbeitsbelastung in der Pflege und im Ärztlichen Dienst zu reduzieren. Die Personalentwicklung kann mit geeigneten Maßnahmen und Instrumenten dazu beitragen, eine individuelle Förderung bei den Krankenhausmitarbeitern zu er-

15

möglichen (Pfannstiel 2014, S. 381 ff.). Fachkräfte fühlen sich unterstützt, wenn ein gutes Arbeitsklima besteht, ihre Aufgaben herausfordernd sind, ein breites Angebot an Fort- und Weiterbildungsmöglichkeiten vorhanden sowie die Zukunftsfähigkeit des Krankenhauses gegeben ist. Wichtig ist vielen Mitarbeitern eine Balance zwischen dem Berufs- und Privatleben (Vedder/Haunschild 2014, S. 453). Um die Arbeitgeberattraktivität zu erhöhen, bieten viele Krankenhäuser die Möglichkeit zur betrieblichen Kinderbetreuung oder ähnliche Angebote an.

Das Konzept zur Arbeitsfähigkeit wurde von Ilmarinen und Tempel (2010) entwickelt, um die Arbeitsfähigkeit von Mitarbeitern zu sichern. Insgesamt bestehen vier Handlungsfelder: die individuelle Sicherung der Gesundheit und Leistungsfähigkeit, die Sicherung der Kompetenz von Arbeitnehmern, die Sicherung von Werten, Einstellungen und der Motivation sowie die Sicherung der Arbeit mit der Arbeitsumgebung und Führung (Prognos/BGF o. J., S. 10 ff.). Auf der Makroebene werden weitere Einflussfaktoren berücksichtigt (Familie, persönliches Umfeld, regionale Umgebung, Gesellschaft, etc.). In der ersten Phase werden Unternehmen zum Thema »Arbeitsfähigkeit« sensibilisiert. In einem Beratungsprozess kann der Handlungsbedarf zur Arbeitsfähigkeit aufgezeigt werden. Mit gezielten Maßnahmen kann anschließend Einfluss auf die Arbeitsfähigkeit genommen werden. Ideen müssen mit den Mitarbeitern besprochen und gemeinsam umgesetzt werden, damit sie ihre Wirkung entfalten können. Dabei ist wichtig, dass die Mitarbeiterbeteiligung im Krankenhaus von oben nach unten und von unten nach oben gegeben ist. Eingeleitete Maßnahmen sind konsequent umzusetzen, um festgelegte Ziele zu erreichen und um fortwährende Verbesserungen sicherzustellen. Große Bedeutung kommt hierbei der betrieblichen Gesundheitsförderung zu, mit der dafür gesorgt werden kann, dass die Gesundheit der Belegschaft erhalten bleibt.

Eine altersgerechte und familienfreundliche Arbeitsplatzgestaltung und Arbeitsorganisation trägt dazu bei, dass Mitarbeiter im Krankenhaus bleiben. Wichtig ist hierbei, die Mitarbeiter aller Altersgruppen einzubeziehen, da sich die Erwartungen an das Berufsleben von Generation zu Generation unterscheiden (Lüthy/Ehret 2013).

Anpassungsbedarfe bestehen beispielsweise bei Modellen zur Flexibilisierung der Arbeitszeit. Das Bundesministerium für Familie, Senioren, Frauen und Jugend hat passgenaue familienfreundliche Lösungen in einer Broschüre zum Thema »Vereinbarkeit von Beruf und Familie im Krankenhaus – Aus der Praxis für die Praxis« zusammengestellt (BMFSFJ 2009b).

Hilfreich zum Thema Work-Life-Balance ist auch die Broschüre zum Thema »Führungskräfte und Familie, wie Unternehmen Work-Life-Balance fördern können« (BMFSJ 2008a). Die Broschüre gibt ebenfalls viele Praxisbeispiele und einen ganzheitlichen Bezugsrahmen. In diesem Zusammenhang wird u. a. auf die Führungskultur, die Führungskräfteentwicklung und die Arbeitsorganisation Bezug genommen.

Auf die Arbeitszeitproblematik im ärztlichen Dienst und die Gestaltung der Arbeitszeit geht die Broschüre vom Länderausschuss für Arbeitsschutz und Sicherheitstechnik ein (LASI 2003). Krankenhäuser sollten bei der Vielzahl an

Handlungsempfehlungen berücksichtigen, dass Mitarbeiter schon bei der Suche nach einem Arbeitsplatz darauf achten, dass eine gute »Work-Life-Balance« gegeben ist und sie sich sinnvoll in das Arbeitsleben einbringen können. Glaubwürdigkeit und Vorbildwirkung von Führungskräften spielen hierbei eine große Rolle, um qualifizierte Mitarbeiter zu gewinnen und zu halten. Die Erwartungen von Fachkräften müssen mit der Unternehmensrealität gut übereinstimmen. Ein System der Wertschätzung von Mensch und geleisteter Arbeit sollte vorherrschen, damit sich Mitarbeiter wohlfühlen und Freude an der Arbeit haben.

1.7 DRG als limitierender Faktor für schwarze Zahlen

Neben den Arbeitsbedingungen und den internen Organisations- sowie Prozessoptimierungen steht das Management von Krankenhäusern vor einer weiteren zentralen Herausforderung: Krankenhäuser sollen zielführende Behandlungen in hoher Qualität und bei möglichst geringem Ressourceneinsatz bieten (Busse/Geissler 2013). Dieser Vorsatz steht nach ökonomischen Aspekten auch in keinerlei Widerspruch. Im Rahmen der Krankenhausversorgung muss jedoch ein weiterer Faktor mit einbezogen werden: die bedarfsgerechte Versorgung der Bevölkerung (§ 1 Abs. 1 KHG). Inwieweit die finanzielle Situation des Krankenhausmarktes hierzu im Gegensatz steht, wäre zu diskutieren.

Tab. 1.1: Entwicklung von Kosten- und Erlöskennzahlen im Krankenhaus (2005-2013). Quelle: Eigene Berechnung und Darstellung auf Grundlage der Angaben von AOK-Bundesverband 2015, BMG 2001-2014 und dem Statistisches Bundesamt 2014b.

	2005	2007	2009	2011	2013	
Bereinigte Kosten je Fall	3.430 €	3.518 €	3.771 €	3.960 €	4.152 €	*21,0 %*
Landesbasisfallwert (Minima & Maxima)	2.636 € / 3.086 €	2.673 € / 2.960 €	2.777 € / 3.073 €	2.880 € / 3.130 €	3.012 € / 3.251 €	*14,3 % / 5,3 %*
Rechnerischer Bundesbasisfallwert	–	–	–	2.948 €	3.064 €	*3,9 %*
Verbraucherpreisindex	92,5	96,1	98,9	102,1	105,7	*14,3 %*
Grundlohnsumme	94,65	96,41	98,46	101,15	105,16	*11,1 %*

Durch die Einführung der pauschalierten Vergütung mit den DRGs hat der Kostendruck auf die Krankenhäuser massiv zugenommen und u. a. zu Verweildauerverkürzungen, Bettenreduzierungen und Abteilungs- und Krankenhausschließungen geführt (Fürstenberg et al. 2011). Insgesamt betrachtet, ist die finanzielle Situation der bestehenden Krankenhäuser kritisch. 45,6 % verzeichneten im Jahr 2013 einen Jahresüberschuss, 12,1 % ein ausgeglichenes Ergebnis. Demgegenüber stehen 42,2 % der Häuser mit einem Defizit (Blum et al. 2014). Im Gegensatz dazu steht von der Seite der Krankenkassen anhaltend die Forderung, Krankenhausbudgets – wenn überhaupt – moderat zu steigern. Auch über zehn Jahre nach der DRG-Einführung werden noch Effizienzreserven im System vermutet (Wacker 2014).

An der Entwicklung von Kosten- und Erlöskennzahlen in Tabelle 1.1 ist der zunehmende Kostendruck zu erkennen. Liegt die Steigerung der durchschnittlichen Kosten je Fall bei plus 21 % im Vergleich von 2005 auf 2013, haben auf der Erlösseite die Landesbasisfallwerte in diesem Zeitraum lediglich um 14,3 % (höchster Wert) bzw. 5,3 % (niedrigster Wert) zugenommen. Die Steigerungen beim Verbraucherpreisindex (14,3 %) sowie bei der Grundlohnsumme (11,1 %) liegen ebenfalls darunter.

Die durch Prozessoptimierungen und den medizinischen Fortschritt bedingte Verweildauerverkürzung sorgt für freie Kapazitäten in Krankenhäusern, die schnell wieder nach belegt werden können (Schreyögg et al. 2014). Dies führt zur Leistungsausweitung in den Häusern, die sowohl aus Erlössicht (mehr Einnahmen) als auch aus Kostensicht (Aufteilung der Fixkosten) sinnvoll erscheinen kann. (Thomas et al. 2013)

Um auch zukünftig unter den Voraussetzungen der DRG-Vergütung bestehen zu können, müssen zwei zentrale Punkte im Mittelpunkt stehen: innovatives Management und Qualitätsfokussierung.

Innovatives Management soll hier beinhalten, dass der Wandel von Krankenhausverwaltung zu Krankenhausmanagement weiter vollzogen werden muss. Ohne ein hochentwickeltes Management, welches ein Krankenhaus mit Kennzahlen wie ein Wirtschaftsunternehmen steuert und es dadurch zukunftsfähig macht (Salfeld et al. 2009). Hohe Behandlungsqualität generiert auch heute schon monetäre Vorteile. Da mit zusätzlichen Kosten verbundene Komplikationen auch heute nicht vollständig im DRG-System abgebildet werden, gilt es diese zu vermeiden. (Thomas et al. 2013) Qualität wird in den nächsten Jahren einen immer höheren Stellenwert erhalten (Salfeld et al. 2009). Die aktuelle Diskussion zu einer qualitätsorientierten Vergütung für Krankenhäuser zeigt dies eindrucksvoll.

1.8   Zusammenfassung

In Zukunft wird es darauf ankommen, wie es ein Krankenhaus versteht, die Behandlungsprozesse für den Patienten zu planen, zu organisieren und zu gestalten, sodass ein optimaler Patientenablauf und höchstmögliche Ergebnisqualität sichergestellt wird.

Die Mitarbeiter sind einzubinden. Auf die Möglichkeit einer ausgeglichenen »Work-Life-Balance« für die Mitarbeiter ist hoher Wert zu legen. Nur Mitarbeiter die motiviert sind, werden neue Behandlungs- und Servicekonzepte unterstützen und sich engagieren. Es wird sich heraus kristallisieren, dass nur eine

Übereinkunft und ein Interessenausgleich zwischen allen Beteiligten den Weg in eine für den Patienten und die Mitarbeiter positive Zukunft sichern kann.

Erreicht werden kann dies durch produktive Kommunikation und freundschaftliche Bindungen und Beziehungen. Es wird auf den richtigen Kombinationsmix von Innovationen, Maßnahmen und Strategien ankommen. Krankenhäuser müssen patientenorientiert handeln, um eine für den Patienten hohe Versorgungsqualität dauerhaft zu halten. Das Krankenhausmanagement muss sicherstellen, dass Strukturen, Prozesse und Ergebnisse ausgewertet und bewertet werden, Handlungsempfehlungen ausgesprochen und Verbesserungen eingeleitet werden. Nur so können die ökonomischen Potentiale im engen Korsett der DRG-Vergütung gehoben werden. Die Kompetenzen des Managements und der Mitarbeiter müssen gestärkt und gefestigt werden, damit die richtigen Entscheidungen zum richtigen Zeitpunkt getroffen werden können. Dies ist eine zentrale Herausforderung für die Krankenhäuser, im Wettbewerb bestehen und die durchaus vorhandenen Chancen ergreifen und nutzen zu können.

Literatur

AOK Bundesverband (2015) Landesbasisfallwerte. AOK Bundesverband (Hrsg.). in: http://¬www.aok-gesundheitspartner.de/bund/krankenhaus/lbfw/, Abrufdatum: 24.02.2015.

Augurzky B., Krolop S., Hentschker C., Pilny A., Schmidt C. M. (2014) Krankenhaus Rating Report 2014. Mangelware Kapital: Wege aus der Investitionsfalle.

Becker R., Kortendiek B. (2008) Handbuch Frauen- und Geschlechterforschung. Theorie, Methoden, Empirie. Band 35. 2. erweiterte und aktualisierte Aufl., VS Verlag für Sozialwissenschaften. Wiesbaden.

Blum K., Löffert S., Offermanns M., Steffen P. (2014) Krankenhaus Barometer 2014. Herausgegeben v. Deutsches Krankenhausinstitut (DKI). Düsseldorf. in: https://www.¬dki.de/sites/default/files/publikationen/krankenhaus_barometer_2014.pdf, Abrufdatum: 24.02.2015.

BMFSFJ (2008a) Führungskräfte und Familie. Wie Unternehmen Work-Life-Balance fördern können. Ein Leitfaden für die Praxis (Hrsg.). Berlin.

BMFSFJ (2009b) Vereinbarkeit von Beruf und Familie im Krankenhaus. Aus der Praxis für die Praxis; Bundesministerium für Familie, Senioren, Frauen und Jugend (Hrsg.). Berlin.

Bräutigam C., Scharfenorth (2011) Personalbindung und Personalgewinnung im Krankenhaus, Herausforderungen der Fachkräftesicherung in Pflege und Medizin. in: Goldschmidt A. J. W., Hilbert J. (Hrsg.) Krankenhausmanagement mit Zukunft. Orientierungswissen und Anregungen von Experten. Georg Thieme Verlag. Stuttgart. S. 296.

Buchhester S. (2002) Der Patient als Kunde, Patientenzufriedenheit als Dienstleistung im Gesundheitsmanagement. Düsseldorf.

Bundesministerium für Gesundheit (2001-2014) Durchschnittliche Veränderungsrate der beitragspflichtigen Einnahmen aller Mitglieder der Krankenkassen je Mitglied nach § 71 Abs. 3 SGB V. Bundesministerium für Gesundheit (Hrsg.), Entnommen von den Internetseiten des GKV-Spitzenverbandes: http://www.gkv-spitzenverband.de/kranken¬versicherung/krankenhaeuser/ budgetverhandlungen/gl_veraenderungsrate/gl_veraenderungsrate.jsp, Abrufdatum: 24.02.2015.

Busse R., Geissler A. (2013) Ziele des Gesundheitssystems, Strategien der Gesundheitspolitik und Herausforderungen für die Krankenhäuser. Eine kurze Einführung. in: Debatin J. F., Ekkernkamp A., Schulte B., Tecklenburg A. (Hrsg.) Krankenhausmanagement. Strategien, Konzepte, Methoden. 2. Aufl., Berlin. S. 1-8.

Eiff W. v., Ziegenbein R. (2001) Geschäftsprozessmanagement. Methoden und Techniken für das Management von Leistungsprozessen im Krankenhaus. Bd. 4. Gütersloh.

Franke D. H. (2007) Krankenhaus-Management im Umbruch. Konzepte – Methoden – Projekte. Stuttgart.

Fürstenberg T., Laschat M., Klein S., Gierling P., Nolting H.-D, Schmidt T. (2011) G-DRG-Begleitforschung gemäß & 17 Abs. 8 KHG. Endbericht des zweiten Forschungszyklus (2006 bis 2008). Untersuchung im Auftrag des deutschen DRG-Instituts (InEK). Hrsg. v. IGES Institut GmbH. Berlin.

Grube R. (2013) Controlling im Krankenhaus – eine Grundvoraussetzung für effiziente Organisation. in: Dilcher B., Hammerschlag L. (Hrsg.). Klinikalltag und Arbeitszufriedenheit. Die Verbindung von Prozessoptimierung und strategischem Personalmanagement. Springer Verlag. 2. Aufl., S. 55-64.

Ilmarinen J., Tempel J. (2010) Erhaltung, Förderung und Entwicklung der Arbeitsfähigkeit – Konzepte und Forschungsergebnisse aus Finnland. in: Badura B., Walter U., Hehlman T. (Hrsg.). Betriebliche Gesundheitspolitik: Der Weg zur gesunden Organisation. Springer. Wiesbaden.

Jung K. (2010) Krankenhäuser brauchen eine integrierte Personalentwicklung. Lüneburg.

Kallenbach K., Markewitz A., Schöndube F. A., Zerkowski H.-R. (2008) Evidenz-basierte Medizin und Behandlung entsprechend der Leitlinien. Zeitschrift für Herz-, Thorax- und Gefäßchirurgie. Springer Verlag. Jg. 1. Nr. 22. S. 65-67.

LASI (2003) Arbeitszeitgestaltung in Krankenhäusern, Arbeitszeitproblematik am Beispiel des ärztlichen Dienstes, Landesausschuss für Arbeitsschutz und Sicherheitstechnik (Hrsg.). 1. Aufl., Hamburg.

Lüthy A., Ehret T. (2013) Krankenhäuser als attraktive Arbeitgeber, Soft Skills erfolgreich umsetzen, 2. Überarbeitete und erweiterte Aufl., Kohlhammer Verlag, Stuttgart.

Mühlbauer B. H. (2004) Prozessorganisation im DRG-geführten Krankenhaus. 1. Aufl., Weinheim.

Ostwald D. A., Ehrhard T., Bruntsch F., Schmidt H., Friedl C. (2010) Fachkräftemangel. Stationärer und ambulanter Bereich bis zum Jahr 2030. Hrsg. v. WifOr und PricewaterhouseCoopers AG (PWC). Darmstadt. Frankfurt.

Pfannstiel M. A. (2014) State of the Art von Maßnahmen und Instrumenten zum Management der Patienten- und Mitarbeiterdiversität im Krankenhaus, in: Bouncken, R. B., Pfannstiel M. A., Reuschl A. J. (Hrsg.), Dienstleistungsmanagement im Krankenhaus II; Prozesse, Produktivität und Diversität, Springer Gabler Verlag, Wiesbaden, S. 381-427.

Prognos/ BGF (o. J.) Fit, qualifiziert und leistungsfähig in die Zukunft, intakt! ... Arbeitsfähigkeit in KMU erhalten und fördern. Ein Handbuch für die Praxis. Prognos AG und Institut für Betriebliche Gesundheitsförderung (BGF) (Hrsg.), Berlin, Köln.

Richter A.-D. (1999) Kundenorientierung im Krankenhaus. in: Braun G. E. (Hrsg.). Handbuch Krankenhausmanagement. Bausteine für eine moderne Krankenhausführung. Stuttgart. S. 421-438.

Riecher-Rössler A., Rohde A. (2001) Psychische Erkrankungen bei Frauen. Für eine geschlechtersensible Psychiatrie und Psychotherapie. Karger Verlag. Basel.

Roeder N. (2013) Strukturierte Organisationsentwicklung. in: Debatin J. F., Ekkernkamp A., Schulte B., Tecklenburg A. (Hrsg.) Krankenhausmanagement. Strategien, Konzepte, Methoden. 2. Aufl. Berlin. S. 403-411.

Salfeld R., Hehner S., Wichels R. (2009) Modernes Krankenhausmanagement. Konzepte und Lösungen. 2. Aufl. Berlin.

Schmola G., Rapp B. (2014) Grundlagen des Krankenhausmanagements. Betriebswirtschaftliches und rechtliches Basiswissen. Stuttgart.

Schreyögg J., Busse R., Bäuml M., Krämer J., Dette T., Geissler A. (2014) Forschungsauftrag zur Mengenentwicklung nach § 17b Abs. 9 KHG. Endbericht. Hrsg. v. Hamburg Center for Health Economics, Universität Hamburg und TU Berlin. Hamburg, Berlin.

Statistisches Bundesamt (2014a) Gesundheit. Grunddaten der Krankenhäuser. 2013. (Fachserie 12 Reihe 6.1.1). Statistisches Bundesamt (Hrsg.). Wiesbaden.

Statistisches Bundesamt (2014b) Preise Verbraucherpreisindizes für Deutschland. Jahresbericht 2013. Statistisches Bundesamt (Hrsg.). Wiesbaden.

Stephan C., Bosch U., Tscherne (2000) Das präoperative Aufklärungsgespräch, Worauf ist besonders zu achten? Orthopäde. Springer Verlag. Jg. 4. Nr. 29. S. 281-287.

Thomas D., Reifferscheid A., Pomorin N., Focke A., Schillo S. (2013) Krankenhausversorgung. in: Wasem J., Staudt S., Matusiewicz D. (Hrsg.) Medizinmanagement. Grundlagen und Praxis. Berlin.

Ulatowski H. (2013) Zunkunftsorientiertes Personalmanagement in der ambulanten (Alten-) Pflege; Projektmanagement – Retention, Management – Mitarbeiterorientierung. Springer Gabler Verlag. Wiesbaden.

Ulsenheimer K. (2006) Arzthaftungs- und Strafrecht. in: Ulsenheimer B. (Hrsg.) Patientensicherheit, Arzthaftung, Praxis- und Krankenhausorganisation. Springer Verlag. S. 1-6.

Vedder G., Haunschild S. (2014) Work-Learn-Life-Balance. in: Bouncken R. B., Pfannstiel M. A., Reuschl A. J. (Hrsg.). Dienstleistungsmanagement im Krankenhaus II. Prozesse, Produktivität und Diversität. Springer Gabler Verlag. S. 453-467.

Wacker F. (2014) Grundlagen der Erlösverteilung im Krankenhaus. in: Zapp W., Terbeck J. (Hrsg.) Kosten- versus Erlösverteilung im DRG-System. Analyse – Verfahren – Praxisbeispiele. Wiesbaden, S. 1-25.

Ziegenbein R. (2001) Klinisches Prozessmanagement. Implikationen, Konzepte und Instrumente einer ablauforientierten Krankenhausführung. Gütersloh.

2 Führungsorganisation von Krankenhäusern im Wandel – organisatorische Perspektiven und personelle Implikationen

Sylvia Schafmeister

2.1 Einführung

Die Eigentümerstruktur von Krankenhäusern in Deutschland hat sich in den letzten zwei Jahrzehnten nachhaltig verändert. Dominierten im Jahr 1991 noch öffentliche Träger mit einem Anteil von 46 % des deutschen Krankenhausmarktes, hat sich dieses Übergewicht zu Gunsten der privaten Träger auf gerade noch 30 % im Jahr 2011 reduziert. Aktuell verteilt sich der deutsche Krankenhausmarkt auf öffentliche Träger mit 30 %, freigemeinnützige Träger mit 37 % und private Träger mit 34 % (Statistisches Bundesamt 2013, S. 9; S. 14).

Seit 2002 wird vom Statistischen Bundesamt auch die gesellschaftsrechtliche Gestaltungsform der Krankenhäuser erhoben. Demnach ist zwischen privatrechtlichen und öffentlich-rechtlichen Rechtsformen zu unterscheiden. Sowohl private als auch freigemeinnützige Träger können ausschließlich privatrechtliche Rechtsformen zur Anwendung bringen. Öffentlich-rechtliche Träger haben jedoch ein Wahlrecht.

Es zeigt sich, dass im dokumentierten Zeitraum ab 2002 öffentlich-rechtliche Träger zunehmend ihre Krankenhäuser einer privatrechtlichen Rechtsform zuführen: der Anteil steigt von 28,2 % im Jahr 2002 auf 56,8 % im Jahr 2011. Auch innerhalb der öffentlich-rechtlichen Rechtsformen steigt die Bedeutung der rechtlich selbständigen Rechtsformen von 14,8 % im Jahr 2002 auf 23,0 % im Jahr 2011 (ebd.).

Es haben sich somit in Deutschland in den letzten 20 Jahren nicht nur die Eigentümerstrukturen zugunsten der privaten Träger verändert, sondern auch die gesellschaftsrechtliche Gestaltung als konstitutives Merkmal der Unternehmensführung und Führungsorganisation: im Jahr 2011 befinden sich gerade einmal noch 114 Krankenhäuser in einer öffentlich-rechtlichen Rechtsform mit rechtlicher Unselbständigkeit. Dies entspricht bezogen auf den gesamten deutschen Krankenhausmarkt gerade noch einem Anteil von 5 % (ebd.)!

Die skizzierten Veränderungen der Eigentümer- und Rechtsformstrukturen von Krankenhäusern in Deutschland zeigen, dass die seit den 1990er Jahren politisch eingeleitete Ökonomisierung der Krankenhäuser nicht nur zu einer Privatisierungswelle geführt hat, sondern ebenso den Druck auf eine gesellschaftsrechtliche Konstruktion erhöht hat, welche den dynamischen Marktbedingungen eher gerecht wird und dem Management eine größere Flexibilität zugesteht. Hieraus resultiert die Fragestellung, inwieweit sich die internen Führungsstrukturen der Krankenhäuser ebenfalls geändert haben.

Der folgende Beitrag stellt die aktuellen Führungsorganisationsmodelle in deutschen Krankenhäusern dar und widmet sich der Frage, welche organisatorischen und personellen Implikationen diese beinhalten. Zum Weiteren wird dargestellt, welche Führungsqualifikationen aktuell im Management deutscher Krankenhäuser überwiegen. Im Anschluss wird diskutiert, wie eine effektive zukünftige Führungsorganisation des Krankenhauses aussehen könnte und welche personellen Anforderungen hieraus resultieren.

2.2 Basismodelle der Führungsorganisation in deutschen Krankenhäusern

Die unternehmensinterne Organisationsgestaltung lässt sich differenzieren zwischen der Aufgabenteilung nach Verrichtung oder Funktionen und der Aufgabenteilung nach Objekten (vgl. Steinmann, Schreyögg 1997, S. 396 ff.). Bei der im Krankenhaus vorherrschenden verrichtungsorientierten Aufgabenteilung werden alle gleichartigen Verrichtungen zusammengefasst, um Spezialisierungs- und Kompetenzvorteile und hieraus Synergievorteile zu erzielen. Eine funktionale Organisation entsteht, wenn die zweithöchste Hierarchieebene eines Unternehmens nach Funktionen gegliedert ist, sodass innerhalb der Unternehmenseinheiten (Bereiche, Abteilungen) alle gleichartigen Verrichtungen gebündelt werden. Im Allgemeinen sind Funktionalorganisationen entlang des Wertschöpfungsprozesses gegliedert, also Beschaffung, Produktion, Absatz/ Vertrieb sowie weitere Ergänzungen mit unterstützenden Querschnittfunktionen, wie z. B. Personal, Logistik, Controlling, Marketing, Finanzen.

Voraussetzung dieser Organisationsgestaltung sind homogene Märkte und ein stabiles Umfeld. Je dynamischer und turbulenter das Marktumfeld sich gestaltet, je diversifizierter das Produkt- und Leistungsprogramm des Unternehmens wird, umso mehr entstehen Schnittstellen im Unternehmen, die über die funktionsorientierte Gestaltung immer weniger effektiv und effizient zu gestalten sind.

Die Führungsorganisation von Krankenhäusern kann als funktional ausgerichtete Expertenorganisation bezeichnet werden. Nach Schmidt-Rettig sind »Expertenorganisationen (…) dahingehend gekennzeichnet, dass der einzelne Mitarbeiter infolge seines qualitativ hochwertigen individuellen Fachwissens als sogenannter Experte auch eine hohe Handlungsautonomie hat, wobei sein großes fachliches Spezialwissen Voraussetzung für die Ausübung seiner Expertentätigkeit ist« (Schmidt-Rettig 2008, S. 219).

Aufbauorganisatorisch schlägt sich die Expertenorganisation im Krankenhaus in der tradierten berufsständisch ausgerichteten Funktionalorganisation nieder, welche die Hauptgliederung der Aufgaben nach den Verrichtungen der Berufsgruppen systematisiert. Klassischerweise gliedert sich die Führungsorganisation in drei voneinander getrennten Expertensäulen: Ärztlicher Dienst, Pflegedienst und Verwaltungsdienst (zu verschiedenen Modellen der Krankenhausleitungsstruktur vgl. ebd., S. 228 ff.).

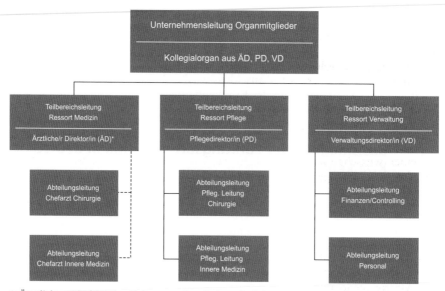

* Ärztlicher Direktor im Nebenamt hat keine disziplinarische Weisungsbefugnis gegenüber den Abteilungsleitungen (Chefärzte). Die Allein-Geschäftsführung hat in diesem Modell die Disziplinarhoheit, außer dem Ärztlichen Direktor werden Disziplinarbefugnisse gegenüber den anderen medizinischen Abteilungsleitungen übertragen, z. B. wenn die Funktion im Hauptamt ausgeführt wird.

Abb. 2.1: Traditionelles berufsständisches Kollegialorgan als Leitungsorgan
Quelle: Eigene Darstellung in Anlehnung an v. Werder (2008), S. 180; Schmitt-Rettig (2008), S. 229.

Historisch gewachsen folgte daraus eine führungsorganisatorische Gestaltung, welche in deutschen Krankenhäusern für die erste Hierarchieebene des Top-Managements ein Kollegialorgan dieser drei Berufsgruppen normiert. Die berufsständischen Schnittstellen der Führungsorganisation finden sich in separaten Informations- und Kommunikationskanälen wieder, die selbst im Stationsablauf häufig nicht überwunden werden können.

Führungsorganisatorisch problematisch ist es, wenn die einzelnen Expertengruppen sich »stärker mit ihrer Profession identifizieren und sich auch nur ihr gegenüber verantwortlich fühlen, zum Teil ohne Rücksicht, oft sogar im Gegensatz zu den Interessen und Belangen der Gesamtorganisation« (ebd., S. 220). Eine Abstrahierung der eigenen berufsständischen Interessen zu Gunsten der Gesamtorganisation im Kollegialorgan wird strukturell dadurch erschwert, dass insbesondere der Ärztliche Direktor mehrere Rollen inne hat: Er vertritt die medizinischen Gesamtinteressen im Leitungsorgan, gleichzeitig ist er selbst unmittelbar Teil des medizinischen Leistungsprozesses, in dem er einer Klinik organisatorisch als Chefarzt vorsteht und selbst weiterhin als Leitender Arzt in der direkten Patientenversorgung tätig ist (vgl. hierzu auch Akbulut u. a. 2010, S. 547 f.). Zwar wirkt die Pflegedienstleitung nicht mehr selbst in der Patientenversorgung mit, sie ist jedoch als organisatorische Leitung des Pflegedienstes zusätzlich für die fachliche Leitung der pflegerischen Prozesse und Sicherung der Pflegequalität im Krankenhaus zuständig (vgl. hierzu auch Lieb 2010, S. 150 f.).

Das berufsständische Kollegialorgan kann als traditionelles Modell der Führungsorganisation in deutschen Krankenhäusern beschrieben werden.

Die seit den 1990er Jahren in Deutschland vollzogene Ökonomisierung des Gesundheitswesens[2] führte zu einem Paradigmenwechsel in der unternehmensstrategischen Ausrichtung mit nachhaltigen Auswirkungen auf Führungserwartungen. Die Dominanz medizinisch-pflegerischer Zielsetzungen wurde zu Gunsten einer wirtschaftlichen Betriebsführung zurückgedrängt. Selbst öffentliche und freigemeinnützige Krankenhäuser, welche keiner erwerbswirtschaftlichen Zielsetzungen unterliegen, mussten sich für eine wirtschaftliche Betriebsführung strategisch neu ausrichten und in ihren Führungs- und Entscheidungsstrukturen effektiver und effizienter werden.

Empirisch lassen sich mit der wachsenden Durchdringung von privatrechtlichen Rechtsformen, insbesondere der GmbH, neben dem traditionellen Kollegialorgan Fallbeispiele für neue führungsorganisatorische Gestaltungen des Top-Managements finden:

Einzel-Leitungsorgan in Form von Allein-Geschäftsführern oder Geschäftsleitern

Das Einzel-Leitungsorgan hat den großen Vorteil, dass Entscheidungen schneller getroffen werden können und ausschließlich an den übergeordneten Unternehmenszielen ausgerichtet sind. Zur Erhöhung der Entscheidungsqualität kann die Allein-Geschäftsführung die Ressortleitungen der zweiten Hierarchieebene einbeziehen. Soweit die zweite Hierarchieebene wieder berufsgruppenbezogen strukturiert wird, verändert diese führungsorganisatorische Gestaltung nicht die grundlegenden Probleme der tradierten berufsständischen Expertenorganisation im Krankenhaus.

---

2 Grundlegend war hierfür die Verabschiedung des Gesundheitsstrukturgesetzes – GSG vom 21.12.1992.

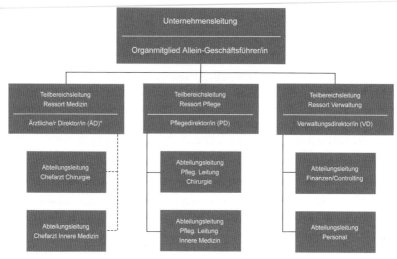

* Ärztlicher Direktor im Nebenamt hat keine disziplinarische Weisungsbefugnis gegenüber den Abteilungsleitungen (Chefärzte). Die Allein-Geschäftsführung hat in diesem Modell die Disziplinarhoheit, außer dem Ärztlichen Direktor werden Disziplinarbefugnisse gegenüber den anderen medizinischen Abteilungsleitungen übertragen, z.B. wenn die Funktion im Hauptamt ausgeführt wird.

Abb. 2.2: Hierarchie-Modell des Top-Managements: Einzel-Leitungsorgan mit berufsständischer Funktionalorganisation auf der zweiten Führungsebene
Quelle: Eigene Darstellung in Anlehnung an v. Werder (2008), S. 183; Schmitt-Rettig (2008), S. 230.

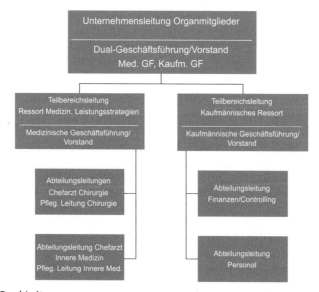

Abb. 2.3: Dual-Leitungsorgan
Quelle: Eigene Darstellung, in Anlehnung an v. Werder (2008), S. 180; Schmitt-Rettig (2008), S. 230.

Dual- Leitungsorgan mit beispielsweise einer Kaufmännischen und einer Medizinischen Geschäftsführung

In einer dualen Geschäftsführung findet eine Professionalisierung auch bei der Medizinischen Geschäftsführung statt. Diese nimmt selbst nicht mehr an der medizinischen Leistungsversorgung teil und konzentriert sich ausschließlich auf die normativ-strategischen Aufgaben des Top-Managements. Auf der zweiten Hierarchieebene kann im medizinischen Ressort wie hier im Beispiel eine duale Abteilungsleitung zwischen Leitendem Arzt/Ärztin und Pflegerischer Leiter/in im Rahmen einer divisionalisierten Organisation eingeführt werden (vgl. Schmidt-Rettig 2008, S. 230 f.). Der Vorteil liegt zwar in der gemeinsamen abteilungsbezogenen Zielsetzung, durch die Parallelisierung der Führungsorganisation verbleiben jedoch die gleichen Informations- und Kommunikationsschnittstellen mit entsprechenden Konfliktpotentialen, wie sie für die berufsständischen Kollegialorganisation prägend sind.

Kollegialorgan

- Traditionelles berufsständisches Modell
- Erweitertes traditionelles berufsständisches Funktionalmodell: Ergänzung unterschiedlicher Funktionen, wie z. B. Personalmanagement, Recht oder Qualitätsmanagement bzw. Theologie, häufig bei freigemeinnützigen Trägern
- Sonstiges Kollegialorgan: berufsgruppenunabhängige Besetzung, z. B. Finanzen, Personal, Medizinische Leistungen, Facility Management.

Neben dem traditionellen berufsständischen Kollegialorgan finden sich erweiterte Kollegialorgane, die ergänzend zu den drei Säulen Medizin, Pflege, Verwaltung noch Experten hinzuziehen. Ein berufsgruppenunabhängiges Kollegialorgan stellt erst das sonstige Kollegialorgan dar, wie es häufig bei Vorständen von Aktiengesellschaften vorzufinden ist (vgl. z. B. Rhön-AG oder Helios Fresenius AG).

Eine Professionalisierung des Top-Managements im Krankenhaus tritt dann ein, wenn Entscheidungen auf dieser Hierarchieebene ausschließlich auf Basis normativ-strategischer Zielsetzungen getroffen werden, unabhängig von berufsständischen Interessen. Strukturell findet dies seinen Ausdruck in der Abkehr vom tradierten berufsständischen Kollegialorgan als bislang prägende führungsorganisatorische Gestaltung des Top-Managements. Es stellt sich also die Frage, welche Gestaltungsform des Leitungsorgans mittlerweile in deutschen Krankenhäusern prägend ist: das Modell der Allein-Geschäftsführung, der Dualen Geschäftsführung oder des erweiterten bzw. sonstigen Kollegialorgans.

Damit einher geht die Frage, inwieweit die Ökonomisierungstendenzen im Gesundheitswesen auch zu veränderten formalen Qualifikationsanforderungen im Sinne einer Verstärkung der Wirtschaftskompetenz im Top-Management führen. Ergänzend stellt sich die Frage, ob vermehrt Mediziner mit zusätzlichem Wirtschaftsabschluss z. B. einem MBA, in das Top-Management einziehen.

2.3 Aktuelle empirische Bestandsaufnahme zur Führungsorganisation des Top-Managements in deutschen Krankenhäusern

Die folgenden Ausführungen basieren auf den Ergebnissen einer Primärerhebung im Rahmen eines hochschulinternen Forschungsprojektes. Im Zeitraum zwischen April und Juli 2014 wurden Daten zur Führungsorganisation und Führungsqualifikation des Top-Managements von 243 deutschen Krankenhäusern erhoben. In die Stichprobe wurden von den am 31.12.2011 registrierten 2045 Krankenhäusern demzufolge mehr als 11,88 % der deutschen Krankenhäuser eingeschlossen.[3]

Die Stichprobe umfasste 243 Unternehmen, davon konnten mit der Dokumentenanalyse 241 Unternehmen erfasst werden.

Tab. 2.1: Verteilung der Krankenhäuser auf Einheits- und Konzernunternehmen nach Trägern
Quelle: Schafmeister (2015); eigene Berechnungen.

Träger	Einheits-unt. Anzahl	Proz. Anteil	Konzern-unt. Anzahl	Proz. Anteil	Gesamt Anzahl	Proz. Anteil
Öffentl.	37	45,7 %	44	54,3 %	81	100 %
Freigem.	32	39,5 %	49	60,5 %	81	100 %
Privat	12	15,2 %	67	84,8 %	79	100 %
Gesamt	81	33,3 %	160	65,87 %	241	100 %

Es zeigt sich, dass die Fusionierung der Krankenhäuser zu Krankenhausverbünden bzw. der Aufkauf von Krankenhäusern und die Integration in Konzerne

---

3 Auf Basis der Datenbank des deutschen Krankenhausverzeichnisses des Jahres 2011 wurde zunächst die Grundgesamtheit von 2045 Krankenhäusern bereinigt: In die Studie wurden nur die Plankrankenhäuser und Krankenhäuser mit Versorgungsauftrag einbezogen, die mindestens 50 Betten vorhalten. Die bereinigte Grundgesamtheit reduzierte sich auf 1750 Krankenhäuser. Entsprechend der Verteilung der Krankenhäuser auf die drei Träger (öffentlich-rechtlich, freigemeinnützig und privat) und die drei Unternehmensgrößen (50-199, 200-499, 500 und mehr Betten) der bereinigten Grundgesamtheit wurde eine disproportional geschichtete Zufallsstichprobe gezogen. Die Primärerhebung wurde mittels Dokumentenanalysen von Qualitätsberichten, offiziellen Unternehmensmitteilungen, Pressemitteilungen, persönliche Angaben auf Xing sowie telefonischen Nachfragen durchgeführt.
Zum Forschungsdesign und detaillierten Ergebnissen: Vgl. Schafmeister S (2015). Unveröffentlichtes Manuskript Hochschule Neu-Ulm.

weiter auf dem Vormarsch sind: In der Stichprobe waren Krankenhäuser als Teil von Konzernunternehmen mit 66,4 %, als Einheitsunternehmen nur noch mit 33,6 % vertreten, überwiegend Konzernunternehmen.

Trägerbezogen zeigt sich jedoch, dass die öffentlichen Eigentümer noch zögerlich sind: Immerhin werden noch knapp 46 % der Krankenhäuser als Einheitsunternehmen geführt. Bei den privaten Trägern überwiegen demgegenüber die mehrstufigen Konzernunternehmen.

Bezogen auf die Fragestellung, welche führungsorganisatorische Gestaltung mittlerweile in deutschen Krankenhäusern dominiert, konnte ein eindeutiges Ergebnis auf Basis der Stichprobe ermittelt werden.

Das Allein-Geschäftsführungsmodell ist mittlerweile die dominierende Ausprägung der Führungsorganisation auf der ersten Führungsebene. 62,2 % aller Krankenhäuser weisen dieses Modell auf, gefolgt von der dualen Geschäftsführung mit 19,5 %.

Das traditionelle Kollegialorgan mit ärztlicher, pflegerischer und kaufmännischer Führungsposition rangiert dagegen auf dem letzten Platz mit knapp 7,9 %. Wird das sonstige Kollegialorgan in seinen unterschiedlichen Ausprägungen noch einbezogen, kommen die multi-professionellen Leitungsorgane auf 18,3 % der führungsorganisatorischen Gestaltungsoptionen.

Allerdings weist die Datenlage erhebliche Unterschiede nach Trägern und Unternehmensgröße auf.

Bei den öffentlichen Trägern dominiert die Allein-Geschäftsführung mit 63 % entsprechend des allgemeinen Durchschnitts, das traditionelle Kollegialorgan ist jedoch mit einem Anteil von 17,3 % gegenüber dem allgemeinen Durchschnitt deutlich überproportional noch vertreten. Diese Ausprägung der Führungsorganisation ist vor allem in mittleren und großen Häusern identifizierbar.

Bei den freigemeinnützigen Trägern gibt es eine größere Vielfalt: Zwar spielt auch hier die Allein-Geschäftsführung die größte Rolle mit einem Anteil von 48,1 % , auf Platz 2 rangiert aber die Duale Geschäftsführung mit einem rel. Anteil von 32,1 %. Das Kollegialorgan spielt hier ebenfalls noch eine Rolle, jedoch als Sonstiges mit 13,6 %, das traditionelle Kollegialorgan hat gerade noch einen Anteil von 6,2 %.

Betrachtet man die Verteilungen nach Unternehmensgröße, fällt bei den freigemeinnützigen Trägern auf, dass gerade bei den großen Krankenhäusern die Duale Geschäftsführung das bedeutendste führungsorganisatorische Konstrukt ist. Bei mittleren Häusern hält das sonstige Kollegialorgan einen überdurchschnittlichen hohen Anteil, während das traditionelle Kollegialorgan keinerlei Bedeutung mehr hat.

Bei den privaten Trägern ist die Allein-Geschäftsführung ebenfalls das dominante Organisationsmodell mit einem Anteil von 75,9 %. Das traditionelle Kollegialorgan findet sich in der Stichprobe überhaupt nicht mehr.

Bezogen auf die Unternehmensgröße weisen die Häuser von privaten Trägern unterschiedliche Gewichtungen auf: Große Häuser werden fast ausschließlich durch Allein-Geschäftsführungen vertreten, während kleine und mittlere Häuser sowohl die Duale Geschäftsführung als auch das Sonst. Kollegialorgan noch vorweisen.

Tab. 2.2: Gestaltung der Leitungsorgane nach Trägern und Unternehmensgröße auf der ersten Führungsebene Quelle: Schafmeister (2015); eigene Berechnungen.

Träger	Allein-GF Anzahl	Proz. Anteil	Dual-GF Anzahl	Proz. Anteil	Trad. Kol-legialorg. Anzahl	Proz. Anteil	Sonst. Kol-legialorg. Anzahl	Proz. Anteil	Gesamt Anzahl	Proz. Anteil
Öffentl.	51	63 %	12	14,8 %	14	17,3 %	4	4,9 %	81	100 %
klein	19	70,4 %	4	14,8 %	3	11,1 %	1	3,7 %	27	100 %
mittel	17	63,0 %	4	14,8 %	5	18,5 %	1	3,7 %	27	100 %
groß	15	55,6 %	4	14,8 %	6	22,2 %	2	7,4 %	27	100 %
Freigem.	39	48,1 %	26	32,1 %	5	6,2 %	11	13,6 %	81	100 %
klein	16	59,3 %	6	22,2 %	3	11,1 %	2	7,4 %	27	100 %
mittel	14	51,9 %	8	29,6 %	0	0,0 %	5	18,5 %	27	100 %
groß	9	33,3 %	12	44,4 %	2	7,4 %	4	14,8 %	27	100 %
Privat	60	75,9 %	9	11,4 %	0	0 %	10	12,7 %	79	100 %
klein	17	65,4 %	4	15,4 %	0		5	19,2 %	26	
mittel	17	65,4 %	5	19,2 %	0		4	15,4 %	26	
groß	26	96,3 %	0	0,0 %	0		1	3,7 %	27	
Gesamt	150	62,2 %	47	19,9 %	19	7,9 %	25	10,4 %	241	100 %

Tab. 2.3: Gestaltung der Leitungsorgane nach Trägern und Unternehmensgröße auf der zweiten Führungsebene bei Konzernunternehmen. Quelle: Schafmeister (2015); eigene Berechnungen.

Träger	Allein-GF Anzahl	Proz. Anteil	Dual-GF Anzahl	Proz. Anteil	Trad. Kollegialorg. Anzahl	Proz. Anteil	Sonst. Kollegialorg. Anzahl	Proz. Anteil	Gesamt Anzahl	Proz. Anteil
Öffentl.	16	36,4 %	9	20,5 %	15	34,1 %	4	9,1 %	44	100 %
klein	7	41,2 %	3	17,6 %	5	29,4 %	2	11,8 %	17	100 %
mittel	7	46,7 %	1	6,7 %	7	46,7 %	0	0,0 %	15	100 %
groß	2	16,7 %	5	41,7 %	3	25,0 %	2	16,7 %	12	100 %
Freigem.	22	44,9 %	8	16,3 %	10	20,4 %	9	18,4 %	49	100 %
klein	9	50,0 %	0	0,0 %	5	27,8 %	4	22,2 %	18	100 %
mittel	8	47,1 %	2	11,8 %	5	29,4 %	2	11,8 %	17	100 %
groß	5	35,7 %	6	42,9 %	0	0,0 %	3	21,4 %	14	100 %
Privat	45	67,2 %	3	4,5 %	14	20,9 %	5	7,5 %	67	100 %
klein	11	64,7 %	2	11,8 %	3	17,6 %	1	5,9 %	17	100 %
mittel	13	56,5 %	0	0,0 %	7	30,4 %	3	13,0 %	23	100 %
groß	21	77,8 %	1	3,7 %	4	14,8 %	1	3,7 %	27	100 %
Gesamt	83	51,9 %	20	12,5 %	39	24,4 %	18	11,3 %	160	100 %

Des Weiteren wurde analysiert, welche führungsorganisatorische Konstruktion bei Krankenhäusern gewählt wird, wenn sie Teil eines Konzerns sind und als Tochtergesellschaft das Management der zweiten Führungsebene darstellen.

Grundlage sind die 160 identifizierten Konzernunternehmen der Stichprobe.

Auch in Konzernunternehmen auf der zweiten Führungsebene (Tochterge-sellschaften) ist die Allein-Geschäftsführung die wichtigste Ausprägung der Führungsorganisation mit einem Anteil von 51,9 %. Das traditionelle Kolle-gialorgan hat auf dieser Ebene eine immer noch große Bedeutung, so rangiert es auf dem zweiten Platz mit 24,4 %.

Allerdings weisen die Träger hier signifikante Unterschiede auf:

Während die privaten Träger wieder überwiegend die Allein-Geschäftsfüh-rung aufweisen, haben die öffentlichen Träger einen nahezu gleichen Anteil an Allein-Geschäftsführung und traditionellem Kollegialorgan. Fasst man traditio-nelle und sonstige Kollegialorgane zusammen, so stellen sie entsprechend den größten Anteil innerhalb der öffentlichen Trägerschaft dar. Gleiches gilt für die freigemeinnützigen Träger, die ebenfalls eine starke Gewichtung der Kollegia-lorgane gegenüber der Allein-Geschäftsführung aufweisen.

Interessant ist der Blick auf die Unternehmensgrößensegmente. Die Duale Geschäftsführung ist sowohl bei den öffentlichen als auch freigemeinnützigen Trägern in großen Unternehmen auf der zweiten Führungsebene die wichtigste Ausprägung der Führungsorganisation.

Als Ergebnis der empirischen Studie lässt sich demzufolge festhalten, dass eine allgemeine Tendenz zur Allein-Geschäftsführung in den deutschen Kran-kenhäusern besteht. Diese Tendenz findet sich auch für die Tochtergesellschaf-ten von Konzernunternehmen.

Das traditionelle Kollegialorgan ist ein Auslaufmodell und hat auf der ersten Führungsebene nur noch eine untergeordnete Bedeutung.

Demgegenüber spielt das traditionelle Führungsmodell insbesondere bei öf-fentlichen Trägern auf der zweiten Führungsebene immer noch eine zu beach-tende Rolle. Sowohl die Duale Geschäftsführung als auch das sonstige Kolle-gialorgan sind auf der ersten Führungsebene vorzufinden. Hiervon machen insbesondere Freigemeinnützige Träger Gebrauch. Auf der zweiten Führungs-ebene finden sich beide Ausprägungen deutlicher wieder. Die Duale Geschäfts-führung wird besonders bei großen Unternehmen öffentlicher und freigemein-nütziger Träger genutzt.

Es stellt sich die Frage, welche formale Führungsqualifikation sich in den verschiedenen Führungskonstruktionen wiederfindet. Dominieren in der Allein-Geschäftsführung die betriebswirtschaftlichen Kompetenzen oder finden sich im Top-Management zunehmend auch Mediziner, z. B. mit betriebs-wirtschaftlicher Zusatzqualifikation (MBA)? Wie ist die Duale Geschäftsfüh-rung aufgestellt?

Tab. 2.4: Formale Qualifikationen der Allein-Geschäftsführungen
Quelle: Schafmeister (2015); eigene Berechnungen.

Formale Qualifikation	Häufigkeit	Relativer Anteil
Wirtschaft	102	68,0 %
Recht	27	18,0 %
Medizin	13	8,7 %
Pflege	2	1,3 %
Sonstiges	5	3,3 %
Keine Angaben	1	0,7 %
Gesamt	150	100 %

Die Ergebnisse der Primärerhebung zeigen, dass die Führungskräftebesetzung mit voller Wirtschaftskompetenz eindeutig dominiert. 68 % der Allein-Geschäftsführungen auf der ersten Führungsebene werden durch eine/n Geschäftsführer/in mit rein wirtschaftlicher Qualifikation[4] vertreten, 18 % verfügen über eine juristische und nur 8,7 % über eine medizinische Qualifikation. Die pflegerische Erstqualifikation[5] ist mit gerade einmal 1,3 % vertreten.

Bei den Dual-Geschäftsführungen sind beide Führungspositionen überwiegend mit zwei Führungskräften mit voller Wirtschaftskompetenz (42,6 %) besetzt. Die oben dargestellte Zweiteilung auf eine medizinische und eine kaufmännische Geschäftsführung nimmt gerade einmal 21,3 % der Dual-Geschäftsführungsmodelle auf. Gleichauf liegen Dual-Modelle mit einem Geschäftsführer mit wirtschaftlicher Qualifikation und einem Geschäftsführer mit sonstiger Qualifikation (Jura, Sozialwissenschaften etc.).

Auf einen Anteil von 8,5 % kommen Dual-Geschäftsführungsmodelle, in denen ein Medizinischer Geschäftsführer mit einem Geschäftsführer sonstiger Qualifikation die Geschicke des Unternehmens leitet.

Abschließend ist festzustellen, dass die Ökonomisierung der Krankenhäuser sich zwischenzeitlich sowohl in der gewählten führungsorganisatorischen Konstruktion als auch in der formalen Führungsqualifikation niederschlägt. Ein verstärkter Einfluss der Mediziner im Top-Management kann auf Basis der hier vorgestellten Forschungsstudie nicht konstatiert werden.

---

4 nachgewiesen mit einem formalen akademischen Abschluss in den Wirtschaftswissenschaften, Betriebswirtschaft oder Volkswirtschaft
5 Ausbildungsberuf Pflege oder Studium im pflegewissenschaftlichen Bereich

Tab. 2.5: Formale Qualifikationen der Dual-Geschäftsführungen
Quelle: Eigene Datenbasis; eigene Berechnungen.

Formale Qualifikation	Häufigkeit	Relativer Anteil
Wirtschaft, Wirtschaft	20	42,6 %
Wirtschaft, Medizin	10	21,3 %
Wirtschaft, Sonstiges	10	21,3 %
Medizin, Sonstiges	4	8,5 %
Sonstiges, Sonstiges	3	6,4 %
Keine Angaben	0	0,7 %
Gesamt	47	100 %

2.4 Organisatorische Perspektiven und personelle Implikationen für die medizinischen Fachabteilungen

Die Ergebnisse der Studie legen jedoch nahe, dass die Abkehr vom traditionellen Kollegialorgan eine strategische medizinische Leistungsentwicklung nach ökonomischen Kriterien erlaubt. Damit einher geht die Chance, die klinische Aufbauorganisation ausschließlich nach Effektivitäts- und Effizienzkriterien zu gestalten.

Klinische Behandlungsprozesse sind aus Sicht der Patienten zu gestalten und implizieren Informations-, Kommunikations- und Entscheidungswege, die nicht durch eine berufsständische Funktionalorganisation wie bislang durchbrochen werden sollten.

Die ärztlichen Leitungen der medizinischen Fachabteilungen stellen hier einen zentralen Kristallisationspunkt dar: Sie verantworten nach innen wie außen fachlich den gesamten Behandlungsprozess in ihrer Abteilung, können bei den dargestellten führungsorganisatorischen Gestaltungsoptionen organisatorisch und disziplinarisch jedoch nur den ärztlichen Mitarbeitern Weisungen erteilen. Das Organisations- und Disziplinarrecht der Pflege liegt bei der Pflegedienstleitung. Hierdurch wird das in der Organisationslehre beschriebene Kongruenzprinzip (Einheit von Aufgaben, Entscheidung und Verantwortung) nachhaltig gebrochen mit erheblichen Auswirkungen auf die effektive und effiziente Gestaltung der Organisationsprozesse im Krankenhaus. Da jede Expertengruppe nur ihre fachlichen Belange sieht und die Optimierung ihrer eigenen berufsspezifischen Prozesse vorantreibt, entstehen regelhaft unkoordinierte Abläufe auf den Stationen, die zu diversen Konfliktlagen führen: Überstunden bei den Pflegekräften, da ärztliche Visitenzeiten nicht eingehalten werden können und häufig medizinische Anordnungen erst spät im Tagesablauf erfolgen mit entsprechenden Nacharbeiten für den Pflegedienst.

Eine Professionalisierung auf der zweiten und dritten Führungsebene in den Krankenhäusern erfordert auch hier die Ablösung der tradierten berufsständi-

schen Funktionalorganisation zu Gunsten einer am Sachziel der Patientenbe-
handlung ausgerichteten divisionalisierten Aufbauorganisation (Vgl. hierzu
auch Schmidt-Rettig 2008, S. 240 ff.). Die einzelnen medizinischen Fachabteilungen sind als eigenständige wirtschaftliche Organisationseinheiten (ergebnisorientierte Leistungszentren) durch die Ärztlichen Leitungen (Chefärzte und
Chefärztinnen) zu führen. Die wirtschaftliche (Gewinn-)Verantwortung impliziert die volle Ressourcenverantwortung (ebd., S. 243), d. h. alle personellen
Ressourcen unabhängig von der jeweiligen Berufsgruppe sind der Ärztlichen
Leitung einer Fachabteilung zu unterstellen. Erst hierdurch kann die Ärztliche
Leitung im Sinne des Kongruenzprinzips die Organisationsverantwortung vollumfänglich tragen. Die heute schon häufig in den Arbeitsverträgen für Leitende
Ärzte und Ärztinnen übertragene wirtschaftliche Verantwortung kann demzufolge erst durch diese vollständige Ressourcenverantwortung konsequent getra-
gen werden.

Um eine einseitige Ausrichtung der ergebnisorientierten Leistungszentren an
Partialinteressen und Bereichsegoismen zu vermeiden, ist großes Augenmerk
auf die Leistungsabgrenzung der Kliniken zu legen. So sind interdisziplinäre Be-
handlungsfälle möglichst in einer Fachabteilung oder einem Zentrum zu bün-
deln, z. B. geriatrische Patienten oder allgemein-internistische Patienten. Gerade
in Akuthäusern dominieren die interdisziplinären Fälle, was eine Abgrenzung
ergebnisorientierter Leistungszentren erschwert. Dennoch ist eine organisatorische Abgrenzung für die erfolgreiche Entwicklung von Abteilungen sehr bedeutend. Kritischer Erfolgsfaktor bleibt eine transparente Verrechnung der Leistungen und eine verursachungsgerechte Verteilung der Kosten (ebd., S. 244).
Darüber hinaus sind Zielvereinbarungen mit den Chefärzten um die Gesamt-
unternehmensperspektive zu ergänzen.

Eine divisionalisierte Führungsorganisation mit ergebnisorientierten Leistungszentren führt zu einer konsequenten Delegation von Managementkompetenzen vom Top-Management auf nachgeordnete Hierarchieebenen. Die
Chefärzte zeichnen verantwortlich für die strategische Leistungsentwicklung
und -umsetzung in ihrer Abteilung und haben entsprechend das operative Management der materiellen und personellen Ressourcen wirtschaftlich zu betreiben.

Daraus entstehen für den Leitenden Arzt neue personelle Anforderungen.
Nicht nur die herausragende fachliche Expertise zeichnet ein effektives Management aus sondern ebenso die strategische und Planungskompetenz sowie die
wirtschaftliche Managementkompetenz. Erfolgreiche medizinische Abteilungen
als ergebnisorientierte Leistungszentren zu führen, stellt jedoch vor allem eine
erhöhte Anforderung an die Personalführungskompetenz des Leitenden Arztes.
Aufgrund der gewachsenen Personalverantwortung für alle Berufsgruppen seiner Abteilung ist ein hohes Maß an strukturierter Aufgaben- und Entschei-
dungsdelegation sowie Bereichscontrolling erforderlich. Beispiele aus Fachklini-
ken oder akutgeriatrischen Abteilungen[6] zeigen, dass die ärztliche Führung im

---

6 Z. B. Fachklinik für Geriatrische Rehabilitation, RegioMed-Kliniken, Standort Co-
   burg.

multiprofessionellen Team dann zum Erfolgsfaktor wird, wenn der kollegiale Umgang durch Respekt vor der Profession des anderen und gegenseitiger Wertschätzung geprägt ist. Die klare ärztliche Hierarchisierung führt zu einer Auflösung von Parallelstrukturen und Verschlankung von Prozessen, da alle Berufsgruppen sich gemeinsam an der Abteilungszielsetzung orientieren.

2.5   Fazit

Die Ökonomisierung der deutschen Krankenhauslandschaft hat zu einem Wandel der Führungsorganisation im Top-Management geführt. Das traditionelle berufsständische Kollegialorgan verliert an Bedeutung zu Gunsten anderer Modelle, insbesondere dem Allein-Geschäftsführungsmodell. Auf den nachgeordneten Hierarchieebenen spielt es weiterhin eine tragende Rolle, wenngleich die Chefarztverträge neuerer Generation andere Leitungsstrukturen implizieren. Die konsequente Anwendung des Kongruenzprinzips der Organisation, das die Einheit von Aufgaben, Entscheidung und Verantwortung formuliert, impliziert jedoch die Abkehr vom traditionellen berufsständischen Führungsmodell zu Gunsten einer divisionalisierten Führungsorganisation mit ergebnisorientierten Leistungszentren unter Ärztlicher Leitung.

Literatur

Akbulut Y, Esatoglu AE, Yildirim T (2010): Managerial Roles of Physicians in the Turkish Healthcare System: Current Situation and Future Challenges, in: Journal of Health Management, 12, 4, S. 539-551.

Gesetz zur Sicherung und Strukturverbesserung der Gesetzlichen Krankenversicherung (Gesundheitsstrukturgesetz – GSG) vom 21.12.1992

Lieb N (2010): Pflegemanagement als Beruf, Stuttgart: Kohlhammer.

Schafmeister S: Wandel der Führungsorganisation in deutschen Krankenhäusern – eine empirische Bestandsaufnahme. Unveröffentlichtes Manuskript Hochschule Neu-Ulm. Neu-Ulm Februar 2015.

Schmidt-Rettig B, Eichhorn S (Hrsg.) (2008): Krankenhaus-Managementlehre. Stuttgart: Kohlhammer.

Steinmann H, Schreyögg G (2005): Management. Grundlagen der Unternehmensführung. 6. Aufl., Wiesbaden: Gabler.

Statistische Ämter des Bundes und der Länder (Hrsg.): Verzeichnis der Krankenhäuser und der Vorsorge- und Rehabilitationseinrichtungen in Deutschland vom 31.12.2011 (Datenbank)

Statistisches Bundesamt (Hrsg.): Gesundheit. Grunddaten der Krankenhäuser 2011, in: Fachserie 12, Reihe 6.1.1. vom 18.10.2012 (korrigiert am 20.03.2014), Wiesbaden 2013.

v. Werder A (2008): Führungsorganisation. 2. Aufl., Wiesbaden: Gabler.

3 Aufgaben und Pflichten der Entscheidungs-gremien im Krankenhaus im Kontext neuer Überlegungen zur Rolle des Aufsichtsrates

Matthias Siegert

3.1 Einleitung

Das folgende Kapitel befasst sich unter anderem mit den Aufgaben und Pflichten der Krankenhausleitung einerseits, die für das Tagesgeschäft und die operative Geschäftsführung zuständig ist, und dem »Kontrollgremium« Aufsichtsrat andererseits. Welche unterschiedlichen Tätigkeiten und Aufgaben ein Aufsichtsrat im Krankenhaus ausüben kann bzw. darf, soll ebenfalls thematisiert werden. Dabei wird insbesondere auf die Abgrenzung der unterschiedlichen Tätigkeitsfelder und -bereiche zwischen den »Entscheidungsgremien« und dem Aufsichtsrat eingegangen.

Krankenhäuser können in unterschiedlichen Rechtsformen betrieben werden. Dabei kommt es für die Wahl der rechtlichen Organisationsform darauf an, ob der Krankenhausträger öffentlich-rechtlich, frei-gemeinnützig oder privat ist. Den privaten Krankenhausträgern stehen alle Rechtsformen des privaten Rechts offen. Demgegenüber können die öffentlich-rechtlichen sowie frei-ge-meinnützigen Krankenhausträger zwischen den Rechtsformen des privaten und des öffentlichen Rechts wählen. Nicht für alle rechtlichen Organisationsformen ist es dabei von Gesetzes wegen vorgeschrieben, dass neben den Entscheidungs-gremien (in der Regel Vorstand, Geschäftsführung etc.) auch ein Aufsichtsrat eingerichtet wird.

In welcher Rechtsform ein Krankenhaus betrieben wird, obliegt letztlich dem Eigentümer. Dieser trifft innerhalb der für ihn geltenden rechtlichen Vorgaben die Wahl und die Entscheidung für eine Organisationsform »seines« Krankenhauses. Hierbei gilt es insbesondere für die öffentlich-rechtlichen Krankenhaus-träger zu beachten, dass als Folge des Art. 28 Abs. GG verbürgten Selbstver-waltungsrechts aus verfassungsrechtlicher Sicht von einer Gleichwertigkeit der öffentlich-rechtlichen und privatrechtlichen Organisationsformen ausgegangen wird (Altmeppen 2003, S. 2561). Gleichwohl stehen den öffentlich-rechtlichen Krankenhausträgern nicht alle Rechtsformen des privaten und des öffentlichen Rechts offen, wenn es normative Restriktionen gibt (Knorr und Wernick 1991).

Ausgehend von dem legislativen Postulat ist zu konstatieren, dass lediglich für die Krankenhäuser, deren Träger als Genossenschaft oder Aktiengesell-schaft ausgestaltet worden ist, die obligatorische Einrichtung eines Aufsichtsra-tes vorgesehen ist. Für die Genossenschaft bestimmt § 9 Abs. Genossenschafts-gesetz (GenG), dass die Genossenschaft einen Aufsichtsrat haben muss. Eine Ausnahme gilt lediglich dann, wenn bei Genossenschaften mit nicht mehr als

20 Mitgliedern auf die Einrichtung eines Aufsichtsrates verzichtet worden ist. Die obligatorischen Aufgaben des Aufsichtsrates werden in §§ 36ff GenG näher beschrieben.

Signifikant detailliertere Regelungen weist das Aktiengesetz (AktG) für den Aufsichtsrat einer AG auf. Dort werden die Aufgaben des Aufsichtsrates in §§ 95 AktG näher beschrieben. Als eine Unterform der AG sehen die Vorschriften zur Kommanditgesellschaft auf Aktien ebenfalls die obligatorische Einrichtung eines Aufsichtsrates vor. Hinsichtlich der übrigen Rechtsformen, die für den Betrieb eines Krankenhauses in Betracht kommen, existieren, von wenigen später näher dargestellten Ausnahmen abgesehen, keine Vorgaben hinsichtlich des Aufsichtsrates.

Grundlagen:

In Deutschland ist die Unternehmenskultur, anders als im internationalen Vergleich, vom Prinzip der dualen Führung eines Unternehmens geprägt (Appelrath und Klimpe 2012, S. 497). Diesem Prinzip ist immanent, dass sowohl das Leitungsgremium als auch der Aufsichtsrat eigenständige Organe des Unternehmens bilden. Beiden Organen obliegen eigenständige Aufgaben, die voneinander abzugrenzen sind.

Die Aufgaben des Leitungsorgans sind sowohl die gerichtliche als auch die außergerichtliche Vertretung der Gesellschaft. Auch die Leitung des Tagesgeschäfts, die Festlegung von Unternehmenszielen und das Treffen von strategischen Entscheidungen fällt in das Aufgabengebiet der Leitung. Demzufolge obliegt es der Krankenhausleitung, die Budgetverhandlungen mit den Kostenträgern zu führen, Arbeitsverträge mit (Chef-)Ärzten auszuhandeln, die Entscheidung über die Einrichtung einer neuen Bettenabteilung einer bestimmten Fachdisziplin zu treffen etc.

Demgegenüber ist es die wesentliche Aufgabe des Aufsichtsrates, im Interesse der Eigentümer des Krankenhauses die vom Leitungsgremium getroffenen Entscheidungen zu überwachen. Diese gesetzlich eingerichtete Kontrollfunktion dient letztlich dazu, eine etwaige Misswirtschaft oder Fehlverhalten aufzudecken und/oder zu unterbinden. Zudem soll der Aufsichtsrat die Eigentümerinteressen gegenüber dem Leitungsgremium vertreten.

Die nachfolgenden Ausführungen sollen zunächst die grundsätzlichen Aufgaben und Pflichten des Aufsichtsrats einer AG untersuchen, denn in keinem anderen Gesetz existieren detailliertere Vorgaben zur Rolle des Aufsichtsrates als im AktG. Basierend auf den normativen Vorgaben des AktG soll sodann auf die rechtlichen Gestaltungsmöglichkeiten eingegangen werden, die sich bei der individuellen vertraglichen Gestaltung von Aufgaben des Aufsichtsrates bei einem Krankenhaus ergeben können.

3.2 Der Aufsichtsrat im Aktienrecht

Aufgaben des Aufsichtsrates

Der Aufsichtsrat einer AG ist nach § 30 AktG von dem Gesetzgeber als zwingend erforderliches Kontrollorgan konzipiert worden, das eine AG einrichten muss. Seine Aufgaben liegen zum einen in der Überwachung des Vorstands und sind zum anderen von den rechtlichen Aspekten der Mitbestimmung im Unternehmen geprägt. Zu den gesetzlichen Aufgaben, die das AktG dem Aufsichtsrat zuschreibt, zählen die Bestellung und Abberufung der Vorstandsmitglieder (§ 84 AktG), die laufende Überwachung der Geschäftsführung (§ 111 Abs. 1 AktG), sowie die gerichtliche und außergerichtliche Vertretung der Gesellschaft gegenüber den Vorstandsmitgliedern (§ 112 AktG).

Die Aufgaben des Aufsichtsrates sind damit wesentlich geprägt durch seine Überwachungsfunktion gegenüber der Unternehmensleitung (Schmidt 2002, S. 820). Der BGH hat für den Aufsichtsrat einer AG sogar noch eine weitergehende Rolle vorgesehen als jene, die sich aus dem Gesetz ergibt. In seiner Entscheidung vom 21.04.1997 (BGHZ 135, 244) hat er geurteilt, dass der Aufsichtsrat alle Rechte der Gesellschaft gegenüber dem Vorstand geltend machen muss. Dazu zählt auch, ob etwaige Schadensersatzansprüche gegenüber Mitgliedern des Vorstandes einer AG wegen einer Pflichtverletzung gerichtlich geltend gemacht werden müssen. Aufgrund dieser Entscheidung finden sich in der Tagespresse wiederholt Berichte darüber, dass der Aufsichtsrat eines Unternehmens bei einer festgestellten Verfehlung des Vorstands prüft, rechtliche Schritte gegenüber dem Vorstand oder einzelnen Vorstandsmitgliedern geltend zu machen.

Als wichtigste Aufgabe in der Umsetzung des obigen Urteils wird demzufolge die Tätigkeit des Aufsichtsrates gesehen, die Unternehmensinteressen zu wahren und Schaden von dem Unternehmen abzuwenden (Kleiner 2013, S. 18 f.). Die Überwachungsaufgabe des Aufsichtsrates erfasst damit die Kontrolle der Rechtmäßigkeit, Ordnungsmäßigkeit, Zweckmäßigkeit und Wirtschaftlichkeit der Geschäftsführungsmaßnahmen (Mertens und Cahn 2013, Vor. § 95 Rn. 1; Scholz 2014, § 52 Rn. 95). Damit ist jedoch nicht die laufende Überwachung der Geschäftsführung gemeint, da sich ansonsten die Geschäftsführung und der Aufsichtsrat gegenseitig bei ihrer Arbeit behinderten (Appelrath und Klimpe 2012, S. 499). Insgesamt soll sich der Aufsichtsrat nach der legislativen Konzeption als Gesprächspartner, Anreger und Kritiker der Geschäftsführung verstehen (Mertens und Cahn 2013, Vor. § 95 Rn.1). Demgegenüber obliegt dem Vorstand die eigenverantwortliche Leitung der Gesellschaft. Die Rechte des Aufsichtsrates an der Leitung der AG sind, auch aus haftungsrechtlichen Gründen, auf die Kontrolle und die Option, Vorstandsinitiativen zu blockieren, beschränkt (Mertens und Cahn 2013, Vor. § 95 Rn. 4). Zusammenfassend sind damit die Hauptaufgaben des Aufsichtsrates die Überwachung und Kontrolle der Geschäftsführung, der Schutz des Unternehmens, die Beratung der Geschäftsleitung bei strategischen Entscheidungen und die Interessenvertretung der Gesellschafter (Appelrath und Klimpe 2012, S. 499 f).

Voraussetzung für eine wirksame Überwachung des Vorstands ist die umfassende Information des Aufsichtsrates in seiner Funktion als Organ der Gesellschaft, nicht jedoch die Information lediglich einzelner Aufsichtsratsmitglieder. Nach der Norm des § 90 AktG obliegt dem Vorstand eine Verpflichtung zur Berichterstattung. Von dieser Berichtspflicht wird neben der beabsichtigten Geschäftspolitik und anderen grundsätzlichen Fragen der Unternehmensplanung insbesondere die Finanz-, Investitions- und Personalplanung erfasst (Schmidt 2002, S. 823). Daneben existiert das in § 111 Abs. 2 AktG normierte Einsichtsrecht des Aufsichtsrates, der Bücher, Schriften und Vermögensgegenstände der AG einsehen und prüfen kann. D. h. die Geschäftsleitung des als AG betriebenen Krankenhauses muss den Aufsichtsrat darüber informieren, welche Investitionen getätigt werden sollen und mit welchem Personal die angestrebten Ziele erreicht werden sollen.

Außer den zuvor dargestellten primären Aufgaben kommen dem Aufsichtsrat u. a. noch die Funktion der Gründungsprüfung (§ 33 Abs. 1 AktG), die Einberufung einer außerordentlichen Hauptversammlung der Gesellschafter, wenn das Wohl der Gesellschaft diese erfordert (§ 111 Abs. 3 AktG), und die Zustimmung zu bestimmten Geschäftsführungsmaßnahmen, soweit eine Satzung dies fordert (§ 111 Abs. 4 AktG), zu. Weitere Aufgaben sind die Formulierung von Beschlussvorlagen zu den Tagesordnungspunkten der Hauptversammlung, die Prüfung des Jahresabschlusses (§ 171 AktG) sowie die Feststellung des Jahresabschlusses (§ 172 AktG).

Die Aufgaben des Aufsichtsrates sind damit vom Gesetz ausreichend beschrieben und definiert. In der Praxis ist die Einflussmöglichkeit des Aufsichtsrates unterschiedlich stark ausgeprägt (Mertens und Cahn 2013, Vor. § 95 Rn. 1). Außer den legislativen Vorgaben besteht darüber hinaus die Möglichkeit, dem Aufsichtsrat weitere Aufgaben durch eine speziell erstellte Satzung zu übertragen.

Mitglieder des Aufsichtsrates

Mitglieder des Aufsichtsrates können nur natürliche und unbeschränkt geschäftsfähige Personen sein (§ 100 Abs. 1 AktG). Als Aufsichtsratsmitglied kommt demzufolge grundsätzlich eine große Anzahl von Personen in Betracht. Demgegenüber schließt § 100 Abs. 2 AktG bestimmte Personengruppen von der Tätigkeit als Aufsichtsratsmitglied aus. Anknüpfungspunkt für den Ausschluss sind Tatsachen, die von einer etwaigen Interessenkollision zwischen der sonstigen Tätigkeit und der des Aufsichtsratsmitglieds ausgehen. Demzufolge können z. B. Mitglieder des Vorstands einer AG nicht zugleich Mitglieder des Aufsichtsrates sein; andernfalls müsste das Aufsichtsratsmitglied die Entscheidung, die es als Krankenhausvorstand getroffen hat, überwachen.

Grundsätzlich wählt die Hauptversammlung einer AG die Mitglieder des Aufsichtsrates und bestimmt damit, wer in den Aufsichtsrat entsandt wird (§ 101 Abs. 1 AktG). Dabei werden die Aufsichtsratsmitglieder für maximal fünf Jahre gewählt, wobei eine wiederholte Wahl zulässig ist. Die Hauptversammlung kann die Mitgliedschaft im Aufsichtsrat auch durch die Abberufung des einzelnen Mitglieds oder des gesamten Aufsichtsrates wieder beenden. Daneben kann das einzelne Aufsichtsratsmitglied sein Amt ohne nähere Angabe von Gründen auch jederzeit niederlegen.

Organisation des Aufsichtsrates

Die Größe des Aufsichtsrates einer AG steht in einer Abhängigkeit zu der Größe des Unternehmens. Die gesetzliche Mindestanzahl beträgt drei Aufsichtsratsmitglieder, wobei jedoch in der Satzung der AG eine höhere Anzahl von Aufsichtsratsmitgliedern festgelegt werden kann. Zwei in § 95 AktG normierte Einschränkungen gibt es hinsichtlich der Anzahl der Aufsichtsratsmitglieder: Das Gesetz sieht vor, dass die Anzahl der Aufsichtsratsmitglieder durch drei teilbar sein muss. Zudem ist bei Gesellschaften, die mehr als zehn Millionen Euro Grundkapital aufweisen, die maximal zulässige Anzahl von Aufsichtsratsmitgliedern auf 21 begrenzt.

Nach der Norm des § 107 Abs. 1 AktG hat der Aufsichtsrat aus seiner Mitte einen Vorsitzenden und mindestens einen Stellvertreter zu wählen. Letzterer hat nur dann die Rechte und Pflichten des Versitzenden auszuüben, wenn dieser verhindert ist. Zu den Kernaufgaben des Aufsichtsratsvorsitzenden zählt die Vorbereitung, Einberufung und Leitung der Aufsichtsratssitzungen. Diese werden nicht öffentlich abgehalten. Über die einzelnen Sitzungen hat der Aufsichtsrat eine Niederschrift zu erstellen, in welcher mindestens die Gegenstände der Tagesordnung, der wesentliche Inhalt der Verhandlungen und die Beschlüsse des Aufsichtsrates angegeben werden müssen (§ 107 Abs. 2 AktG). Zudem wird dem Aufsichtsrat das Recht eingeräumt, einen oder mehrere Ausschüsse einzurichten, die seine Verhandlungen oder Beschlüsse vorbereiten können. Den Ausschüssen kann auch das Recht eingeräumt werden, die Ausführung der Beschlüsse zu überwachen. Zudem ist die Hinzuziehung von externen Dritten, wie Sachverständigen oder anderen Auskunftspersonen zur Beratung über einzelne Gegenstände zulässig.

Grundsätzlich ist der Aufsichtsrat nur beschlussfähig, wenn die Hälfte seiner Mitglieder an der Beschlussfassung teilnimmt. Die Mindestanzahl der Aufsichtsratsmitglieder beträgt drei, um einen wirksamen Beschluss zu fassen. Abwesenden Mitgliedern wird zudem die Möglichkeit eingeräumt, ihre Stimmabgabe schriftlich vorzunehmen (§ 108 Abs. 3 AktG). Für eine Beschlussfassung ist grundsätzlich die einfache Mehrheit der abgegebenen Stimmen ausreichend. Bei Stimmenparität gilt ein Antrag als abgelehnt.

Insgesamt müssen nach § 110 Abs. 3 AktG mindestens zwei Sitzungen des Aufsichtsrates im Kalenderhalbjahr abgehalten werden, wobei diese Anzahl für nicht börsennotierte Aktiengesellschaften auf eine Sitzung im Kalenderhalbjahr durch Beschluss des Aufsichtsrates reduziert werden kann. Unabhängig davon kann der Aufsichtsrat auf Verlangen des Vorstands oder eines Aufsichtsratsmitglieds zu einer (zusätzlichen) Sitzung einberufen werden.

Pflichten und Verantwortlichkeiten der einzelnen Aufsichtsratsmitglieder

Die Tätigkeit als Aufsichtsratsmitglied ist eine höchstpersönliche Aufgabe, die nicht an Dritte delegiert werden kann (§ 111 Abs. 5 AktG). Das bedeutet, dass das einzelne Aufsichtsratsmitglied an den regelmäßig abzuhaltenden Sitzungen des Aufsichtsrates teilzunehmen hat. Auch wenn der Aufsichtsrat seine Tätigkeit als Kollegialorgan ausübt und seine Aufgaben als Ganzes wahrnimmt, obliegen den einzelnen Aufsichtsratsmitgliedern grundsätzlich der gleiche Pflichten- und Sorgfaltsmaßstab (ohne Verfasser 2011, S. 18).

Der von den Aufsichtsratsmitgliedern einzuhaltende Sorgfaltsmaßstab ist deckungsgleich mit dem des Vorstands (§§ 93, 116 AktG). Es besteht eine Pflicht zur Verschwiegenheit hinsichtlich der Geschäfts- und Betriebsgeheimnisse, in die das Aufsichtsratsmitglied durch seine Tätigkeit Einblick erhalten hat. Dasselbe gilt für die Verschwiegenheit hinsichtlich vertraulicher Berichte und vertraulicher Beratungen, die Gegenstand der Erörterung im Aufsichtsrat waren (Drygala 2008, § 116 Rn. 18ff.). Die strenge Vertraulichkeitspflicht ist als Pendant zu den umfassenden Informationsrechten des Aufsichtsrates anzusehen (Schmidt 2002, S. 823 ff). Da das Interesse des Unternehmens auf die Geheimhaltung der vertraulichen Informationen gerichtet ist, wird ein Verstoß gegen die Verschwiegenheitspflicht nach § 404 AktG geahndet.

Im Zusammenhang mit der Kernaufgabe der Überwachung postuliert die Vorschrift des § 111 Abs. 3 AktG, dass der Aufsichtsrat eine Hauptversammlung einberufen muss, wenn das Wohl der Gesellschaft das erfordert. Zudem kann der Aufsichtsrat festlegen, dass bestimmte Arten von Geschäften nur mit seiner Zustimmung vorgenommen werden können (§ 111 Abs. 4 AktG). Erfasst werden von dieser Norm Geschäfte, die für die Gesellschaft von außerordentlicher Bedeutung sind. Durch einen entsprechenden Beschluss kann der Aufsichtsrat eine von ihm als unvertretbar angesehene Maßnahme des Vorstands verhindern (Mertens und Cahn 2013, § 111 Rn. 83). Insbesondere diese Norm kann bewirken, dass der Aufsichtsrat keine reine Kontrollfunktion ausübt, sondern aktiv die Gestaltung der Unternehmensinteressen beeinflussen kann, indem er z. B. wichtige Geschäfte unter einen Zustimmungsvorbehalt stellt.

Vergütung der Aufsichtsratstätigkeit

Für ihre Tätigkeit erhalten die Mitglieder des Aufsichtsrates in der Regel eine Vergütung. Die Höhe der Vergütung legt die Hauptversammlung fest. Je nach Größe der Aktiengesellschaft und der damit einhergehenden mehr oder weniger umfangreichen Aufgabenwahrnehmung durch die einzelnen Aufsichtsratsmitglieder, kann die Höhe der gewährten Vergütung großen Schwankungen unterworfen sein. Oftmals bemisst sich die Vergütung auch nach einem Fixum und einer variablen Zahlung, die z. B. in einer Konnexität zu der Anzahl der Aufsichtsratssitzungen stehen kann. In der Regel wird die Vergütung für eine Tätigkeit als Aufsichtsrat im Krankenhaus eher bescheiden ausfallen.

Haftung der Aufsichtsratsmitglieder

Bei etwaigen Pflichtverstößen haften die Mitglieder des Aufsichtsrates nach §§ 93, 116 AktG. Eine besondere berufliche oder fachliche Sachkunde der Aufsichtsratsmitglieder postuliert das Gesetz nicht. Als Maßstab für die Haftung wird die Sorgfalt eines ordentlichen und gewissenhaften Geschäftsleiters anzusetzen sein (Schmidt 2002, S. 826 f.), sodass davon auszugehen ist, dass eine ordnungsgemäße Mitwirkung im Aufsichtsrat nur möglich ist, wenn die einzelnen Mitglieder ohne fremde Hilfe in der Lage sind, die relevanten wirtschaftlichen Zusammenhänge sowie Geschäftsvorgänge zu verstehen und zu beurteilen (Drygala, 2008 § 116 Rn. 7). Die Beweislast dafür, dass die Grundsätze eines ordentlichen und gewissenhaften Geschäftsleiters eingehalten worden sind, trifft die Aufsichtsratsmitglieder (Schmidt 2002, S. 827; Drygala 2008, § 116 Rn. 34).

Grundlage für eine etwaige Haftung der Aufsichtsratsmitglieder ist zunächst der Umfang der dem Aufsichtsrat bekannt und zugänglich gemachten Informationen, die diesen von dem Vorstand zugänglich gemacht worden sind; nur wenn auf Grundlage der bekannten Informationen eine Pflichtverletzung begangen worden ist, kommt eine Haftung in Betracht. Dabei gilt es jedoch zu bedenken, dass dem Aufsichtsrat unabhängig von den ihm zugänglich gemachten Informationen eine selbständige Prüfungspflicht eingeräumt worden ist (Schmidt 2002, S. 827).

3.3 Obligatorischer Aufsichtsrat nach anderen gesetzlichen Vorschriften

Wie bereits dargestellt, ist die Einrichtung eines Aufsichtsrates obligatorisch für eine Aktiengesellschaft und eine Genossenschaft, die mehr als 20 Mitglieder umfasst. Das AktG weist gegenüber dem GenG die detaillierteren gesetzlichen Regelungen hinsichtlich des Aufsichtsrates auf.

Außer den zuvor genannten Rechtsformen der AG, KG a. A. und der Genossenschaft, für die von Gesetzes wegen ein Aufsichtsrat obligatorisch ist, ist für alle anderen rechtlichen Organisationsformen von Krankenhäusern die Einrichtung eines Aufsichtsrates regelmäßig fakultativ möglich. Die Entscheidung, ob ein Aufsichtsrat installiert wird, ist ebenso den Gesellschaftern vorbehalten wie auch die Entscheidung, mit welchen Kompetenzen und Aufgaben der Aufsichtsrat ausgestattet wird.

Zwei Ausnahmen, in den denen das Recht die Einrichtung eines Aufsichtsrates als ius cogens postuliert, sollen noch dargestellt werden. Diese sind im Mitbestimmungsgesetz (MitBestG) und im Drittelbeteiligungsgesetz (DrittelbG) geregelt. Nach den Vorschriften der §§ 1 Nr.1, 6 Abs. 1 MitBestG ist bei Unternehmen, die mehr als 2000 Arbeitnehmer beschäftigen und für die kraft Gesetzes die Bildung eines Aufsichtsrates nicht vorgeschrieben ist, gleichwohl ein Aufsichtsrat zu bilden. Die Norm des § 1 Nr. 2 MitBestG regelt, dass der Aufsichtsrat bei bis zu 10.000 Arbeitnehmer zwölf Mitglieder, bei bis unter

20.000 Arbeitnehmern sechzehn Aufsichtsratsmitglieder und bei mehr als 20.000 Arbeitnehmern zwanzig Aufsichtsratsmitglieder umfassen muss.

Eine Rückausnahme von der zwingenden Vorschrift, einen Aufsichtsrat einrichten zu müssen, bildet die Norm des § 1 Abs. 4 Nr. 1 MitBestG. Danach können sogenannte Tendenzbetriebe, deren Zweck im Wesentlichen eine karitative Tätigkeit bildet, von der Einrichtung eines Aufsichtsrates absehen. Zu diesen Tendenzbetrieben zählen regelmäßig die Kirchen und ihre Hilfswerke. Sie können bei dem Betrieb eines Krankenhauses und bei dem Vorliegen einer organisatorischen Verbindung zur Kirche und deren gemeinnützigen Zielen von der zuvor zitierten Regelung Gebrauch machen. Folge ist, dass auch in frei-gemeinnütziger Trägerschaft betriebene Krankenhäuser mit mehr als 2000 Mitarbeitern keinen Aufsichtsrat einsetzen müssen. Es ist allerdings erforderlich, dass die Tendenzbetriebe eine organisatorische Verbindung zu der Religionsgemeinschaft aufweisen (Gach 2008, § 1 Rn. 85). Auch öffentlich-rechtliche Unternehmen werden nicht aus dem Geltungsbereich des MitBestG ausgenommen, sofern sie in einer vorgegebenen Rechtsform geführt werden (Gach 2008, § 1 Rn.7). D. h. öffentlich-rechtliche Krankenhausträger müssen bei der Beschäftigung von mehr als 2000 Arbeitnehmern einen Aufsichtsrat bilden.

Ähnlich wie das Mitbestimmungsgesetz regelt auch das DrittelbG, dass ein Unternehmen in den Rechtsformen einer AG, KGa. A., GmbH und einer Genossenschaft einen Aufsichtsrat für die Arbeitnehmer einrichten muss, wenn die Gesellschaft mehr als 500 Arbeitnehmer beschäftigt (§ 1 Abs. 1 DrittelbG). Dem Aufsichtsrat wird in diesen Fällen jedoch nur das Recht und die Pflicht zur Überwachung eingeräumt (Lutter und Hummelhoff 2012, § 52 Rn. 37). Nach der Norm des § 1 Abs. 2 DrittelbG gilt wiederum eine Ausnahme für Tendenzbetriebe, sodass die obligatorische Einrichtung eines Aufsichtsrates für von Religionsgemeinschaften betriebenen Krankenhäusern entfällt.

Bei Gesellschaften mit einem aufgrund der Vorschriften des DrittelbG und des MitbestG eingerichteten Aufsichtsrates können dem Aufsichtsrat durch die Satzung Zuständigkeiten zur Geschäftsführung, Weisungsrechte gegenüber der Geschäftsleitung usw. nicht übertragen werden, da die für zwingend anwendbar erklärte Norm des § 111 Abs. 4 AktG dem entgegensteht (Scholz, § 52 Rn. 162). Vor diesem Hintergrund besteht jedoch die Möglichkeit, den Zweck der GmbH zum Betrieb des Krankenhauses als einen karitativen festzulegen. Folge ist aufgrund des Tendenzschutzes dann, dass für das Krankenhaus die Einrichtung eines Aufsichtsrates nicht obligatorisch ist.

3.4 Fakultativer Aufsichtsrat

Außer den oben dargestellten Möglichkeiten, in denen von Gesetzes wegen zwingend davon ausgegangen wird, dass ein Aufsichtsrat eingerichtet werden muss, gibt es noch die Möglichkeit, der Geschäftsführung eines Krankenhauses zur Überwachung der Tätigkeit optional einen Aufsichtsrat zur Seite zu stellen. Diese Entscheidung für oder gegen einen Aufsichtsrat wird von den Gesellschaftern des Krankenhauses getroffen. In ihre Entscheidungskompetenz fällt es auch, dem Aufsichtsrat bestimmte Aufgaben zu übertragen, die über eine bloße Kontrollfunktion hinausgehen.

In der Regel wird bei einer GmbH in der Satzung festgeschrieben, ob ein Aufsichtsrat gebildet werden soll (Lutter und Hommelhoff 2012, § 52 Rn. 4). Dasselbe gilt, wenn für ein Krankenhaus, das in der Rechtsform einer Anstalt des öffentlichen Rechts oder einer Stiftung der Aufsichtsrat als zweites Organ neben der Geschäftsführung geschaffen werden soll.

In der rechtlichen Gestaltung und der Aufgabenzuweisung des Aufsichtsrates besteht die größtmögliche Flexibilität. In der Regel orientiert sich die durch die Satzung bestimmte Aufgabenzuweisung des Aufsichtsrates an den oben dargestellten Möglichkeiten, die das AktG für den Aufsichtsrat bietet. Insbesondere gelten die obigen Ausführungen zur Verschwiegenheitsverpflichtung entsprechend, sofern die GmbH- Satzung eine Regelung zu diesem Aspekt trifft (Zöllner und Noack 2013, § 52 Rn. 67). Für bestimmte Bereiche bietet es sich aus Gründen der Praktikabilität an, andere, vom AktG abweichende Bestimmungen zu treffen. Die nachfolgenden Ausführungen sollen sich im Wesentlichen mit dem Aufsichtsrat einer Krankenhaus-GmbH befassen, da gerade die rechtliche Organisationsform der GmbH die Rechtsform der Wahl für den Betrieb eines Krankenhauses bildet (Quaas und Zuck 2014, S. 534). Begründet wird diese Rechtsformwahl regelmäßig, insbesondere für öffentlich-rechtliche Krankenhäuser, mit dem Argument, dass die GmbH schlanke Strukturen schaffe und durch die Besetzung einer professionellen Geschäftsführung effektivere Entscheidungsstrukturen geschaffen würden (Möller 2010, S. 849).

§ 52 Abs. 1 GmbHG regelt in diesem Zusammenhang, dass bei der Schaffung eines fakultativen Aufsichtsrates für ein als GmbH betriebenes Krankenhaus auf bestimmte Vorschriften des AktG zum Aufsichtsrat rekurriert werden soll. Gleichzeitig wird den Gesellschaftern jedoch das Recht eingeräumt, durch die individuell zu erstellende Satzung eigene Regelungen zur Rolle und zur Aufgabenzuweisung des Aufsichtsrates zu schaffen. Nicht selten lassen sich GmbH-Satzungen finden, die zunächst sämtlich Regelungen im AktG zum Aufsichtsrat ausschließen, um sodann in einzelfallbezogenen Regelungen die Vorschriften des AktG wiedereinzuführen (Appelrath und Klimpe 2012, S. 505). Bei der Gestaltung der Satzung steht den Gesellschaftern hinsichtlich der Ausgestaltung der Rechte und Pflichten des Aufsichtsrates ein weites Ermessen zu (Möller 2010, S. 549).

Sofern die Normen des MitBestG oder DrittelbG keine Anwendung finden, ist es möglich, dass auch eine (geringe) Anzahl der Mitglieder aus der Belegschaft des Krankenhauses als Aufsichtsratsmitglieder bestimmt werden, ihnen jedoch lediglich eine beratende Aufgabe zugestanden wird ohne ein eigenes Stimmrecht. Die Anzahl der Mitglieder des Aufsichtsrates sollten in der GmbH-Satzung festgeschrieben werden, da das GmbHG zu diesen Fragen schweigt, mangels satzungsrechtlicher Normierung andernfalls die Normen des AktG zur Mitgliederzahl des Aufsichtsrates anzuwenden sind (Lutter und Hommelhoff 2012, § 52 Rn, 5). Zudem ist es empfehlenswert, die Dauer der Aufsichtsratszugehörigkeit in der Satzung zu begrenzen, da andernfalls unter Zugrundelegung der aktienrechtlichen Vorgaben die Bestellung dauerhaft erfolgt (Lutter und Hommelhoff 2012, § 52 Rn. 8). Ob eine erneute bzw. wiederholte Ernennung zum Aufsichtsratsmitglied zulässig ist, ist ebenfalls eine Frage der Satzungsgestaltung.

3.5 Einflussmöglichkeiten des Aufsichtsrates

In der Regel obliegt den Leitungsgremien eines Krankenhauses die Entscheidung über die grundsätzliche Ausrichtung der medizinischen Tätigkeit eines Krankenhauses sowie die konkrete Ausrichtung der strategischen Entscheidungen (Appelrath und Klimpe 2012, S. 508). Jedoch wird zunehmend auch die Rolle des Aufsichtsrates auf strategische Entscheidungen im Krankenhaus diskutiert. Im nicht rechtlich verpflichtenden (Scholz 2014, § 52 Rn. 67) Deutschen Corporate Governance-Kodex heißt es zu den unterschiedlichen Aufgaben von Leitung und Aufsichtsrat:

»Vorstand und Aufsichtsrat arbeiten zum Wohle des Unternehmens eng zusammen. Der Vorstand stimmt die strategische Ausrichtung des Unternehmens mit dem Aufsichtsrat ab und erörtert mit ihm in regelmäßigen Abständen den Stand der Strategieumsetzung.«

Nach den obigen gesetzlichen Vorschriften kommt dem Aufsichtsrat die Aufgabe zu, die Leitung des Krankenhauses in regelmäßigen Abständen zu überwachen und bei wichtigen Entscheidungen zu beraten. Zudem wird gefordert, den Aufsichtsrat bei Entscheidungen einzubinden, die einen wesentlichen Einfluss auf die Vermögens-, Finanz- und Ertragslage haben. Zur Wahrnehmung dieser Aufgaben werden besonders bei privaten und frei-gemeinnützigen Krankenhausträgern regelmäßig Personen mit finanzwirtschaftlichem und bilanzrechtlichem Sachverstand wie Ökonomen, Betriebswirte und Juristen als Aufsichtsratsmitglieder bestimmt (Pulm et al 2013, S. 17). Ein solcher beruflicher Hintergrund ist zu empfehlen, da andernfalls bei einem Unverständnis des Sachverhalts, über den ein Beschluss gefasst wird, die Haftung des Aufsichtsrats droht. Insgesamt ist aus haftungsrechtlicher Sicht von dem Grundsatz auszugehen, dass ein Aufsichtsratsmitglied verhindern muss, was es nicht versteht (Lutter und Hommelhoff 2012; § 52 Rn. 16).

Durch Schaffung einer besonders ausgestalteten Satzung können dem Aufsichtsrat außer der regelmäßigen Überwachung der Leitungsgremien auch andere Aufgaben eingeräumt werden. Der Aufsichtsrat kann z.B. bei der strategischen Ausrichtung des Unternehmens Krankenhaus mitentscheiden, und zwar, je nach Ausgestaltung der GmbH-Satzung, bereits bei der Entscheidungsfindung. Dasselbe gilt für die Mitarbeit in der Umsetzung der einzelnen Schritte.

Ferner ist es möglich, die GmbH-Satzung des Krankenhauses so zu gestalten, dass dem Aufsichtsrat hinsichtlich besonders wichtiger Rechtsgeschäfte ein Zustimmungsvorbehalt eingeräumt wird. D.h. nur, wenn der Aufsichtsrat zu einem bestimmten in der GmbH-Satzung näher beschriebenen Rechtsgeschäft, das beispielsweise den Abschluss eines Vertrages über eine in Satzung festgeschriebenen Summe verbietet, seine Zustimmung erklärt, kann es von der Geschäftsleitung des Krankenhauses wirksam abgeschlossen werden. Zwar kann eine Regelung in der GmbH-Satzung die Befugnisse der Geschäftsführung außenstehenden Dritten gegenüber nicht wirksam beschränken. Aber bei einem Überschreiten einer entsprechenden Satzungsvorschrift, die für ein bestimmtes Rechtsgeschäft einen Zustimmungsvorbehalt des Aufsichtsrates vorsieht, sieht sich die Geschäftsführung einem Regress- und Schadensersatzanspruch ausgesetzt.

Grundsätzlich sind die Kompetenzen und Befugnisse des Aufsichtsrates auf das Innenverhältnis im Krankenhaus beschränkt, es sei denn, die GmbH-Satzung weist eine explizite Regelung auf, dass der Aufsichtsrat auch nach außen wirksam auftreten kann und darf. Anders als im AktG sieht das GmbHG keine ausdrückliche Norm vor, aus der sich eine Pflicht der Geschäftsführung zur Information des Aufsichtsrates ableiten lässt. Es ist also ratsam, die GmbH-Satzung so auszugestalten, dass sie für die besonders bedeutsamen Aspekte für den Betrieb des Krankenhauses, wie z. B. den Aufbau einer neuen Abteilung, eine Berichtspflicht der Geschäftsführung an den Aufsichtsrat enthält.

Üblicherweise wird die GmbH-Satzung vorsehen, dass die Mitglieder des Aufsichtsrates von den Gesellschaftern bestimmt werden; allerdings ist es auch zulässig, in der Satzung vorzusehen, dass die Aufsichtsratsmitglieder von einem Aufsichtsratsausschuss gewählt werden. Weitere Regelungen der GmbH-Satzung können die Frage betreffen, ob der Aufsichtsrat einen Vorsitzenden haben soll und ob seiner Stimme in Pattsituationen ein doppeltes Gewicht zukommt (Möller 2010, S. 850). Zudem ist es zu empfehlen, die Satzung so zu gestalten, dass dort die Anzahl der in einem Jahr abzuhaltenden Aufsichtsratssitzungen und Formalia für den Ablauf bestimmt werden. Geregelt werden sollte z. B., wie viele Wochen vor einer Sitzung einzuladen ist, ob die Einladung fernmündlich oder durch eingeschriebenem Brief etc. eingehen muss, welche Tagesordnungspunkte während der Aufsichtsratssitzung besprochen werden sollen etc.

Die nachfolgende Darstellung soll noch einmal den Fokus auf die Haftung des Aufsichtsrates legen. Grundsätzlich hat jedes Mitglied des Aufsichtsrates die gleichen Rechte und Pflichten. Für alle Aufsichtsratsmitglieder wird als Maßstab für den einzuhaltenden Standard bei ihrer Tätigkeit die Sorgfalt eines ordentlichen und gewissenhaften Kontrolleurs postuliert.

Von diesem Grundsatz sind aber Ausnahmen anerkannt. Eine Ausnahme kann die besondere Fachkunde des Aufsichtsratsmitglieds sein. Wenn dieses aufgrund seiner Profession z. B. Steuerberater oder Rechtsanwalt ist, dann ist an die Expertise dieses Mitglieds bei der Beschlussfassung hinsichtlich einer etwaigen Haftung eine erhöhte Anforderung zu stellen. Weitere Aspekte bei der Beurteilung haftungsrechtlicher Gesichtspunkte sind, ob der Aufsichtsrat in einer kleinen Krankenhaus-GmbH oder als Aufsichtsrat in einer großen Krankenhausgruppe tätig ist. In dem ersten Fall wird man davon auszugehen haben, dass die Tätigkeit im Aufsichtsrat ehrenamtlich oder lediglich gegen Gewährung einer knappen Aufwandentschädigung, nicht jedoch hauptberuflich, ausgeübt wird. Mit der geringeren Vergütung geht nach haftungsrechtlichen Grundsätzen auch niedrigerer Sorgfaltsmaßstab, der einzuhalten ist, einher.

Denn die gewährte Vergütung steht dann in einem Missverhältnis zu dem Risiko, das mit der Tätigkeit als Aufsichtsratsmitglied einhergeht.

Auch wenn diese Grundsätze den Aufsichtsrat nicht von seiner haftungsrechtlichen Verpflichtung befreit, so gilt es zu überlegen, ob in der Satzung der Krankenhaus-GmbH nicht eine Haftungsbegrenzung des Aufsichtsrates hinsichtlich etwaiger Regresse aufgenommen werden sollte.

Auch in den Fällen, in denen die dem Aufsichtsratsmitglied gewährte Zahlung eher den Charakter einer Aufwandsentschädigung als einer Vergütung hat, kommt eine Haftungsbegrenzung in der Satzung in Betracht. Schließlich gilt es zu berücksichtigen, dass ein etwaiger Schadensersatzanspruch der Gesellschafter für eine Pflichtverletzung nur gegenüber dem Aufsichtsrat in seiner Funktion als Kontrollorgan, nicht jedoch gegenüber einzelnen Aufsichtsratsmitgliedern geltend gemacht werden kann.

Aus haftungsrechtlichen Gesichtspunkten empfiehlt es sich vor diesem Hintergrund, für das einzelne Mitglied des Aufsichtsrates, wie oben bereits ausgeführt, etwaige Bedenken und Einwendungen gegen bestimmte Beschlüsse in der Sitzungsniederschrift ausführlich dokumentieren zu lassen. So kann sich das Mitglied gegen einen Regressanspruch exkulpieren und nachweisen, dass es keine Pflichtverletzung begangen hat. Abweichend von der regulär drei Jahre dauernden Verjährungsvorschrift verjähren Ansprüche gegen den Aufsichtsrat nach § 52 Abs. 3 GmbHG erst nach fünf Jahren. Um diese Frist abzukürzen, kommt in Zusammenhang mit der Rechnungslegung und der Vorlage des jährlichen Tätigkeitsberichts der Entlastung des Aufsichtsrates für seine Tätigkeit durch die Gesellschafterversammlung eine zentrale Rolle zu. Mit dem Beschluss über die Entlastung des Aufsichtsrates korreliert der Verzicht der Gesellschafter auf die Geltendmachung etwaiger Schadensersatzansprüche (Lutter und Hommelhoff 2012, § 52 Rn. 36).

Da nach einer aktuellen Untersuchung bei öffentlich-rechtlichen Krankenhäusern Politiker die größte Gruppe der Aufsichtsratsmitglieder stellen (Pulm et al 2013, S. 17), resultiert daraus die Frage, ob dem Bürgermeister oder dem Gemeinderat gegenüber den Aufsichtsratsmitgliedern ein Weisungsrecht hinsichtlich eines bestimmten Abstimmungsverhaltens zusteht. Diese Frage wird auch für den Fall, dass die Kommune alleinige Gesellschafterin der Krankenhaus-GmbH ist, uneinheitlich beantwortet. Da das GmbHG, anders als das AktG, keine Regelungen zu diesem Themenkomplex trifft, wird man von einem Weisungsrecht gegenüber dem Aufsichtsrat bei kommunalen Krankenhäusern ausgehen müssen (Altmeppen 2003, S. 2564). Wenn sich das Aufsichtsratsmitglied der rechtmäßig erteilten Weisung bei der Abstimmung widersetzt, hat dies nicht die Unwirksamkeit des getroffenen Beschlusses zur Folge. Vielmehr stehen der Gemeinde dann Schadensersatzansprüche zu (Möller 2010, S. 853).

3.6   Zusammenfassung

Ausgehend von der gesetzlichen Konzeption ist zu konstatieren, dass grundsätzlich den Entscheidungsgremien im Krankenhaus die Aufgabe zugewiesen ist, den Betrieb des Unternehmens sicherzustellen und die strategischen Entscheidungen der Unternehmensführung zu treffen. Dem obligatorischen Aufsichtsrat stehen dabei umfassende Kontrollrechte zu. Sofern der Aufsichtsrat lediglich fakultativ gebildet wird, kann eine Satzung individuell den besonderen Bedürfnissen der Gesellschafter angepasst werden. Insbesondere die Gestaltung der GmbH-Satzung bietet sich dafür an, den Aufsichtsrat zum stärksten Organ der Krankenhaus-GmbH zu machen (Altmeppen 2003, S. 2563). Ob dies sinnvoll ist, wird auch von dem wirtschaftlichen Verständnis und der beruflichen Qualifikation der Aufsichtsratsmitglieder und damit von der individuellen Gesamtsituation des Krankenhauses abhängen.

Literatur

Altmeppen, H. (2003): Die Einflussrechte der Gemeindeorgane in einer kommunalen GmbH. Neue Juristische Wochenschrift: 2561-2567.

Appelrath M., Klimpe D. (2012): Die Rolle des Aufsichtsrats im Krankenhaus; in: Kuntz L. , Bazan M. (Hrsg.) Management im Gesundheitswesen. Wiesbaden: Gabler Verlag. S. 497-519.

Drygala, T. (2008): Kommentierung zu § 116 AktG; in: Schmidt K., Lutter M. (Hrg.), Aktiengesetz Kommentar, Bd. 1. Köln: Verlag Dr. Otto Karl Schmidt.

Gach B. (2008): Kommentierung zum MitbestG und DrittelbG; in: Goette E., Habersack M. (Hrsg.), Münchner Kommentar zum Aktiengesetz §§ 76-117, MitbestG, DrittelbG, Bd. 2; 3. Auflage. München: CH Beck Verlag, Franz Vahlen.

Kleiner H. (2013): Der Aufsichtsrat unter der Lupe? Wie sich Aufsichtsräte erfolgreich positionieren können. Gesundheitsbarometer 1: 18-19.

Knorr K.-E., Wernick J. (1991): Rechtsformen für Krankenhäuser. Düsseldorf: Deutsche Krankenhausgesellschaft.

Lutter M., Hummelhoff P. (2012): GmbH-Gesetz, 18. Auflage. Köln: Verlag Dr. Otto Karl Schmidt.

Mertens H.-J., Cahn A., (2013) Kommentierung zu § 95 und § 111 AktG in: Kölner Kommentar zum Aktiengesetz, Bd. 2/2. 3. Auflage. Köln: Carl Heymanns Verlag.

Möller, K.-H. (2010): Der Aufsichtsrat. Das Krankenhaus: 849-856.

ohne Verfasser (2011): Der Aufsichtsrat im öffentlichen Krankenhaus. Public Gouvernance Winter 2010/2011. Institut für den öffentlichen Sektor e. V.: 16-19.

Pulm J., Kuntz L., Wittland M. (2013): Krankenhaus-Aufsichtsgremien: Hat die Struktur einen Einfluss auf die finanzielle Performance? Gesundheitsbarometer 1: 16-17.

Quaas M., Zuck R. (2014): Medizinrecht, 3. Auflage. München: CH Beck.

Schmidt K. (2002): Gesellschaftsrecht. 4. Auflage. Köln: Carl Heymanns Verlag.

Scholz (2014), Kommentar zu § 52 GmbHG, Bd. 2; 11. Auflage. Köln: Verlag Dr. Otto Karl Schmidt.

Zöllner W., Noack U. (2013) Kommentierung zu § 52 GmbHG in: Baumbach A., Hueck A. (Hrsg.). GmbHG, 20. Auflage. München: CH Beck.

4 Führung als Ergebnisorientierung

Thomas Beushausen und Sabine Hüsemann

Führungskräfte und die von ihnen geführten Organisationseinheiten, seien es Arbeitsgruppen, Abteilungen oder ganze Unternehmen, werden an den erreichten Ergebnissen gemessen. Um aus einer Vision, einer Strategie, einem Plan – und seien sie noch so genial – ein zählbares Ergebnis zu erzielen, sind Kenntnisse über Methoden, Handwerks- und Rüstzeug erforderlich, um die Umsetzung zu realisieren. Effiziente Managementmethoden sind die Grundlage dafür, aus Erfolgspotenzial Erfolg zu erzielen (»Nicht das Erzählte reicht, sondern nur das Erreichte zählt!«).

Die Organisation ist ein Werkzeug, das von allen Führungskräften und Mitarbeitern genutzt wird, um Ziele zu erreichen, die man alleine nicht erreichen kann (Packard zit. nach Magretta 2002, S. 17). Vision und Strategie werden in der Regel von der Führungsebene vorgegeben. Aber man kann Menschen nicht aktiv dazu bewegen, eine Vision anzunehmen – man kann sie zur Teilnahme einladen und durch den gemeinsamen Erfolg überzeugen (Senge 2008, S. 267 ff.).

Wenn die Vision und Strategie der Wertvorstellung der Organisation entsprechen, bieten sie Erfolgsaussichten. Es ist unverzichtbar, dass die Führungspersonen die Wertvorstellungen verinnerlicht haben und »leben«. Wenn die Führungskräfte die Wertvorstellungen verletzen oder für die eigene Person Ausnahmen beanspruchen, werden die nachgeordneten Mitarbeiter es als Zynismus auffassen. Basis von Führung sind drei wichtige Führungsgrundsätze (Nelson 2001):

- Ehrlichkeit
- Wissen, was sich gehört (Common Decency)
- Gesunder Menschenverstand (Common Sense)

Die mittel- und langfristige Wirksamkeit einer Führungskraft wird durch Unehrlichkeit oder intrigantes Verhalten unterminiert. Common Decency umfasst Höflichkeit, Zurückhaltung und respektvollen Umgang mit anderen Menschen. Man kann sicher sein, dass in einem Unternehmen im Laufe der Zeit alles bekannt wird – positiv wie negativ. Fehlverhalten von Führungskräften hat eine zerstörerische Wirkung auf die Mitarbeiterloyalität. Im komplexen Unternehmensumfeld hilft gesunder Menschenverstand, die richtigen Prioritäten zu setzen.

Management wird immer dann gebraucht, wenn die Ressourcen zu klein sind, um Bedürfnisse und Bedarfe der Organisation zu decken. Management sorgt dafür, dass der Sinn und Zweck der Organisation tatsächlich erfüllt werden. Dafür ist es notwendig, dass ein klares Bild für jeden in der Organisation vom Sinn und Zweck gezeichnet wird. Management formuliert, wie diese erreicht werden sollen. Für Non-Profit Organisationen muss häufiger formuliert werden, welche Veränderungen notwendig sind, um die Ziele und Zwecke weiterhin zu erreichen (Magretta 2002). Management sorgt durch konkrete (!) Zielsetzungen und Leistungsmessungen dafür, dass die richtigen Resultate erreicht werden, und die langfristige Werterhaltung gesichert wird [7]. Management gestaltet ein Unternehmen so, dass es funktioniert.

Die Managementgrundsätze von Jack Welch bilden eine gute Grundlage, um sich über die Aufgaben einer Führungskraft zu orientieren (Slater 1999, S. 5).

1. Business ist einfach.
   Soll heißen, die entscheidungs- und handlungsrelevanten Kriterien können und sollen aus scheinbarer Komplexität und Unübersichtlichkeit herausgefiltert werden und ergeben dann in der Regel ein klares Bild.
2. Mache es nicht überkompliziert.
   Soll heißen, finde eine klare Linie, die eingängig kommuniziert werden kann.
3. Sieh den Realitäten ins Auge und akzeptiere sie.
   Soll heißen, eliminiere Wunschdenken in Bezug auf die Einschätzung der eigenen Position wie die der Wettbewerber. Überschätzung der eigenen Stärke, Träumen vom Ruhm der Vergangenheit und Hoffen auf bessere Zeiten, haben noch keine Organisation voran gebracht. Die meisten Manager arbeiten in Organisationen, die nicht zu den Gestaltern gehören, sondern zu denen die sich dem Wandel anpassen (müssen) (Friedman 1999, S. 194). Den Wandel gleichwohl zu antizipieren und einen Wettbewerbsvorteil zu generieren, ist ein zentrales Managementziel.
4. Fürchte dich nicht vor dem Wandel.
   Soll heißen, der Wandel bietet mindestens so viele Chancen wie Risiken. Allerdings werden die Chancen oft unter-, die Risiken eher überschätzt.
   »Seien Sie in einer sich rasch verändernden Welt bereit, neue Wege auszuprobieren, neue Chancen zu ergreifen und sich neue Fertigkeiten anzueignen. Das Festhalten an alten Geschäftsmethoden resultiert letztlich, selbst wenn sich diese Methoden bisher als erfolgreich erwiesen haben, in Stagnation« (Morell und Caparell 2002, S. 61). Dieser Satz des Polarforschers Ernest Shackleton, der vor hundert Jahren (1914 -1916) seine Antarktis-Expeditionen durchführte, hat immer noch Gültigkeit.
5. Bekämpfe die Bürokratie.
   Soll heißen, sorge für schlanke Verwaltungsprozesse, insbesondere wenn es um Entscheidungsvorbereitungen, Ressourcenallokation o. ä. geht. Bürokratische Prozessschritte sind selten »wertschöpfend«. Obwohl »Lean Thinking« ursprünglich für die produzierende Industrie erdacht wurde, kann

---

7 »Gilbs Gesetz«: Alles, was man quantifizieren muss, kann auf eine Art gemessen werden, die auf jeden Fall besser ist, als gar nichts zu messen. Zit. nach DeMarco 1991, S. 69

man seine Prinzipien sehr wohl auf den Verwaltungs- wie den Dienstleistungssektor anwenden (Womack und Jones 2003 Revised and updated).

6. Benutze die Intelligenz deiner Mitarbeiter.

Soll heißen, die Mit-Arbeiter ernst nehmen: sie kennen in der Regel die Probleme ihres Arbeitsfeldes und häufig auch einen Lösungsansatz. Die Führungskraft ist nicht das Maß aller Dinge. Ein selbstkritischer Standpunkt ist hilfreich, um das Potenzial der *gesamten* Gruppe frei zu legen und zu fördern. Wenn alle mitdenken und sich äußern (dürfen), ist die Chance erfolgreich zu sein am größten.

7. Entdecke diejenigen mit den besten Ideen und setze die Ideen um.

Soll heißen, der Manager selbst muss nicht die besten Ideen haben, sondern er hat die besten Ideen zu identifizieren und ihre Umsetzung zu fördern. Zu häufig denken Manager, dass sie in Bezug auf die Ideen »unfehlbar« sein müssen (Christensen 2000, S. 155 ff.). Ihre tatsächliche Aufgabe ist, zukunftsorientiert zu arbeiten, ihre Mitarbeiter in der Ideenfindung und -umsetzung zu leiten und zu begleiten sowie die Unsicherheit in Bezug auf das Endergebnis bewusst auszuhalten. »Menschen werden nicht gemanagt oder verwaltet, Personalführung ist die entscheidende Aufgabe. Das Ziel ist, die spezifischen Stärken und das Wissen eines jeden in Produktivität zu verwandeln« (Drucker 1999, S. 39).

Die oben angeführten Führungsgrundsätze »Ehrlichkeit« und »gesunder Menschverstand« finden sich in den handlungsleitenden Managementgrundsätzen von J. Welch wieder. Sie spiegeln das Vertrauen in die Kreativität und Selbstständigkeit der Mitarbeiter wieder. Die Ideen der Mitarbeiter zu fördern bedeutet, dass die Führungskraft den Weg verkürzt, die Mitarbeiter aber selbst gehen lässt, ihnen den Weg zum gemeinsamen Erfolg ebnet, sie aber nicht tragen will und damit lähmt.

Peter F. Drucker hat sehr unterschiedliche Managementstile analysiert und kommt zu folgendem Ergebnis: »Großartige Manager können charismatisch oder langweilig, großzügig oder geizig, visionär oder Zahlen orientiert sein. Aber jede effektive Führungskraft folgt acht einfachen Praktiken« (Drucker 2009).

Was also zeichnet effektive Führungskräfte aus?

1. Sie fragen: »Was muss getan werden?«
2. Sie fragen: »Was ist das Richtige für das Unternehmen?«
3. Sie entwickeln Aktionspläne.
4. Sie übernehmen Verantwortung für Entscheidungen.
5. Sie übernehmen Verantwortung für die Kommunikation.
6. Sie fokussieren sich auf Chancen statt auf Probleme.
7. Sie führen produktive Besprechungen.
8. Sie denken und sagen »wir« anstatt »ich«.

Ad 1.): Die Frage »Was muss getan werden?« wird fast immer mehr als eine dringliche Aufgabe identifizieren. Dringlich ist jedoch nicht gleichbedeutend mit wichtig. Die dringlichen Aufgaben werden nach ihrer Wichtigkeit priorisiert, und dann konzentriert man sich auf die wichtigste Aufgabe. Wer überwiegend dringliche Aufgaben erledigt, läuft Gefahr sich zu verzetteln. Um die Frage »Was muss getan werden?« ernsthaft beantworten zu können, muss man sich das notwendige Wissen und die notwendigen Informationen verschaffen. Viele wichtige Unternehmensentscheidungen müssen ohne *vollständige* Informationen getroffen werden, allerdings auf der Basis einer guten Datenlage und solidem Urteilvermögen. Entscheider, die nach »*vollständiger*« Information streben, werden in das »Lamento des Modernisierers« einstimmen müssen: »Die Informationen, die man hat, sind nicht die, die man will; die Informationen, die man will, sind nicht die, die man wirklich benötigt; die Informationen, die man wirklich benötigt, sind nicht die, die man bekommen kann; und die Informationen, die man bekommen kann, kosten mehr, als man zu zahlen bereit ist« (Peter Bernstein, zit. nach Magretta 2002, S. 163).

Ursache und Wirkung liegen selten räumlich und zeitlich eng beieinander, sodass eine »Weiter so!«-Haltung auf jeden Fall die falschen Handlungsoptionen attraktiv erscheinen lässt. Kurzfristige Lösungen (»Quick and dirty«) verlagern die Probleme oft nur in einen anderen Teil des Systems und sind dann nicht mehr so auffällig (Senge 2008, S. 75 ff.). Um dies zu vermeiden, wird die Frage »Was muss getan werden?«, nach Erledigung der wichtigsten Aufgabe neu gestellt und nicht einfach der zweite Punkt auf der ersten Arbeitsliste in Angriff genommen.

Ad 2.): Die Unternehmensperspektive der Frage »Was ist das Richtige?« versucht, persönliche Aspekte der beteiligten oder handelnden Personen in den Hintergrund zu befördern. Einen Freund/eine Freundin aus dem eigenen Netzwerk mit einem Auftrag zu betrauen oder in eine einflussreiche Position zu befördern, bietet persönliche Vorteile für die Beteiligten (Kals 2005, S. 115 ff.). Aber ist es auch im besten Sinne des Unternehmens? Effektive Führungskräfte vermeiden gegenseitige Abhängigkeiten, indem persönliche Interessen und Freundschaften zurückgestellt werden, selbst wenn unabhängige Beurteiler zu dem Schluss gelangen würden, dass die Entscheidung für einen Freund/eine Freundin im besten Interesse des Unternehmens wäre.

Ad 3.): Wirksame Führungskräfte entwerfen Aktionspläne, sie schreiben sie auf und kommunizieren die Inhalte mit allen, die zum Gelingen beitragen sollen. Manager sind Unternehmer – und das ist abgeleitet von unternehmen, nicht von unterlassen. Das Wissen um die Handlungsnotwendigkeit wird transformiert in konkrete Handlungsschritte, Definition des gewünschten Ergebnisses, Zeitziele und Meilensteine. Eingang finden auch die notwendige Ressourcenbindung, interne und externe Beratung, die Identifikation der Beteiligten und Betroffenen, und nicht zuletzt die notwendigen Kommunikationsschritte, um Unterstützung bei Aufsichtsgremien wie bei nachgeordneten Mitarbeitern zu finden.

Der Aktionsplan gibt einen Handlungskorridor vor, der eng genug sein muss, um eine klare Linie erkennen zu lassen, aber gleichzeitig genügend Raum bietet, um auf Veränderungen der Rahmenbedingungen im Verlauf der Umsetzung angemessen reagieren zu können. »Ungefähr richtig ist besser als genau falsch!« Die Führungskraft muss die Umsetzung des Aktionsplanes engmaschig verfolgen, Ergebnisse und die Einhaltung von Meilensteinen einfordern. Sie muss sich aber auch voll für den Plan engagieren, auftretende Hindernisse beseitigen und dafür sorgen, dass die notwendigen Ressourcen bereitgestellt werden. Ein solcher Aktionsplan bedeutet eine hohe Selbstverpflichtung für die Führungskraft.

Ad 4.): Effektive Führungskräfte übernehmen Verantwortung dafür, dass Entscheidungen vorbereitet, getroffen, kommuniziert und umgesetzt werden. Sie wissen, dass sie dabei im besten Interesse ihres Unternehmens die Balance finden müssen zwischen multiplen Zielkonflikten (z. B. Risiko vs. Gewinn), Unsicherheiten und Risiken (z. B. Produkterfolg, Marktanteil, Zinsniveau), multiplen »Stakeholdern" (z. B. Kunden, Anteilseigner, Mitarbeiter, zukünftige Generationen) in komplexen Modellen (z. B. Konsumenten-/Patientenverhalten, Kostenträgerinteressen, Risikowahrnehmung). Effektive Führungskräfte zeichnen sich dadurch aus, dass sie einem strukturierten Entscheidungsprozess folgen. Einen ausgeprägt analytischen, praxistauglichen Methodenansatz findet man bei Hammond et al. (Hammond John S. et al. 1999).

Die Grundlage diese Ansatzes ist die Fokussierung auf die tatsächlich entscheidungsrelevanten Sachverhalte: die Analyse und Aufbereitung der Entscheidungsoptionen erfolgt problemorientiert. Komplexität wird in überschaubare Bausteine aufgelöst, sodass auch bei zeitlich oder inhaltlich voneinander abhängigen Entscheidungsschritten eine logische, rational belegbare Sequenz eingehalten wird. Trotz Orientierung an der Daten- und Informationsbasis werden subjektive Beurteilungen (»Gesunder Menschenverstand«) ausdrücklich einbezogen. Ergebnisse der Ökonomie-Verhaltensforschung (Belsky und Gilovich 1999, S. 16) weisen darauf hin, dass die meisten Menschen einen starken Bias haben, zu Entscheidungen zu neigen, die den Status-quo wenig ändern. Außerdem besteht die Scheu, Fehler der Vergangenheit einzugestehen, sodass Fehlentscheidungen der Vergangenheit (= versenkte Kosten) durch weitere gleichsinnige Entscheidungen gestützt werden. Effektive Führungskräfte wissen um diesen Bias und gehen damit selbstkritisch um.

Auch gut vorbereitete und sorgfältig getroffene Entscheidungen sind kein Garant für Erfolg, insbesondere da die kritischen Erfolgsfaktoren nur zum geringen Teil von den Entscheidern kontrollier- und beeinflussbar sind. Ein strukturierter, rationaler Entscheidungsprozess erhöht jedoch die Chance, gute Entscheidungen zu treffen. Verantwortungsvolle Entscheider sorgen für Transparenz hinsichtlich der Entscheidungsgründe und stellen sich auftretender Kritik (Säger 2004, S. 83 ff.). Wenn sich herausstellen sollte, dass wichtige Entscheidungskriterien übersehen wurden, scheuen sie sich nicht vor einer Korrektur.

Effektive Führungskräfte übernehmen auch die Verantwortung für die Umsetzung von Entscheidungen. Sie stellen sicher, dass eine verantwortliche Person für die Umsetzung benannt wird, die Meilensteine festgelegt und die Unterstützer wie die Betroffenen informiert werden. Eine Entscheidung ist erst dann komplett, wenn jeder Beteiligte seine daraus erwachsene Aufgabe kennt.

Eine routinemäßige Revision aller wichtigen Entscheidungen ist ein wichtiges Instrument zur Qualitätsverbesserung: Wurden die angestrebten Ziel erreicht oder verfehlt? Warum? Haben wir die richtigen Personen mit der Umsetzung betraut? Haben sie ihre Aufgabe erfüllt? Meist werden die besten Mitarbeiter mit wichtigen Aufgaben betraut, mit der Gefahr, sie zu überlasten. Wurde darauf geachtet?

Entscheidungen werden ständig auf allen Ebenen der Organisation getroffen. Häufig erfordern sie eine so besondere Expertise, dass sie fachlich von den Führungskräften nicht zu bewältigen sind. Effektive Führungskräfte sind sich dessen bewusst und suchen aktiv nach Mitarbeitern, die diese Fachkenntnisse haben, halten sich selbst zurück und delegieren (Drucker 2009, S. 61). Insbesondere für wissensbasierte und lernende Organisationen ist es deshalb wichtig, dass der strukturierte Entscheidungsprozess auf allen Ebenen praktiziert wird.

Ad 5.): Die Verantwortung für die Kommunikation im Unternehmen zu übernehmen, ist auch im Krankenhaus, mit seiner auf Spezialistenwissen basierenden medizinisch-pflegerischen komplexen Dienstleistung, für eine effektive Führungskraft essenziell. Gute Ergebnis- und Strukturqualität lassen sich nur erreichen, wenn die Kommunikation zwischen den Entscheidern, den am Prozess Beteiligten und zwischen den Berufsgruppen stimmt. Insbesondere wenn man eine lernende Organisation begründen oder fördern will, ist es notwendig, eine offene Gesprächskultur zu stimulieren (Senge 2008, S. 171 ff.). Das ist leichter gesagt als getan und ein nie abgeschlossener Prozess. Gemeinsame Mahlzeiten in der Mittagspause sind beispielsweise eine hervorragende Kommunikationsplattform, die eine Gruppe zusammenführen und halten kann (DeMarco und Lister 1991, S. 104). Die Führungskraft kann wichtige Impulse geben, indem sie Widerspruch herausfordert, Querdenker auffordert, ihre Meinung zu äußern, und daraus zielorientierte, produktive Diskurse fördert. Fortschritte wird man vor allem dann erreichen, wenn deutlich wird, dass aus diesem Prozess bessere Entscheidungen hervorgehen.

Ad 6.): Die Fokussierung auf Chancen ist ein systematischer Ansatz, um Erfolgspotenziale für die eigene Organisation zu identifizieren und dann auch zu explorieren. Es ist ein nach vorn gerichteter, innovativer Denkansatz, während die Fokussierung auf Probleme eine eher konservative Herangehensweise ist, die das Bestehende nicht grundsätzlich in Frage stellt, sondern zu perfektionieren sucht. Natürlich darf die Aufgabe, Probleme zu lösen und das eigene Unternehmen durch Effizienzsteigerung zu stärken, nicht vernachlässigt werden. Aber erst wenn die gewonnene Stärke dazu dient, Chancen zu explorieren und daraus neue Geschäftsfelder oder Innovationen zu entwickeln, wird die mittel- und langfristige Werterhaltung des Unternehmens gesichert. Um Chancen zu identifizieren bedarf es einer kontinuierlichen und sorgfältigen Umfeldbeobachtung: Was ändert sich im eigenen Unternehmen, bei Wettbewerbern, in der gesamten Krankenhauslandschaft? Gibt es Anzeichen für »technologische

Sprünge« bzgl. Produkten oder Dienstleistungen? Gibt es Veränderungen in der Nachfrage? Der demografische Wandel in Verbindung mit einer Veränderung des Wertesystems der aktiven »Babyboomer«- Rentnergeneration hat die Nachfrage nach Gesundheitsdienstleistungen in Deutschland gravierend verändert.

Effizienzsteigerungen sind bei Unternehmen, die sich in einer wirtschaftlichen oder produktiven Krise befinden, fast immer die Voraussetzung für die anschließende erfolgreiche Chancennutzung. Infolge der gesundheitspolitischen Entscheidungen der letzten zwei Jahrzehnte befindet sich eine große Zahl von deutschen Krankenhäusern in einer wirtschaftlichen und/oder organisatorischen Krise. Aber auch in dem stark regulierten und planwirtschaftlich übersteuerten Krankenhaussektor finden sich immer wieder Chancen. Wer sie explorieren und nutzbar machen kann, wird sich besser entwickeln als die Wettbewerber.

Ad 7.): Produktive Besprechungen: Wer hat nicht schon in Besprechungen oder Sitzungen teilgenommen und sich gefragt: »Was tun wir hier?«, »Was wird dabei herauskommen?«, vielleicht auch gedacht: »Es ist vertane Zeit.«

Sitzungen und Besprechungen sind keine »Hobbyveranstaltungen«, sondern sie sind essenzielle Bestandteile der Arbeit in Organisationen jedweder Art. Für die Führungskraft sind Besprechungen mit Mitarbeitern ein wichtiges Werkzeug für die Kommunikation von Aufgaben, Delegation und Feed-Back. Top-Down-Bottom-Up Prozesse sind ohne Besprechungen gar nicht vorstellbar.

Alle Mitarbeiter sollten verinnerlichen, dass *jede* Besprechung eine Investition ist, die ein Return-on-Investment haben muss. Wirksamen Führungskräften ist das bewusst, und sie führen Besprechungen deshalb so, dass konkrete Ergebnisse erzielt werden.

Was kostet eine Besprechung? Nehmen wir an, die durchschnittlichen Arbeitgeber-Personalkosten für einen Mitarbeiter in einem deutschen Krankenhaus betragen 55.000 € p.a. bei einer Nettoarbeitszeit von 1540 Jahresstunden (38,5 h-Woche). Daraus resultiert ein Stundensatz von 36 €. Wenn also 5 statistische Durchschnittsmitarbeiter sich eine Stunde besprechen, erzeugt das einen Aufwand von 180 €. Eine einstündige Chefarztkonferenz, angenommen der durchschnittliche Arbeitgeberaufwand beträgt für diese Gruppe pro Person 225.000 € p.a. bei einer Jahresarbeitszeit von 2530 h (55 h-Woche), kostet dann bei 10 Teilnehmern knapp 1000 €. Jede Minute Warten auf einen Unpünktlichen vernichtet 1,50 € je Teilnehmer (Alle Werte sind kaufmännisch gerundet).

Unproduktive Besprechungen vernichten unwiederbringlich Arbeitszeit, Motivation und Freude an der Arbeit, und sie erzeugen Ärger und Stress (Säger 2004, S. 47 ff.). Dieser immaterielle Schaden hat eine verheerende Wirkung auf die Produktivität und die Kommunikation unter den Mitarbeitern.

Die Produktivität einer Besprechung wird durch gute Vorbereitung und eine klare, rechtzeitig kommunizierte Agenda sowie eine gute Moderation, die auch mit destruktiven oder launischen Sitzungsteilnehmern (Kals 2005, S. 65 ff.) umgehen kann, gefördert. Die Besprechung wird dadurch zu einer Arbeitssitzung.

Sitzungen sollten so sorgfältig geplant werden, wie auch andere Investitionen: Entwicklungsziel, Ressourceneinsatz, Dauer, Bausteine, Meilensteine.

Die folgende Sitzungsvorbereitungsvorlage ist angelehnt an einen Vorschlag des Management Zentrums St. Gallen (Management Zentrum St. Gallen 1997). Es ist eine Anleitung zur Selbstverpflichtung, Sitzungen und Besprechungen so zu gestalten, dass der Informationsaustausch themenzentriert erfolgt, Beschlussvorlagen entscheidungsrelevant vor- und aufbereitet sind, von dem Gremium Beschlüsse gefasst und angemessen kommuniziert werden.

Es besteht für jeden Teilnehmer die Verpflichtung und die Verantwortung, sowohl mit der eigenen als auch mit der Arbeitszeit der anderen Teilnehmer sorgfältig und ergebnisorientiert umzugehen.

Tab. 4.1: Sitzungsorganisation
Quelle: In Anlehnung an Management Zentrum St. Gallen 1997.

Sitzung: Einladung und Protokoll 1.) Ort, Datum, Beginn 5.) Ende							
8.) Reihenfolge	Teilnehmer A, B, C, D 2.) Ziel	3.) Wer trägt vor?	4.) Zeit	6.) Leitung	9.) Vorbereitung	11.) Wer erledigt die Aufgaben?	12.) Bis wann?
1	7.) ABCD 10.) Beschluss	JS	60 Min.	Bog	Beilage	Bu	12.6.
2		E	15 Min.	M	Protokoll	Me	17.9.
3		Ev	45 Min.	St	—	ub	20.12.
4		P	15 Min.	Man	Meier	El	15.10.

Legende

1. Ort, Datum, Beginn und das maximal zur Verfügung stehende Zeitfenster der Sitzung werden festgelegt bzw. vereinbart.
2. Festlegung der Tagesordnungspunkte durch den verantwortlichen Veranstalter/Einladenden.
3. Die Ziele der einzelnen Tagesordnungspunkte werden definiert (z. B. Information der Teilnehmer, Beschluss, Präsentation).
4. Die notwendige Zeit je Tagesordnungspunkt wird vom Einladenden oder demjenigen, der den TOP vorbereitet, geschätzt (In der Praxis wird es häufig notwendig sein, eine Zeitvorgabe zu machen, um die Sitzungszeit nicht ausufern zu lassen).
5. Aufgrund dieser Schätzung wird das ungefähre Sitzungsende festgelegt. Der Zeitplan wird zu Beginn mit den Teilnehmern besprochen und dann auch beschlossen. Diese Selbstverpflichtung aller Teilnehmer auf den Zeitplan ist ein Ansporn, im Zeitrahmen zum Ergebnis zu kommen.

6. Die Leitung für die einzelnen Tagesordnungspunkte ist nicht notwendigerweise die Führungskraft, häufig ist der bestinformierte Mitarbeiter die geeignete Person.

7. Die Teilnehmer je Tagesordnungspunkt müssen festgelegt und informiert werden. Um zeitökonomisch zu arbeiten, müssen nicht alle Teilnehmer die gesamte Zeit dabei sein.

8. Die Reihenfolge der Tagesordnungspunkte wird festgelegt. Neben den sachlichen Prioritäten sollen Teilnehmer, die nicht die ganze Zeit teilnehmen, eine möglichst kurze Sitzungsdauer haben.

9. Vorbereitung: Funktioniert die Technik? Wer muss was zur Sitzung mitbringen, z. B. Präsentation, Tischvorlagen, alte Protokolle. Der Sitzungsleiter muss sich rechtzeitig davon überzeugen, dass alle notwendigen Materialien vollständig zur Verfügung stehen. Wenn die Sitzung nicht ausreichend vorbereitet ist, wird sie besser abgebrochen, als die Zeit der Teilnehmer zu verschwenden.

10. Unvorbereitete Teilnehmer werden wieder zu ihrem Tagesgeschäft entlassen, da ein produktiver Beitrag zum Sitzungsergebnis nicht zu erwarten ist.

11. Am Ende eines Tagesordnungspunktes wird das Ergebnis, z. B. ein Beschluss, die für die Umsetzung verantwortliche Person und der Zeithorizont protokolliert.

12. Der Stand der Umsetzung und das Zeitbudget werden von der Führungskraft zu den festgelegten Daten überprüft.

Kurz: Das Protokoll enthält die Informationen, *wer, was, wann bzw. bis wann mit wem* zu erledigen hat.

Nachbemerkung: Ausführliche Beschreibungen zu Handlungsmöglichkeiten, produktive Besprechungen zu fördern, ohne in der Vorgesetztenfunktion zu sein, finden sich bei Stöwe und Kermosemito, sowie Fisher und Sharp u. a. (Fisher 1999, Stöwe 2004). Wer die Dynamik und Funktionsweise (...oder Adynamie und Dysfunktion) von Arbeitsgruppen besser verstehen will, findet bei Gersick interessante, durch intensive Forschung belegte Aspekte (Gersick 1988). U. a hat Gersick herausgefunden, dass Arbeitsgruppen – unabhängig von der zur Verfügung stehenden Zeit – in der ersten »Halbzeit« in der Regel überhaupt nicht arbeiten.

Ad 8.): »Wir statt ich«: Es ist besonders wichtig, dass effektive Führungskräfte »wir« anstatt »ich« denken und sagen, denn Sprache wird allgemein als Ausdruck des Bewusstseins angesehen und verstanden. Drucker hat das sehr eingängig formuliert: »Effektive Führungskräfte wissen, dass sie die Letztverantwortung haben, die nicht geteilt und nicht delegiert werden kann. Aber sie haben ihre Autorität nur, weil die Organisation ihnen vertraut. Das heißt, dass sie an den Bedarf und die Möglichkeiten der Organisation denken, bevor sie an ihre persönlichen Bedürfnisse und Möglichkeiten denken. Diese Regel mag einfach klingen, aber sie muss unbedingt beachtet werden« (Drucker 2009, S. 63).

Die 7-W-Methode

Die richtigen Fragen an die richtigen Mitarbeiter/Ratgeber stellen zu können, ist die Basis sowohl für erfolgreiche Aktionspläne, wie auch in Besprechungen, in denen es um konkrete Verbesserungen von Geschäftsprozessen geht.

Durch die erfolgreiche Anwendung beim Autohersteller Toyota ist *Kaizen* auch in der euro-amerikanischen Industrie bekannt geworden und wird als *Lean Management* angewendet. Ein Instrument sind die Standardfragen der 7-W-Methode (KAIZEN) (Grant 2000, S. 110). Sie fragt, *w*as wird *w*arum *w*o und *w*ann von *w*em *w*ie zu *w*elchen Kosten getan.

1. *Gegenstand:* Was wird getan? Kann es weg fallen? (»Nichts ist so unwirtschaftlich wie die Optimierung des Überflüssigen!«)
2. *Absicht:* Warum wird es getan? Ist diese Aktion/dieser Prozessschritt notwendig? Definiere den Zweck!
3. *Ort:* Wo wird es im Moment getan? Muss es dort getan werden? Gibt es einen besseren Ort?
4. *Reihenfolge:* Wann wird es getan? Ist das der beste Zeitpunkt?
5. *Menschen:* Wer tut es derzeit? Wer sollte es tun?
6. *Methode:* Wie wird es getan? Ist das der beste Weg? Kann man es anders/besser tun?
7. *Kosten:* Wie viel kostet es jetzt? Wie viel wird es nach der Verbesserung kosten?

Eine Vielzahl von weiteren methodischen Ansätzen und Hinweisen finden sich in der Literaturliste.

Zusammenfassung

Effektive Führungskräfte arbeiten ergebnisorientiert. Sie suchen und schätzen gute Mitarbeiter und deren Erfolgsbeitrag. Sie akzeptieren keine Schlecht-Leistung. Sie sind sich der Bedeutung von Kommunikation und Entscheidungsqualität bewusst. Sie treffen Entscheidungen und kümmern sich um deren Umsetzung. Für komplexe Sachverhalte werden Aktionspläne entworfen und schriftlich festgehalten. Regelmäßig werden Entscheidungs- und Umsetzungsprozesse einer Revision unterzogen, um ein besseres Verständnis davon zu gewinnen, warum etwas gut oder nicht so gut verlaufen ist. Insbesondere unerwartete Verläufe wecken besonderes Interesse: Probleme sollen nicht übersehen, aber vor allem Chancen sollen nicht verpasst werden.

Literatur

KAIZEN. Die 7-W Checkliste. Online verfügbar unter http://de.wikipedia.org/wiki/Kaizen#Die_7-W-Checkliste, zuletzt geprüft am 05.04.2015.

Belsky G, Gilovich T (1999): Why Smart People Make Big Money Mistakes – and How To Correct Them. Lessons From the New Science of Behavioral Economics. New York: Fireside Simon&Schuster.

Christensen C M (2000): The Innovator's Dilemma. London: HarpersCollinsPublishers.

DeMarco T, Lister T (1991): Wien wartet auf Dich. Der Faktor Mensch im DV-Management. München: Hanser Verlag.

Drucker PF (1999): Management im 21. Jahrhundert. München: Econ Verlag.

Drucker PF (2009): What makes an effective Executive. In: *Harvard Business Review* (June), S. 58–63.

Fisher R, Sharp A (1999): Getting it Done. How to Lead When You're Not in Charge. New York: HarpersCollinsPublishers.

Friedman T (1999): The Lexus and the Olive Tree. London: HarpersCollinsPublishers.

Gersick C JG (1988): Time And Transition In Work Teams: Toward A New Model Of Group Development. In: *Academy of Management Journal* 31 (1), S. 9–41.

Grant RM (2000): Contemporary Strategy Analysis. Malden, Mass. USA: Blackwell Publishers Inc.

Hammond JS, Keeney RL, Raiffa H (1999): Smart Choices. Die Aktive Methode für bessere Entscheidungen. Regensburg: Walhalla Fachverlag.

Kals U (2005): Zehn Fallstricke. Die fatalsten Fehler, die Sie aus dem Job katapultieren. Frankfurt: F.A.Z.-Institut für Management-, Markt- und Medieninformationen GmbH.

Magretta J (2002): What Management Is. Why It Works and Why It's Everyone's Business. New York: The Free Press.

Management Zentrum St. Gallen, 1997: Wirksame Führung

Morell M, Caparell S (2002): Shackletons Führungskunst. Was Manager von dem großen Polarforscher lernen können. Frankfurt: Eichborn AG.

Nelson BL (2001): Leadership. German International School of Management and Administration, Hannover and West Lafayette, 2001. Lecture.

Säger D (2004): Bezahlt um zu entscheiden. Besser unbeliebt führen als unentschlossen leiten. Verlag Moderne Industrie.

Senge PM (2008): Die Fünfte Disziplin. Kunst und Praxis der lernenden Organisation. Stuttgart: Schäffer-Poeschel.

Slater R (1999): Jack Welch and the GE Way. Management Insights and Leadersip Secrets of the Legendary CEO. New York: McGraw-Hill.

Stöwe C, Keomosemito L (2004): Führen ohne Hierarchie. Wie Sie ohne Vorgesetztenfunktion Teams motivieren, kritische Gespräche führen, Konflikte lösen. Wiesbaden: Gabler Verlag.

Womack JP, Jones DT (2003 Revised and updated): Lean thinking. Banish waste and create wealth in your corporation. London: Simon & Schuster Free Press.

5 Erfolgreiche Führung aller Mitarbeitergenerationen im Krankenhaus

Joachim Hasebrook und Elke Benning-Rohnke

5.1 Das Krankenhaus auf dem »Bewerbermarkt«

Noch vor wenigen Jahren agierten die Krankenhäuser auf einem »Arbeitgebermarkt «, auf dem Personal nicht aktiv rekrutiert und gebunden werden musste und offene Stellen schnell besetzt waren. Beim Berufseinstieg als »Arzt im Praktikum« (AiP) befanden sich die jungen Mediziner über 18 Monate in Konkurrenz zu zeitgleich eingestellten Ärzten um eine Anschlussstelle als vollapprobierter Assistenzarzt. Geringer Verdienst und eine hohe Anzahl an Überstunden wurden als Selbstverständlichkeit hingenommen. Hierarchische Strukturen und die herrschende Führungskultur wurden nicht kritisiert, um positiv aufzufallen und dadurch eine der begehrten Anschlussstellen als Assistenzarzt zu ergattern. Kurz: Das System funktionierte, weil es mit Ärzten quasi übersättigt war. Heute aber bewirbt sich nicht mehr der Arzt um eine Position im Krankenhaus, sondern das Krankenhaus um einen Arzt. Die »Ressource Arzt« ist auf dem freien Markt derzeit nicht leicht verfügbar. Die Arbeitsbedingungen, die Bezahlung und die Qualität der Weiterbildung sind starke Motive für die Auswahl eines Arbeitsplatzes (vgl. Hahnenkamp, Hasebrook und Brinkrolf 2013).

Bernhard Marschall, Studiendekan an der Medizinischen Fakultät der Westfälischen-Wilhelms Universität Münster, beschreibt in der Frankfurter Allgemeinen Zeitung (FAZ) vom 22.09.2011 einen Wertewandel: »Während die Medizin früher als attraktiver Karriereberuf mit guten Verdienstmöglichkeiten angesehen wurde, stehen heute zumeist Jobgarantie, Vereinbarkeit von Beruf und Familie und das hohe soziale Ansehen im Vordergrund«. Das Medizinstudium hat sich – auch dank eines stetig steigenden Numerus Clausus – den Ruf eines »Brotberufs der Begabten« (FAZ, 03.05.2011) erarbeitet. Dadurch werden die zahlreichen Alternativen zur kurativen Tätigkeit in deutschen Kliniken attraktiver, die ebenfalls um die gut ausgebildeten Medizinstudenten konkurrieren: Ein Ausstieg aus der kurativen Tätigkeit erfolgt oftmals wegen attraktiverer Arbeitsbedingungen besonders im Gesundheitsmanagement, durch Gutachtertätigkeit, Abwanderung in die kommerzielle Forschung oder aber die Notwendigkeit der Kinderbetreuung (vgl. Spinner 2004). Rund 17.000 in Deutschland ausgebildete Ärztinnen und Ärzte arbeiten im Ausland, bis 2019 kommen 11.300 weitere hinzu (Blum u. Löffert 2010). Auf den ärztlichen und wirtschaftlichen Führungsebenen im Krankenhaus setzt sich die Erkenntnis jedoch nur langsam durch, dass sich die Arbeitswelt gerade im Hinblick auf den Austausch von Führenden und Geführten grundlegend ändert.

5.2   Neues Führungsverständnis

In der wirtschaftlichen Leitung von Krankenhäusern werden als wichtigste Mittel der Unternehmensführung oft Zielvorgaben und Kennzahlen gesehen: Management-Cockpits mit richtigen Zahlen, klarer Bewertung (z. B. durch »Ampeln«) und Vorgaben von Maßnahmen für bestimmte »Ampelanzeigen« sollen optimale Führungsarbeit ermöglichen. Dies ist die Vorstellung von Führung als Maschinenführung und Führungskräften als Maschinisten. Bernhard von Muthius hat den Satz geprägt: »Es gibt nur etwas zu entscheiden, wenn das Problem nicht entscheidbar ist« – und weist damit auf das zentrale Problem der »Maschinentheorie der Führung« hin: In Mathematik und Informatik heißen Probleme entscheidbar, die in endlicher Zeit von einem Automaten gelöst werden können. Die meisten Probleme in der Praxis sind aber »nicht entscheidbar«, z. B. weil nicht ausreichend Information zu Berechnung einer Lösung vorliegt oder zu viele Einflussfaktoren eine Rolle spielen. Hinter dem Traum von Führung als reine Steuerung steckt das Bild einer perfekt beherrschbaren Maschine. Doch ist dies letztlich ein Albtraum, der Menschen und Organisationen als Maschinen betrachtet, in denen zahlenfixierte Ordnungskulturen wachsen, die »Führen mit Zielen« ersetzen durch »Führen mit Zahlen«. In Unternehmen, die wir untersucht haben, gab es welche, die z. B. in Stabsbereichen mehr als 40 Einzelziele pro Person vereinbarten, und Personalbereiche, die quartalsweise mehr als 350 Kennzahlen publizierten. In solchen Fällen kann Führung allenfalls trotz aber nicht wegen der Steuerung gelingen.

An der Seite der Unternehmenssteuerer stehen oft die Unternehmensverwalter, häufig mit dem Titel »Master of Business Administration«. Die Idee dieses verwaltenden Managements stammt aus dem 19. Jahrhundert, als die ersten industriellen Unternehmer die Verwaltung der wachsenden Unternehmen nicht mehr allein bewältigen konnten und sie in die Hände angestellter »Manager« (= Handhaber) legten. Diese versuchten systematisch, Arbeitsbedingungen so zu verändern, dass die Produktivität der Industriearbeit gesteigert wurde. Auch Verwaltungen wurden nach industriellen Vorbildern organisiert. Der vielleicht berühmteste Versuch dieser Form des Managements wurde in den Hawthorne-Werken von Western Electric in den USA durchgeführt: Man untersuchte den Einfluss der Beleuchtung auf die Produktivität. Zur Verblüffung der wissenschaftlichen Manager arbeitete die Beobachtungsgruppe immer besser als alle anderen, selbst als das Licht so dunkel war, dass man fast nichts mehr sah. In nachfolgenden Versuchen stellte man fest, dass die Kombination aus guter Bezahlung und nicht-direkter, wertschätzender Führung zu einem Produktivitätsanstieg von 30 % führte. Dieser soziale Effekt der Beobachtung und Unterstützung auf Verhalten und Arbeitsleistung wird bis heute als »Hawthorne-Effekt« bezeichnet. Der Hawthorne-Effekt zeigt die Grenzen des Managements als Verwaltungshandeln: Schriftstücke und Akten kann man verwalten, Organisationen und Menschen aber nur bedingt (Drucker 1999, Hasebrook 2004).

Wenn aber »Führung« weder Steuerung noch Management ist, was bleibt dann noch übrig? Das Wichtigste – nämlich das, was zu tun ist, um Überlebensfähigkeit von Organisationen und Leistungsfähigkeit und Leistungswillen der Menschen in dieser Organisation auf Dauer zu erhalten: 1. Teams und Teamfähigkeit entwickeln, 2. Potenziale der Mitarbeiter erkennen, fördern und einsetzen, 3. unmittelbare Verantwortung übernehmen durch klare Ziele und Aufgaben sowie 4. Gesamtverantwortung für die Zukunftsfähigkeit der Organisation tragen. Geht man von diesem Führungsverständnis aus, dann wird schnell klar, dass sich Anforderungen an Führungskräfte und ihre Führungsarbeit fundamental ändern: Altersaufbau und Wertehaltungen der Gesellschaft und damit auch von Patienten und Mitarbeiterinnen ändern sich. Die Abhängigkeit und gegenseitige Durchdringung von wirtschaftlichen und sozialen Netzwerken steigen weiter, während sich politische und wirtschaftliche Kräfteverhältnisse verschieben. Die Digitalisierung erfasst alle Lebensbereiche und Branchen und verändert die Zusammenarbeit und Wertschöpfung in Unternehmen.

5.3 Führung im Wandel der Generationen

Im Jahr 2050 gibt es 8 Millionen Erwerbspersonen weniger als heute und die 50- bis 65-Jährigen stellen die Mehrheit der Erwerbstätigen. In den nächsten Jahren scheiden viele erfahrene Führungskräfte aus der Generation der »Baby Boomer« (Geburtsjahrgänge 1948–1962) altersbedingt aus, sodass Lebensarbeitszeiten und Nachwuchsbedarf steigen. Daher werden in den kommenden Jahren bis zu vier Generationen gleichzeitig in den Unternehmen arbeiten und Führungskräfte bei Bindung und Motivation altersgemischter Teams auf bisher ungewohnte Weise fordern. Hinzu kommt, dass mehr Fachkräfte aus dem Ausland nach Deutschland kommen, aber mehr Hochqualifizierte Deutschland verlassen – per Saldo ein Verlust von über 100.000 Fachkräften pro Jahr. Dieser eher grobe Orientierungsrahmen wird von vielen Führungskräften, Personalverantwortlichen und nicht zuletzt den Betroffenen selbst (z. B. in eigenen Umfragen unter Studierenden) bestätigt (vgl. Studie des IBE von Rump et al. 2012 und Abb. 5.1).

Aktuelle Forschung, z. B. von Twenge und Kasser (2013), bestätigt dieses Bild: »Jugendmaterialismus« (d. h. Verfügen über Geld und Statusgegenstände, z. B. Markenkleidung) stieg über Jahrzehnte an, erreichte seinen Höhepunkt in der sog. Generation X zu Beginn der 1990er Jahre und verharrt bis heute, zur »Generation Me«, auf hohem Niveau. Zugleich nahm der beherrschende Wert der Arbeit (sog. »work centrality«) weiter ab, was auf eine wachsende Kluft zwischen materiellen Ansprüchen und der Bereitschaft, sich diese zu erarbeiten, hindeutet. Nicht zufällig wurde der Begriff »Work-Life-Balance« in der Generation X erfunden (ein Name, der auf das Buch von Douglas Coupland »Generation X – Geschichten für eine immer schneller werdende Kultur«) zurückgeht. Diese jungen Generationen bringen ein gewandeltes Verständnis von Arbeit und Führung in die Krankenhäuser, das geprägt ist durch Wunsch nach Kommunikation, Teamwork und wertschätzender Führung und einen hohen Pragmatismus – weniger nach Visionen und »klarer Ansage«.

Unterschiede in der Werthaltung führen zu Unverständnis – oder wie es die Wochenzeitung »Die Zeit« in einem Leitartikel zur Generation Y am 07.03.

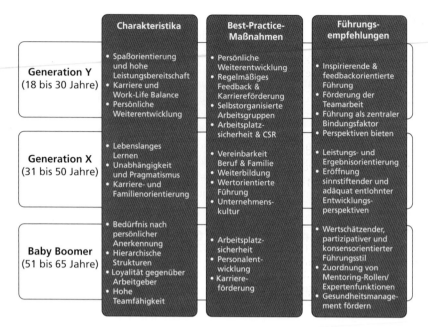

	Charakteristika	Best-Practice-Maßnahmen	Führungs-empfehlungen
Generation Y (18 bis 30 Jahre)	• Spaßorientierung und hohe Leistungsbereitschaft • Karriere und Work-Life Balance • Persönliche Weiterentwicklung	• Persönliche Weiterentwicklung • Regelmäßiges Feedback & Karriereförderung • Selbstorganisierte Arbeitsgruppen • Arbeitsplatzsicherheit & CSR	• Inspirierende & feedbackorientierte Führung • Förderung der Teamarbeit • Führung als zentraler Bindungsfaktor • Perspektiven bieten
Generation X (31 bis 50 Jahre)	• Lebenslanges Lernen • Unabhängigkeit und Pragmatismus • Karriere- und Familienorientierung	• Vereinbarkeit Beruf & Familie • Weiterbildung • Wertorientierte Führung • Unternehmenskultur	• Leistungs- und Ergebnisorientierung • Eröffnung sinnstiftender und adäquat entlohnter Entwicklungsperspektiven
Baby Boomer (51 bis 65 Jahre)	• Bedürfnis nach persönlicher Anerkennung • Hierarchische Strukturen • Loyalität gegenüber Arbeitgeber • Hohe Teamfähigkeit	• Arbeitsplatzsicherheit • Personalentwicklung • Karriereförderung	• Wertschätzender, partizipativer und konsensorientierter Führungsstil • Zuordnung von Mentoring-Rollen/Expertenfunktionen • Gesundheitsmanagement fördern

Abb. 5.1: Generationsspezifische Entwicklung arbeitsbezogener Werte (eigene Darstellung nach IBE, 2012)

2013 so schön formulierte: »Wollen die auch arbeiten? Junge Beschäftigte verlangen eine neue Arbeitswelt. Sonst ziehen sie weiter zum nächsten Job. Ihre Ansprüche verändern die gesamte Wirtschaft«. Es geht aber nicht allein um hohe Ansprüche an materielle Ausstattung und Flexibilität. Hinzu kommen ein hoher Stellenwert der Familie und der wachsende Wunsch junger Männer, die klassische Rolle des »Ernährers« zu verlassen und ihre Vaterschaft zu erleben (Döge 2007). In hochqualifizierten Jobs stellen Frauen die größte Zahl der Berufsanfänger. Die Arbeitswelt ist aber weit von Idealvorstellungen dieser jungen Frauen entfernt (Beckmann 2002) und das Familienleben ändert sich nur sehr langsam in Richtung auf eine gleichmäßige Zeitaufteilung und Zeitbelastung von Frauen und Männern (Gille u. Marbach 2004).

Der demografische Wandel sowie der zunehmende Fachkräftemangel erfordert ein Umdenken: Innerhalb von nur zehn Jahren haben sich die Rahmenbedingungen des Personalmanagements von einem Arbeitgeber- zum Arbeitnehmermarkt verändert. Eine aktuelle Personalstudie des zeb, an der 831 Personalverantwortliche und Führungskräfte aus 526 Unternehmen teilgenommen haben, zeigt jedoch, dass dieses Umdenken bisher nur in der Theorie stattgefunden hat: 55 % der Befragten glauben nicht, dass ihre Führungskräfte den notwenigen Wandel überhaupt wollen. 68 % sind der Meinung, dass sie Veränderungsprozesse nicht begleiten können, selbst wenn sie es wollten. Nur 26 % der Personaler geben an, überhaupt in Veränderungsprozessen systematisch eingebunden zu sein, und nur 46 % der Führungskräfte fühlen sich von ihrem Personalmanagement bei Veränderungsprozessen ausreichend unterstützt.

5.4 Karriere- statt Sicherheitsleiter

In einer branchenübergreifenden Studie, an der auch ca. 50 Gesundheitsunternehmen teilnahmen, ließen wir Arbeitnehmer und Unternehmensrepräsentanten die Bedeutung verschiedener Maßnahmengruppen bewerten. Dazu gehörte die Personalentwicklung und regelmäßiges Feedback, Vergütungsgestaltung sowie die Karriereförderung, z. B. attraktive Karrieremöglichkeiten für alle Altersstufen und Talentpools. Außerdem untersuchten wir die Bedeutung der Vereinbarkeit von Beruf und Familie sowie verschiedene Aspekte der Unternehmenskultur. Während sich bei den zuletzt genannten Instrumenten die Einschätzungen von Mitarbeitern und Personalern weitgehend decken, sind die Unterschiede in Bezug auf Weiterentwicklungs- und Karrieremöglichkeiten beachtenswert (▶ Abb. 5.2): Die Auffassung der Personaler von Wünschen älterer Arbeitnehmer lässt sich plakativ mit der Aussage »Sicherheit und Einkommen statt Karriere« zusammenfassen. Unsere Studienergebnisse zeigen aber, dass Mitarbeiter über 50 Jahre ein Umdenken wünschen weg von Karrierewegen als hierarchische Leiter für Jüngere hin zu vertikalen Karrieren auch für Ältere. Vergütungsaspekte spielen eine weitaus geringere Rolle als von Arbeitgeberseite vermutet.

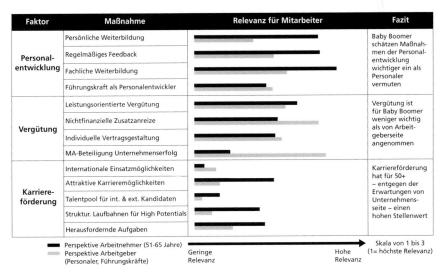

Abb. 5.2: Einschätzung der Bedeutung verschiedener Personalinstrumente durch Arbeitgeber und Arbeitnehmer 50+

Die in der Praxis zu beobachtende Fokussierung auf junge Arbeitnehmer lässt außer Acht, dass die nun merklich sinkende Zahl dieser »jungen Talente« in Zukunft nicht zur Bedarfsdeckung ausreicht. Besonders deutlich wird dies in Branchen, die traditionell hohe Mitarbeiterbindung und geringe Fluktuation haben: Ältere, meist männliche Mitarbeiter in gehobenen Positionen stecken in der »Karrierefalle« und jüngere Mitarbeiter, oft besonders gut qualifizierte Frauen, stecken im »Beförderungsstau«. Das Gesundheitswesen mit seiner vergleichsweise hohen Fluktuation bietet mehr als andere Einstiegs- und Umstiegschancen. Das Talentverständnis darf nicht mehr ausschließlich »junge Talente« oder »young professionals« umfassen, sondern muss alle Generationen erreichen, die Kompetenzen und Karriereansprüche mitbringen. Ein »Kampf um Talente« wird in den kommenden Jahren auch um ältere Erfahrungsträger geführt, deren unternehmensinterner Status sich vom »Nobody« zum »Knowbody« verändert.

5.5   Neue Wege in der Führungskräfteentwicklung

Eine Sonderausgabe des »Journal of Leadership Studies« war Ende 2011 einem Symposium über die Irrtümer der Führungskräfteentwicklung gewidmet. Die Irrtümer ließen sich in drei Thesen zusammenfassen:

- Irrtum 1 – Führungskräfteentwicklung ist einfach. Führungskräfteentwicklung, so lässt die schier unübersichtliche Anzahl unterschiedlicher Anbieter vermuten, kann eigentlich jeder: Einfache, standardisierte Programme auf meist ungeprüfter oder schlicht auf gar keiner theoretischen Grundlage versprechen einen schnellen Weg zum Führungserfolg, den es in der Praxis nicht gibt.
- Irrtum 2 – Training und Erfahrung führen zu besser Führung. Unternehmen begegnen Problemen gerne mit einfachen Lösungen: Mehr Steuerung, mehr Führung, mehr Training. Das ist auch kein Wunder, denn wirkliche Lösung der meisten Probleme erfordert die Überprüfung und Anpassung der Geschäftsstrategie, der Zusammenarbeit und Leistungskultur im Unternehmen sowie der Wertehaltungen und Einsatzbereitschaft des Managements. Da ist es einfacher, ein paar Führungsseminare zu buchen.
- Irrtum 3 – Jede und jeder kann erfolgreich führen. Unternehmens- und Personalführung sind erlernbar, aber nicht von allen Menschen gleich gut. So zeigen etwa akademisch gut gebildete Frauen in Tests mehr Führungskompetenz als ihre Mitstudenten, aber weniger Motivation, Führungspositionen zu erreichen. Bildungs- und Berufserfolg sind immer noch stark von der sozialen Herkunft abhängig. Daher ist es eine Verschwendung von Mitarbeiterpotenzialen und Bildungsinvestitionen, wenn auf alle Personen die gleichen Auswahlkriterien und Entwicklungswege angewendet werden.

Bisher haben nur wenige Unternehmen durchgreifende Veränderungen vorgenommen, wie wiederum die Ergebnisse der zeb-HR-Studie von 2013 zeigen: Die Top 25 % der untersuchten Unternehmen haben eine systematischere, regelmäßigere und besser abgestimmte Personalentwicklung als der Durchschnitt. Sie haben Dienstalter und Zufall als Beförderungskriterium ausgeblendet, sorgen für eine breite Beteiligung an Bildungsmaßnahmen und setzen auf flexible Inhouse-Lösungen.

- Trend 1: Horizontale Karriere – vertikale Entwicklung: Die klassische Aufstiegsfortbildung in einer »vertikalen Führungskarriere« hat ausgedient: Flexible Fach- und Projektkarrieren erlauben eine »horizontale Karriere«, die Wechsel zwischen Führungs- und Fachpositionen ermöglicht, ohne dass damit immer ein Aufstieg in der Hierarchie verbunden sein muss.
- Trend 2: Weniger »Employability ", mehr Eigenverantwortung: »Employability« (= Beschäftigungsfähigkeit) bürdete die Verantwortung für den Bildungserfolg der Arbeitnehmerschaft auf, während die Arbeitgeber die Rahmenbedingungen und Möglichkeiten zur betrieblichen Bildung bestimmten. Doch Personal- und Bildungsbedarf wechselten schneller als die Unternehmen darauf reagieren konnten. Ein Beispiel ist die Generation »50 Plus«, die erst per Altersteilzeit aus dem Unternehmen verabschiedet wurde und nun als Produktivitäts- und Erfahrungsreserve möglichst lange leistungsfähig bleiben soll. Unternehmen müssen Führungskräfte daher darin bestärken, an kritischen Erfahrungen zu wachsen und bereit zu sein, individuell unterschiedliche Formen der Entwicklung zu akzeptieren, die an ihrer Wirkung gemessen werden.
- Trend 3: Weniger Helden, mehr gemeinsamer Erfolg: Führung bedeutet nicht mehr eine Rolle oder eine Person, sondern eine Richtung und eine Entwicklung ganzer Organisationen. Die Frage ist nicht mehr: Wer ist eine ideale Führungskraft? Sondern: Was sind ideale Rahmenbedingungen für Führung in der gesamten Organisation? Kurz: Führung findet nicht mehr durch Personen sondern in Netzwerken statt.
- Trend 4: Innovation wagen statt Best Practice kopieren: Nimmt man die bisher genannten Trends ernst, dann ist klar, dass es keinen einfachen Weg zur Entwicklung von Führung im Unternehmen gibt – schon gar nicht kann man »von den Besten lernen«, indem man sie kopiert. Schnelle und nachhaltige Innovationen gerade in der Führungsentwicklung werden – so widersinnig das zunächst erscheint – Geduld, Experimentierfreude, Bereitschaft zu Fehlschlägen und Wagnissen brauchen (▶ Tab. 5.1).

Tab. 5.1: Trends in der Führungsentwicklung (nach: Innovation in Leadership Development, Thorsell und Gonin 2011).

Trendthema	Status heute	in Zukunft
Programm	Klare Struktur Vorgegebene Standards Vermittlung von Wissen/Fähigkeiten	Akademische Bildung als Theorieanwendung im Kontext Lösung aller Probleme und mehr Innovation im Unternehmen
Zeitablauf	Klar definierter Zeitbedarf Abgrenzung von Bildung und Arbeit (into-the-job, on-the-job, off-the-job, out-of-the-job)	Individuelle, organisatorische Begleitung im gesamten beruflichen Lebenslauf (vergleichbar Serviceinnovation durch »customer journey«)
Formate	Vermittlung von Informationen, Konzepten und Verhaltensweisen (pattern learning)	Hohe Flexibilität von Lernzugang, -form, -inhalt und -zielen Erfahrungsbasierte, interaktive,

Tab. 5.1: Trends in der Führungsentwicklung (nach: Innovation in Leadership Development, Thorsell und Gonin 2011). – Fortsetzung

	Klare Abgrenzung von Formaten (blended learning)	reflexive und angewandte Bildungsformate
Zielgruppe	Ausgewählte Personenkreise (z. B. Führungsnachwuchs, 2. Führungsebene)	Individuen im Team- und Organisationskontext und für klar definierte Unternehmenszwecke
Umsetzer	Professionelle Trainer (in-house oder extern) sowie professionelle Coaches (z. B. qualifizierte Trainer und/oder Führungskräfte)	Vielzahl von Beteiligten: Lernpartner, interne und externe Co-Designer, Mentoren und Coaches im eigenen Bereich, aus anderen Bereichen und außerhalb des Unternehmens

5.6 Rahmenbedingungen für erfolgreiche Führungsentwicklung

Es gibt viele wertvolle Erkenntnisse, die eine Entwicklung von Führungsverhalten im Sinne des Unternehmensinteresses möglich machen. Da ist zunächst der Anspruch des Managements an das Unternehmen, der zugleich ein Anspruch an das Management selbst ist. Ein zentraler Anspruch ist es, die richtigen Rahmenbedingungen für gutes Führungsverhalten zu schaffen:

1. Es gilt zu definieren, was genau mit Führung bewirkt werden soll. Dazu muss eine Richtung vorgegeben und konkretisiert werden, was das Ergebnis von Führung sein soll. Die Bestimmung von Führungserfolg bleibt oft vage oder wird ganz unterlassen. Eine Führungskultur, die kollektiv gelebt wird, kann jedoch ohne eine gemeinsame und klare Zielorientierung nicht zustande kommen.
2. Die Diskussion um Führung muss sich personenbezogenen Dimensionen (»gute« vs. »schlechte« Führungskraft) abwenden und der Frage nach »wirksamem« bzw. »nicht wirksamem« Verhalten zuwenden. Dabei kann Wirksamkeit nicht allgemein bestimmt werden, sondern ist von der jeweiligen Situation abhängig. Goleman (2000) empfiehlt, dass eine gute Führungskraft mindestens über sechs Führungsstile und ihre Wirkmechanismen verfügen muss, um der Vielfältigkeit von Führungsaufgaben gerecht zu werden.
3. Eine gemeinsame Vorstellung davon, wie Führung wirkt, muss entwickelt werden. Dabei hilft es nicht einer bestimmten Theorie oder »Schule« anzuhängen. Vielmehr gilt es, eine Sammlung von Führungsverhalten und -instrumenten zu bestimmen, die sach- und personenbezogene sowie Handlungsoptionen aus den Bereichen der transaktionalen und transformationalen Führung umfasst.
4. Aus einer Sammlung von Führungszielen muss auf eine Zielrichtung hin und auf Basis gemeinsam erarbeiteter Vorstellungen von Wirkmechanismen eine

Sammlung von Führungsverhalten und -instrumenten werden, die im Einklang mit der angestrebten Unternehmenskultur steht und zum Kern der Vermittlungsarbeit wird.

5. Jede Form der Führungskräfteentwicklung setzt auf die Bereitschaft der Führungskräfte, sich verändern zu wollen, und ein Ziel, auf das sie hinarbeiten: Verhaltensoptimierung lässt sich nicht bestellen und auch nicht verordnen, sondern muss individuell relevant und selbstkongruent sein. Gerade erfolgreiche Menschen zeigen wenig Bereitschaft, den bisherigen Status Quo ihres Verhaltens infrage zu stellen, denn sie verfügen über starke Kontrollüberzeugungen (»Ich steuere«) und das Selbstwert bestätigende Attributionsmuster (»Ich habe es geschafft«). Ihre Interpretation der Wirklichkeit bestätigt sie selbst und ihr Verhalten vielmehr als es dies in Frage stellt. Eigenes Verhalten eher grundsätzlich in Frage zu stellen, löst eine »defizitorientierte Veränderungsmotivation« aus, der Wunsch nach Verbesserung eine »ambitionierte Veränderungsmotivation«. In herkömmlichen Angeboten zur Entwicklung von Führungskräften wird kaum in die Phase der Veränderungsbereitschaft und der Zielkonkretisierung investiert, womit sich die Wirksamkeit der Maßnahme bereits begrenzt bevor sie überhaupt begonnen hat (vgl. Greif 2008).

6. Zwischen dem, was wir uns vornehmen und unserem Tun besteht oft eine Kluft, der sogenannte »action intention gap« (vgl. Greif und Benning-Rohnke, 2015). Die Zielbestimmung ist ein erster vorbereitender Schritt für die individuelle Entscheidung und Festlegung der Person auf eine bestimmte geplante Handlung. Das Ziel führt erst dann zur praktischen Handlung, wenn die Person in einer Phase der Abwägung verschiedener Ziele und Handlungen in einem zusätzlichen Akt eine feste Umsetzungsabsicht (engl. implementation intention) formuliert und damit einen bewussten, willentlichen Entschluss trifft (Gollwitzer, Kuhl und Heckhausen 1996). Die Fähigkeit, Entschlüsse auch willentlich in die Tat umzusetzen, ist eine umfassende und für Führungskräfte besonders wichtige Umsetzungskompetenz, die als »Volition« bezeichnet wird (Pelz 2013)

7. Sind die Voraussetzungen für eine Verhaltensänderung geschaffen, kann das Verhalten der Führungskraft unterstützt durch Coaching, Training oder andere zum Ziel passende Interventionen verbessert werden. Einmal erlernte Verhaltensweisen scheitern in der Praxis oft an kleinen Hürden, sodass die Gefahr des Rückfalls in alte Gewohnheiten besteht. Diese ist bei verändertem Führungsverhalten besonders hoch, weil es in der Regel nicht zu einem unmittelbaren positiven Feedback kommt – wie zum Beispiel im Sport, wenn eine neue Rückhandtechnik zu erkennbaren höheren Erfolg führt. Diese Phase des Praxistransfers muss daher genau so intensiv begleitet werden wie die eigentliche Verhaltensoptimierung.

8. Führung gelingt aber nicht allein durch Volition der Führungskraft und gute Rahmenbedingen: Führung braucht Legitimation – und damit die Zustimmung derer, die sich »führen lassen«. Eine Mindestvoraussetzung ist, dass Führende und Geführte den Willen haben, »miteinander in der Sache in Beziehung zu treten« (M. Buber zum dialogischen Prinzip, 1962). Ist dies nicht

gegeben, bleibt das beste Führungsverhalten wirkungslos. Eine Einbindung aller Mitarbeiter- und nicht nur Führungsebenen ist unumgänglich, um mit neuem Führungsverhalten Erwartungen an Führung zu erfüllen. Die Führungskraft verfügt dann über eine eigene Erwartung, auf welche Mitarbeitererwartungen sein oder ihr Führungsverhalten trifft. Diese sogenannte »Erwartungserwartungen«, helfen die Auswahl aus vielen Verhaltensoptionen zu vereinfachen und soziale Beziehungen zu stabilisieren (Schlippe und Schweitzer 1996, S. 76 ff).

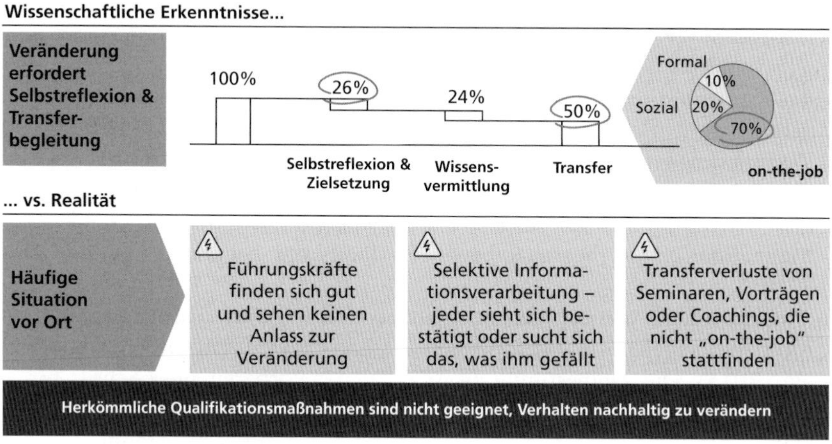

Abb. 5.3: Überblick über Rahmenbedingungen zur erfolgreichen Umsetzung von Führungskräfteentwicklung
Quelle: Broad/Newstrom 1992/1998, Kirkpatrick/Kayser-Kirkpatrick W 2010; Michael M. Lombardo/Robert W. Eichinger, Center for Creative Leadership; zeb

5.7 Umsetzung als ganzheitlicher Prozess

Die Entwicklung von Führungsverhalten und einer Führungskultur verlangt nach Sorgfalt bei der inhaltlichen Gestaltung und der Vorgehensplanung. Die Rahmenbedingungen wurden soeben geschildert und dadurch verdeutlicht, dass inhaltliche Gestaltung und Planung nicht nur den Besuch eines Führungsseminars beinhalten können, denn diese sind für Verhaltensveränderungen so gut wie wirkungslos: Die ganzheitliche Umsetzung der Führungskräfteentwicklung ist entscheidend.

Von der Selbstreflexion über die Zielformulierung zur Volition

Das bisher geschilderte Vorgehen beruht auf dem Ansatz des ergebnisorientierten Coachings (Greif 2008). Ausgangspunkt der bewussten Selbstveränderung ist das Aktivieren von Problem- und Selbstreflexionen. Um eine Veränderungsmotivation herzustellen, bedarf es der Klärung des Veränderungswunsches. Der ist bei bewussten Problemen eher einfach zu erfragen. Oft jedoch ist der Veränderungswunsch noch nicht vorhanden, sondern muss noch erarbeitet werden. Bei erfolgreichen Menschen empfiehlt es sich, den Dialog über die persönliche Ambitionen aufzubauen: Was möchte die- oder derjenige an der derzeitigen Situation für sich selbst verändern, was sind berufliche Ziele? So werden Relevanz und Selbstkongruenz als notwendige Voraussetzungen der Interventionsabsicht hergestellt.

Im Coaching wird auf Basis dieses Dialogs von einem konkret benannten Problem oder einer eigenen Ambition, z. B. die nächste Karrierestufe erklimmen, mehr Zeit für Familie oder Sport bzw. andere berufliche Anliegen, ausgegangen. Das Coaching schafft dabei die Verbindung zwischen Problem oder Ambition zu einem Beitrag, den Veränderungen im Führungsverhalten leisten könnten. Daraus wird im Dialog ein selbstkongruentes und für die Führungskraft relevantes Ziel erarbeitet. Den Prozess der Zielfindung durch die Problem- und Selbstreflektion kann man verstärken, in dem man zum Beispiel bewusst werden lässt, welche Handlungspräferenzen die Führungskraft haben könnte und welche Handlungsoptionen ihr zur Verfügung stünden. Das kann durch gezielte Fragen aber auch durch den Einsatz gängiger Selbstinventare erfolgen. Ein Abgleich von Selbst- und Fremdeinschätzung ist in dieser Phase oft hilfreich, die Richtung der Veränderung zu klären und die Veränderungsmotivation zu stärken (vgl. Benning-Rohnke und Greif 2010). Am Ende dieser ersten Prozessphase steht eine Zielformulierung nach den sogenannten SMART-Kriterien (Spezifisch, Messbar, Attraktiv, Realistisch, Terminiert; Doran 1981). Die im Bereich Coaching vorliegenden Ergebnisse zeigen, dass eine genaue Zieldefinition zur Erhöhung der Zielerreichung und der Zufriedenheit mit dem später Erreichten führt (Greif 2008).

Nachdem diese Ziele festgelegt wurden, empfehlen wir die Einbeziehung des Teams, also die »Empfänger« des Führungsverhaltens. Die Einbeziehung kann formell oder auch informell durch bilaterale Gespräche erfolgen. Dabei geht es im besten Falle um eine Vermittlung und Harmonisierung der Erwartungshaltungen, mindestens jedoch um die Minimierung von Dissenzen und Störungen. Selbst in sehr schwierigen Konstellationen, wie zum Beispiel einem Arbeitsplatzabbau, ist es für die Führungskraft hilfreich, die Erwartungen der Mitarbeiter zu kennen und Führungsverhalten entsprechend anpassen zu können.

Aus der Forschung wissen wir, dass Selbstreflexion und relevante, selbstkongruente Ziele zwar eine notwendige, nicht jedoch eine hinreichende Voraussetzung für die Veränderung routinierter und damit verfestigter Verhaltensweisen ist. Es bedarf der konkreten Formulierung der Umsetzungsabsichten. In unseren Projekten lassen wir Führungskräfte eine sogenannte »Erfolgstreppe« formulieren, die genau beschreibt, in wie vielen und in welchen Schritten sie beabsichtigen ihr Verhalten zu ändern. Dadurch nutzen wir die vorhandene Motivation und setzen die Intension in eine Volition um. Dies schafft die konkreten Voraussetzungen für beobachtbare Handlungsoptimierung (Gollwitzer und Sheeran 2006).

71

Neues Verhalten aufbauen und verstetigen

Die individuelle Erfolgstreppe bildet die Basis für ein begleitendes und ergebnisorientiertes Führungscoaching vor Ort, das je nach individueller Zieldefinition mit Training- und Consultingelementen sowie anderen Formen des Lernens angereichert werden kann, um das Selbstentwicklungsziel zu erreichen.

Neue Verhaltensweisen scheitern oft an kleinen Hürden und Banalitäten. Es besteht die Gefahr des Rückfalls in alte Gewohnheiten. Durch den von Geißler (2011) entwickelten Ansatz für »virtuelles Coaching«, z. B. durch Coaching-Telefonate (Greif 2013), wird möglichen Rückfällen entgegengewirkt. Diese die Führungsarbeit begleitenden Maßnahmen sind unerlässlich für den nachhaltigen Aufbau neuer Verhaltensweisen, die zu »Routinen« werden sollen. Eine konsequente Begleitung im Anschluss an die Präsenzphase mit den genannten Methoden hilft Führungskräften im Trubel des operativen Geschäfts, den Fokus auf ihre Ziele und die notwendigen Veränderungen zu richten sowie Hindernisse und Stolpersteine aus dem Weg zu räumen. Leider sind diese ebenso kostengünstigen wie effektiven Maßnahmen in der Praxis wenig verbreitet, viel eher wird in teure Durchführung von Schulungsmaßnahmen investiert, die ohne entsprechende Vor- und Nachbereitung trotz allen Aufwands nahezu wirkungslos bleiben.

Literatur

Beckmann, P. (2002). Zwischen Wunsch und Wirklichkeit tatsächliche und gewünschte Arbeitszeitmodelle von Frauen mit Kindern liegen immer noch weit auseinander. Institut für Arbeits- und Berufsforschung (IAB), Werkstattbericht Nr. 12/2002, Nürnberg.

Benning-Rohnke, E. und Greif, S. (2010). Kundenorientierung – Warum sie oft scheitert und wie sie besser machbar ist. In G. Greve und E. Benning-Rohnke (Hrsg.), *Kundenorientierte Unternehmensführung. Konzept und Anwendung des Net Promoter Score in der Praxis* (S. 117-156). Stuttgart: Gabler.

Blum, K. und Löffert, S (2013): Ärztemangel im Krankenhaus. Forschungsgutschten im Auftrag der Deutschen Krankenhausgesellschaft (DKG). DKG: Berlin.

Buber, M. (1962). Das dialogische Prinzip, Heidelberg.

Doran, G. T. (1981). There's a S.M.A.R.T. way to write management's goals and objectives. *Management Review, 70*(11), 35–36.

Dugan, J.P. (2011). Myths in leadership development, Journal of Leadership studies, 5 (2), 79-84.

Drucker, P.F. (1999). Management Challenges for the 21st Century. New York: Harper Collins.

Ertmer, C., Van Aken, H., Skorning, M. und Hahnenkamp, K. (2012). Praxis der ärztlichen Weiterbildung und Rahmenbedingungen im Wandel: Evaluation der Weiterbildung im Fachgebiet Anästhesiologie über einen Zeitraum von fünf Jahren (2006–2011). Anästhesiologie und Intensivmedizin, 9, 452-469.

Geißler, H. (2011). Coaching meets Training – zur Lösung des Transferproblems durch »virtuelles Transfercoaching (VTC)«. In M. Loebbert und R. Wegener (Hrsg.), *Coaching entwickeln. Forschung und Praxis im Dialog* (S. 123-134). Göttingen: Vandenhoeck und Ruprecht.

Goleman D.(2000). Durch flexibles Führen mehr erreichen In: Harvard Businessmanger 5/2000

Gille, M. und Marbach, J. (2004). Arbeitsteilung von Paaren und ihre Belastung mit Zeitstress. In Statistisches Bundesamt (Hrsg.). Alltag in Deutschland – Analysen zur Zeitverwendung. Band 43 der Schriftenreihe Forum der Bundesstatistik. Wiesbaden, 2004, S. 86-113.

Gollwitzer, P. M., Kuhl, J. und Heckhausen, H. (1996). Das Rubikonmodell der Handlungsphasen. In J. Kuhl und H. Heckhausen (Hrsg.), *Enzyklopädie der Psychologie, Bd 4, Motivation, Volition und Handlung* (S. 531-582). Göttingen: Hogrefe.

Gollwitzer, P. M. und Sheeran, P. (2006). Implementation intentions and goal achievement: A meta-analysis of effects and processes. *Advances in Experimental Social Psychology, 38*, 69–120.

Greif, S. (2008). *Coaching und ergebnisorientierte Selbstreflexion.* Göttingen: Hogrefe.

Greif, S. (2013). Putting goals to work in coaching: The complexities of implementation. In S. David, D. Clutterbuck und D. Megginson (Hrsg.), *Beyond goals: Effective Strategies for Coaching and Mentoring* (S. 125-149). Farnham, Surrey, UK: Gower.

Greif.S., Benning-Rohnke, E. (2015): Konsequente Umsetzung von Zielen durch Coaching – Praktische nützliche Erkenntnisse und ihre Anwendungen. Erscheint in Coaching – Theorie und Praxis. Heidelberg: Springer

Hahnenkamp, K., Brinkrolf, P., Wenning, M. und Hasebrook, J. (2013). Weiterbildung: Wandel der Werte und Wissensvermittlung. Anästhesiologie und Intensivmedizin, 48, 714-720.

Hahnenkamp, K., Hasebrook, J. und Brinkrolf, P (2013). Generationswechsel und Wertewandel: Anforderungen an Personal- und Organisationsentwicklung im Krankenhaus. In: M. Zygmunt, A. Ekkernkamp, H. Metelmann und H. Klinkmann (Hrsg.): Sektoren- und grenzüberschreitende Gesundheitsversorgung – Risiken und Chancen (111-122). Medizinisch Wissenschaftliche Verlagsgesellschaft: Berlin.

Hasebrook, J., von Schirach, C. und Heitmann, C. (2014). Gesundheitswesen in der Demographiefalle: Was können Krankenhäuser von anderen Branchen lernen? Ergebnisse einer branchenübergreifenden Studie zu generationsspezifischen Maßnahmen bei der Gewinnung und Bindung von hochqualifizierten Fachkräften. das Krankenhaus, 06/2014, 12-16.

Hasebrook, J. (2004). Vom Informations- zum Kompetenzmanagement am Beispiel der betrieblichen Weiterbildung. In U. Hugl und S. Laske. (Hrsg.), Virtuelle Personalentwicklung. Status und Trends IuKT-gestützten Lernens (313-342). Wiesbaden: Gabler Edition Wissenschaft.

Kopetsch, T. (2010). Arztzahlentwicklung: Mehr Ärzte – und trotzdem geringe Arbeitslosenquote. Dtsch. Ärzteblatt, 107(16), A-756/B-660/C-648.

Pelz, W.(2013). Von der Motivation zur Volition. Forschungsbericht, Technische Hochschule Mittelhessen: Marburg.

Rump J., Eilers S., Schabel F. et al. (2012). HR-Report 2012/2013 – Schwerpunkt Mitarbeiterbindung. Eine empirische Studie des Instituts für Beschäftigung und Employability (IBE) im Auftrag von HAYS. Ludwigshafen/Mannheim.

Schlippe, A. von, Schweitzer. J. (1996)Lehrbuch der systemischen Therapie und Beratung, Göttingen: Vanderhoeck und Ruprecht

Spinner G. (2004). Gutachten zum »Ausstieg aus der kurativen ärztlichen Berufstätigkeit in Deutschland«. Abschlussbericht von Ramboll Management. Bundesministerium für Gesundheit und Soziale Sicherung: Berlin.

Twenge, JM; Kasser, T (2013): Generational Changes in Materialism and Work Centrality, 1976-2007: Associations With Temporal Changes in Societal Insecurity and Materialistic Role Modeling. Pers Soc Psychol Bull, 39(5), EPub ahead of print, PMID 23637277

Thorsell, J. und Gonin, D. (2011). Innovation in leadership development. White paper Mannaz Corp., Kopenhagen (DK).

6 Arbeitszeitmanagement im Krankenhaus

Thilo Rübenstahl

6.1 Ausgangssituation/Historie

Das Arbeitszeitmanagement stellt heute für zahlreiche Kliniken einen wichtigen Baustein zum effizienten Personaleinsatz dar. Hochmoderne Systeme zur Personaleinsatzplanung und die Einführung praktikabler Controlling-Instrumente ermöglichen den Krankenhäusern den Soll-Ist-Abgleich nicht nur auf Basis der Stellenpläne und der Personalbudgets vorzunehmen, sondern erlauben es in Echtzeit steuernd einzugreifen. Der Personaleinsatz im Krankenhaus wird so auf operativer Ebene planbar!

Diese Systematik ist in vielen Krankenhäusern bislang jedoch nur in Teilen angegangen worden, oder die bisher angewandten Steuerungssysteme werden als ausreichend angesehen. Will man verstehen, warum die dort eingesetzten Systeme im Arbeitszeitmanagement den heute formulierten Zielsetzungen zur »Steuerung des Arbeitseinsatzes« häufig noch nicht standhalten, muss man weit zurückblicken. In der Regel waren es weniger die »steuerungsrelevanten« Anforderungen, die den Weg zur Einführung eines Arbeitszeitmanagement ebneten – es waren eher Entscheidungen der Politik oder der Rechtsprechung, die häufig erst den entscheidenden Veränderungsdruck herbeigeführt haben, sich mit der Thematik »Arbeitszeit« intensiver zu beschäftigen:

Mit Verlassen des Kostendeckungsprinzips (Kostendeckungsprinzip im Krankenhaus – KHG 1972) in der Krankenhausfinanzierung wurde erkennbar, dass der »Kostenfaktor« Personal einen hohen Stellenwert in der Betriebswirtschaft von Krankenhäusern einnehmen wird. Folglich wurden erste Versuche unternommen, den Personaleinsatz im Krankenhaus zu »planen«. Hier sind vor allem die »Pionierarbeiten« des Deutschen Krankenhausinstituts DKI (Deutsches Krankenhausinstitut DKI) oder der Bayrischen Krankenhausgesellschaft BKG (BKG 1984 Anhaltzahlen vom Bayrischen Kommunalen Prüfungsverband) zu nennen. Dort wurde der spezifische Personalbedarf meist aufgrund einer Personalbemessung nach der Arbeitsplatzmethode (Ingruber 1994) auf Abteilungsebene ermittelt und eine Übertragung auf andere Krankenhäuser mithilfe der so ermittelten Anhaltzahlen ermöglicht. Somit wurden die Voraussetzungen des modernen Arbeitszeitmanagement mit diesen ersten »am Prozess ausgerichteten« Personalbedarfsanalysen gelegt. Mit den dort erhobenen »Soll-Parametern« zum Personaleisatz (Anzahl Mitarbeiter einer Dienstart pro Klinik oder Bereich) wäre man prinzipiell in der Lage gewesen, durch geeignete Controlling-Instrumente den Personaleinsatz zu managen – es fehlten jedoch noch geeignete Erfassungssysteme, um die »Ist-Daten« dem Soll gegenüberstellen zu können.

So wurde auch in Zeiten der Vergütung nach Bundespflegesatzverordnung (BPflV. 1989–2002) der Schwerpunkt im Personalcontrolling auf die Verabfolgung der Stellenpläne gelegt. Über diese Stellenpläne wurden die Abteilungsbudgets gesteuert – eine Verabfolgung geplanter Arbeitszeiten war schwierig oder teilweise gar nicht möglich. Wollte man die geleisteten Arbeitszeiten dennoch ermitteln, konnte man lediglich anhand der Einträge auf den Dienstplänen Aussagen hierzu erhalten. Da Auswertungen anhand einer »Papierdokumentation« sehr aufwändig sind, hat man diesen Weg häufig erst gar nicht beschritten.

Vor allem im ärztlichen Dienst konnten klar nachvollziehbare »Daten« nur schwer erhoben werden. Dies lag vor allem daran, dass die Dienstpläne lediglich die »Dienste« (Bereitschafts- und Rufdienste) auswiesen – alle anderen Mitarbeiter der Klinik oder Abteilung wurden gar nicht im Plan erfasst, da diese »sowieso« von morgens bis abends anwesend waren bzw. (automatisch) »im Frühdienst« eingeplant wurden. Insgesamt resultierten Dienstplanmodelle, in denen Ärzte teilweise bis zu 36 Stunden am Krankenhaus gebunden waren. Das »System« funktionierte, da zum einen die Ärzte in Weiterbildung daran interessiert waren, möglichst schnell Facharzt zu werden und dafür diese »Mehrbelastung« in Kauf nahmen. Zum anderen waren zu dieser Zeit genügend Ärzte am Markt (Ärzteschwemme). Ärzte, die sich auf vertraglich oder tariflich zugesicherte Arbeitszeiten beriefen, gab es kaum. Dieses etablierte Vorgehen änderte sich nur allmählich und es war sicher ein schwieriger Schritt, seine Rechte geltend zu machen.

Mit der Klage eines Arztes auf Einhaltung des Arbeitszeitgesetzes im Sinne der EU-Richtlinien[8] wurde jedoch erstmals mit dieser Praxis gebrochen. Das Urteil hatte weitreichende Konsequenzen, da dort der Bereitschaftsdienst genauso wie die geleistete Arbeitszeit gewertet wurde. Da die Kliniken bis dato für die Bereitschaftsdienste nur die in der Bereitschaftsdienststufe ausgewiesenen »Arbeitsanteile« bewerteten, wurden die wöchentlichen Wochenarbeitszeiten nur selten überschritten. Mit diesem Urteil hatten schlagartig alle Kliniken das Problem, bei Dienstplänen mit Bereitschaftsdienstanteilen regelmäßig die täglichen und auch wöchentlichen Höchstarbeitszeiten zu überschreiten.

Damit erwuchs in den Kliniken die Notwendigkeit, »Arbeitszeitgesetz-konforme« Arbeitszeitmodelle erstmals aufzustellen oder dahingehend anzupassen. Im Ergebnis mussten die Kliniken nun nachweisen, dass die Mitarbeiter die Höchstarbeitszeiten nicht überschreiten. Der Druck zur Dokumentation der Arbeitszeiten war nun groß genug, sodass die Kliniken meist unter Einführung einer Dienstplansoftware oder sogar einer kontinuierlichen Zeiterfassung dieser »Nachweispflicht« nachkommen konnten.

Durch diese Entwicklung standen nun Instrumente zur Verfügung, die theoretisch einen Soll-Ist-Abgleich der geplanten mit der realisierten Arbeitszeit ermöglichen konnten. Die meisten Krankenhäuser haben sich nach dem »Jaeger Urteil« jedoch darauf beschränkt die Arbeitszeitmodelle anzupassen und somit zunächst die Konformität mit dem Gesetz zu erreichen. So blieb die »Budget-

---

8 BAG-Urteil vom 9. September 2003, Aktenzeichen C 151/02

fortschreibung« auf Basis der Stellenpläne die Steuerungsmethode der Wahl. Diese wurde auch noch lange nach Einführung des G-DRG-Systems[9] als die am weitesten verbreitete Methode angetroffen, da die meisten Krankenhäuser ein Steuern des Personaleisatzes auf DRG-Basis (Kostenträger) noch nicht realisieren konnten.

6.2 Arbeitszeitmanagement

6.2.1 Definition

Das Arbeitszeitmanagement beschäftigt sich an der Schnittstelle zwischen Arbeitsvorbereitung und Personalmanagement mit dem möglichst günstigen, vorwiegend operativen »Verfügbarmachen« von notwendigen Personalkapazitäten zu einem »Produktionszeitpunkt« und hat sich im Wesentlichen aus diesen beiden Bereichen herausgebildet[10]. Die Gestaltung der Arbeitszeit kann hinsichtlich der Dauer (Chronometrie) und der Lage (Chronologie) variieren. Die wesentlichen Merkmale wären damit die »Anzahl« von Personal zu einem »bestimmten Zeitpunkt« zur Verfügung zu stellen.

Wir können diese in der Literatur verwandte Definition jedoch noch erweitern um die »fachliche Anforderung« und den »Ort der Leistungserbringung«. Somit könnte eine einfache Definition des Arbeitszeitmanagements wie folgt lauten: Das Arbeitszeitmanagement schafft die Voraussetzungen, damit wir »den richtig qualifizierten Mitarbeiter zum richtigen Zeitpunkt am richtigen Ort« einsetzen können.

Darüber hinaus ist das Arbeitszeitmanagement in Kliniken gefordert, die individuellen Anforderungen der Arbeitnehmer mit den Erwartungen des Unternehmens in Einklang zu bringen. Mit der Notwendigkeit zur Flexibilisierung und Individualisierung betrieblicher Abläufe hat die Gestaltung der Arbeitszeit in den letzten Jahren stark an Bedeutung gewonnen[11]. Das Arbeitszeitmanagement beschäftigt sich aus diesem Grund auch mit der Erarbeitung und Einführung von Arbeitszeitsystemen, die einerseits den betrieblichen Belangen nach wechselndem und flexiblem Arbeitszeitbedarf und andererseits den individuellen Mitarbeiterinteressen – auch unter dem Gesichtspunkt der Lebensphasenorientierung – genügen sollte.

6.2.2 Anforderungen

Für das Arbeitszeitmanagement im Krankenhaus benötigen wir:

---

9 Institut für die Erlöskalkulation im Krankenhaus InEK, G-DRG-System InEK 2002
10 http://de.wikipedia.org/wiki/Arbeitszeitmanagement
11 http://www.wirtschaftslexikon24.com

- geeignete Methoden zur Personalbemessung, die neben der Adressierung der Anzahl der Mitarbeiter pro Leistungseinheit auch dem Vergleich mit den erbrachten Leistungsmengen standhält
- Angaben zur benötigten Qualifikation der Mitarbeiter – stellenplanbezogene Daten zu Dienstarten sind durch fachliche Kenntnisse auf Klinik- oder Abteilungsebene zu ergänzen
- Methoden zur Sicherstellung der Verfügbarkeit der Mitarbeiter zu unterschiedlichen Zeitabschnitten im Tagesverlauf – Leistungsschwankungen an unterschiedlich frequentierten Leistungseinheiten (Ambulanz, ZNA, OP ...) müssen transparent dargestellt werden

Darüber hinaus sind weitere Rahmenbedingungen, wie z. B. die Einhaltung des Arbeitszeitgesetzes, von besonderer Bedeutung. Ein Krankenhaus bietet einen 24 Stunden-Betrieb, der in der Regel mit geeigneten Schichtmodellen, vor allem in der Pflege oder in Hochleistungsbereichen, wie den Intensiveinheiten, umgesetzt wird. Andere Bereiche kommen jedoch mit erheblich kürzeren Laufzeiten im »Regeldienst« z. B. im OP-Bereich, der Radiologie, oder im Ärztlichen Bereich insgesamt aus. Die Dienstzeiten außerhalb des Regeldienstes werden je nach durchschnittlichem Arbeitsaufkommen in diesen Bereichen mit Bereitschafts- und Rufbereitschaftsdiensten abgedeckt. Für diese Form der Arbeit sind tarifliche Regelungen in unterschiedlichen Ausgestaltungen der jeweiligen Tarifparteien, sowie Individualregelungen (z. B. opt. out-Regel) zu beachten, sodass in der Regel nur noch EDV-Dienstplanungssysteme diese Vielfalt regelhaft verarbeiten können. Die Erfassung der Arbeitszeit kann entweder direkt z. B. durch elektronische Arbeitszeiterfassungssysteme, oder indirekt über die nachträgliche Erfassung im Dienstplanprogramm erfolgen. Diese indirekte »Art der Zeiterfassung« ist in den meisten Kliniken z. B. zu Abrechnungszwecken bereits etabliert.

So sollten heute beispielsweise die Einführung neuer medizinischer Verfahren oder die erhöhte Nachfrage nach Teilzeitmodellen und die notwendigen Anpassungen des Personaleinsatzes ermöglicht werden, indem wir Änderungen in den jeweiligen Arbeitszeitmodellen zeitnah aufnehmen. Dies gelingt häufig erst mit der Einführung eines Arbeitszeitmanagements, das auf Basis der »Abbildung der Organisation« der Kliniken diese zeitnahen Anpassungen der dort eingesetzten Arbeitszeitmodelle kontinuierlich gestaltet.

Die statische Ausrichtung der in der Vergangenheit angewandten Arbeitszeitmodelle haben sich als zu unbeweglich erwiesen und somit den Weg bereitet, ein System zu etablieren, das die flexible Gestaltung der Änderungen in der Abteilungsorganisation zeitnah abbildet.

Die neusten Arbeitszeitmanagementsysteme ermöglichen neben der Planung des Personaleinsatzes, ausgerichtet am ökonomischen Rahmen einer Abteilung, prozessorientiert und unter Berücksichtigung der Qualifikationsanforderungen an den im Organisationsmodell adressierten Leistungsstellen, auch die Verabfolgung der gesteckten Abteilungsziele hinsichtlich des »erreichten« Personaleinsatzes.

6.2.3 Einführung in den Klinikalltag – LEP-Methode

Die Personalabteilungen der Kliniken halten heute in der Regel Informationen zum Stellenplan, wie Mitarbeiteranzahl, Teilzeitformen und Mitarbeiterqualifikation bereit. Zur Planung eines effizienten Personaleinsatzes benötigt man jedoch noch weitere Angaben bzgl. des Arbeitsaufwandes auf den einzelnen Leistungsstellen zu unterschiedlichen (Tages-) Zeiten. In der Regel sind diese Informationen nur teilweise vorhanden und stehen darüber hinaus häufig nur in unterschiedlichen Organisationsebenen des Krankenhauses zur Verfügung. Zur Ermittlung des Personalbedarfes müssen diese Informationen jedoch regelhaft verknüpft werden. Hier hat sich der Einsatz der LEP-Methode bewährt.

Personalbedarfsanalyse aufgrund der »qualifikationsorientierten Leistungsstelleneinsatzplanung« (LEP-Methode):

Ziel dieser Methode der Personalbedarfsermittlung ist es, eine qualifizierte Aussage zum tatsächlichen Bedarf, ausgerichtet am Prozess bzw. an der zu erwartenden Leistungsmenge an den jeweiligen Leistungsstellen hin treffen zu können.

In einem ersten Schritt wird jede Leistungsstelle (OP, Station, Ambulanz ...) einer Klinik, eines Bereiches erfasst und die dort zu erwartenden Jahresarbeitsstunden werden zugeordnet. Durch die Dokumentation der Aufgaben und Anforderungen kann man das spezifische Anforderungsprofil bzw. die benötigte Qualifikation der Mitarbeiter auf dieser Leistungsstelle festlegen. Die Jahresarbeitsstunden werden in »VK-äquivalente« (VK=Vollkraft) umgerechnet, um die Anzahl des Bedarfs an Mitarbeitern angeben zu können. So steht eine VK »Ärztlicher Dienst« (angenommener Tarif 40 Stunden-Woche) dem Unternehmen rein rechnerisch 1680 h p.a. zur Verfügung (Jahresarbeitszeit 2016 h, bei 252 Arbeitstagen im Jahr, abzgl. Abwesenheitszeiten für Urlaub, Krankheit, Fortbildung, etc.). Durch Ergänzung der Bereitschaftsdienste (nur Bereitschaftsdienste, die durch Freizeit ausgeglichen werden) als »eigene« Leistungsstelle wird der Gesamt VK-Bedarf der Klinik oder des Bereiches ausgewiesen. Durch die Korrelation der so ermittelten Ergebnisse ist ein erster Vergleich mit dem heutigen Stellenplan möglich.

Diese Art der Erfassung entspricht in groben Zügen der Ermittlung des Arbeitsaufkommens in Anlehnung an eine Beschreibung nach der »Arbeitsplatzmethode« und wird in Interviewtechnik vorgenommen. Diese Methode hat jedoch den Nachteil, dass die Mitarbeiter im Interview eher dazu tendieren, die »Arbeitsspitzen« abdecken zu wollen. Ungefragt übernommen würden diese Werte also einen zu hohen Personalbedarf ausweisen.

Daher werden in einem zweiten Schritt die Leistungsstellen mit den tatsächlichen Leistungsdaten verglichen. Vor allem in den Bereichen, in denen Zeitdaten vorhanden sind, werden Profile erstellt, die den tatsächlichen Bedarf zu unterschiedlichen Tageszeiten transparent darstellen. So werden z. B. im OP-Bereich Anästhesie Bindungszeiten, in der Ambulanz Anzahl Besuche pro Stunde, oder in den Diagnostikbereichen Tagesprofile erstellt, die zur Spezifizierung der Daten unter Schritt 1 herangezogen werden. Diese prozessrelevanten Daten sind häufig im Unternehmen vorhanden, jedoch stehen sie nicht ohne weiteres für die Korrelation mit den Personaldaten zur Verfügung.

Hier zeigt sich eindrucksvoll, dass die unterschiedlichen EDV-Subsysteme zwar viele Daten »sammeln«, die Informationen, die man eigentlich zur Steuerung benötigt, aber nur selten aufgearbeitet werden oder aufgearbeitet werden können. Die »gewachsenen Strukturen« im Krankenhaus und die daraus resultierende »Nicht-Kommunikation« von EDV-Systemen sind teilweise für diese Diskrepanzen verantwortlich. Hat man in der Vergangenheit eher dann in EDV investiert, wenn es galt abrechnungsrelevante Informationen oder gesetzliche (Dokumentations-)Anforderungen umzusetzen, so ist man heute daran interessiert, integrierte Systeme zu erhalten, die uns relevante Auswertemöglichkeiten bieten und somit das Unternehmen in die Lage versetzen, Informationen zur operativen Steuerung zu erhalten.

Mit den durch die LEP-Analyse erhaltenen Daten zum Personalbedarf auf den einzelnen Leistungsstellen erhält man die Möglichkeit, ein erstes Abbild des »Organisationsmodells« der Klinik oder des Bereiches zu erzeugen (▶ **Abb. 6.1**).

Leistungs-stelle / Ort	Aufgabe / Tätigkeiten	Arbeitsplatz (h/pa)	MA	Qualifikation	VK-Anteil
Station	Supervision Station A	2000	MA 1	OA (Rheumatologie)	80,00%
	Supervision Station B, TK	2000	MA 2	OA (Nephrologie)	80,00%
	Supervision Neonatologie	2000	MA 3	OA	90,00%
	RB-Dienste m. FZA	360	MA 4	OA Neonatologie	100,00%
	WE Visiten	0	MA 5	OA Neonatologie	0,00%
Sprech-stunden			NN	OA Neonatalogie	0,00%
Di	Rheumatologie (10:00-18:00)	400			
Mi	Niere (8:00 - 16:00)	400			
Do	Gastroenterologie (4h)	200			
Mi	Gastroenterologie (10h)	420	NN	FA (Gastroenterologie)	25,00%
	Konsile	504	NN	FA (Neuropädiatrie)	30,00%
Endoskopie					
Di	8:00 - 10:00	100			
Fr	8:00 - 10:00	100			
	Dienstplanung	100			
Summe	VK-Äquivalente	5,11	Differenz zum Stellenplan	-1,06	4,05

• Leistungsstelle / -Ort
• Aufgaben
• Jahresarbeitszeitstunden

• Stellenplan

Abb. 6.1: Personalbedarf Leistungsstellen
Quelle: Eigene Darstellung

In einem dritten Schritt werden die ermittelten Werte der einzelnen Leistungsstellen einer Korrelation mit externen Daten unterzogen. Diese Methode hat den Vorteil, dass man den einzelnen Leistungsstellen den Wert der »Refinanzierung« zuordnen kann. Dies erreicht man z. B. durch den unabhängigen Vergleich mit den InEK-Daten (InEK, Institut für die Erlöskalkulation der Krankenhäuser). Darüber hinaus werden ambulante Anteile mit den Erlösen aus KV-, Privat- und BG-Leistungen ins Verhältnis gesetzt. Diese Option ist enorm wichtig, da wir damit das System der »Budgetfortschreibung« verlassen und in eine Zahlen-basierte Diskussion der tatsächlichen Personalbudgets einsteigen können. Dabei kommt der Kommunikation der ermittelten Daten mit dem Chefarzt oder dem Abteilungsleiter eine besondere Bedeutung zu.

Die LEP-Methode bietet darüber hinaus die Möglichkeit, neben der Transparenz zum Ist-Zustand, das erhaltene Organisationsmodell anhand von Simulationen für Zukunftsentwicklungen zu variieren und notwendige Anpassungen der Prozessmodelle und deren Auswirkungen auf den Personaleinsatz vorauszuberechnen. Die LEP-Methode schafft damit die notwendige Diskussionsgrundlage für Veränderungen.

Weiter kann die Methode bei anstehenden Unternehmensentscheidungen, z. B. mit Einführung eines neuen OP-Verfahrens, unterstützen, die Auswirkungen auf die Personalanpassungen in allen betroffenen Bereichen (Spezialsprechstunde, Diagnostik, OP, Station ...) zu kalkulieren und so Entscheidungen für Investitionen entsprechend abzusichern.

In der Regel führt die Diskussion über das Organisationsmodell zu einer endgültig abgestimmten und vom Chefarzt und der Geschäftsführung freigegebenen Version, die als Vorlage für den Soll-Personaleinsatz dient.

6.3   Instrumente im Arbeitszeitmanagement

Die Organisationsmodelle, die aus den Methoden der Personalbedarfsermittlung resultieren, stellen für sich alleine genommen nur ein Abbild der Klinken und Bereiche dar. Erst die Verknüpfung von Organisationsmodell mit den operativen Methoden zur Dienstplangestaltung versetzt das Unternehmen in die Lage, die Soll-Vorgaben zum Personaleinsatz zu verabfolgen. Hierzu sind in erster Linie die Übertragung der Daten zu den Besetzungsstärken an den einzelnen Leistungsstellen des LEP-Modells in die Rahmendaten des Dienstplanprogramms vorzunehmen. Weiter sind die Anforderungen an die Qualifikation zu benennen und das spezifisch formulierte »Modell der Klinik« im Dienstplanprogramm zu hinterlegen.

Die Qualifikationsprofile werden in der Regel in den Klinken selbst oder im Stellenplan (Excel-Vorlagen) geführt, stehen jedoch häufig nicht in den Stammdaten der EDV-Systeme (SAP-HR oder im Dienstplanprogramm) zur Verfügung. Damit wird deutlich, warum eine Steuerung aufgrund Qualifikationsbedarf und Besetzungsstärken nicht schon heute gelingt, sondern nach einem erstmaligen Aufstellen eines Arbeitszeitmodells die Organisation teilweise wieder in die alten Prozessabläufe zurück tendiert.

Eine nachhaltige Umsetzung des definierten Soll-Personaleinsatzmodells gelingt häufig dann, wenn neben der Schaffung der o. g. EDV-Anforderungen auch die Mitarbeiter auf die neuen Systeme und deren Anwendung hin geschult werden:

In der Vergangenheit wurde die Dienstplanerstellung häufig als notwendiges Übel, denn als Möglichkeit zur Steuerung des Personaleinsatzes gesehen. Dieser negativen Prägung gilt es durch ein geeignetes Veränderungsmanagement zu begegnen. Dem »Training« der für den Dienstplan verantwortlichen Mitarbeiter kommt ein besonderes Augenmerk zu. Zudem ist die Kommunikation in der Klinik ein wichtiger Baustein: Die Notwendigkeit und der Wille zur Veränderungen ist Chefsache und entsprechend durch den Klinikleiter zu kommunizieren.

Die technischen Voraussetzungen der Dienstplanerstellung sind häufig durch die EDV-Programme gegeben und sollten durch eine klare Kommunikation der Rahmenbedingungen zur Dienstplanerstellung erweitert werden. Viele Kliniken haben zeitliche Vorgaben an die Urlaubs- und Dienstplanung vereinbart – diese Regeln können durch administrative Anpassungen der Dienstplanprogramme oft schon hinterlegt werden. Auch sollten die formalen Regeln zum Diensttausch, die Vorgehensweise zum Umgang bei Ausfall (z. B. durch Krankheit) von eingeteilten Diensten klar kommuniziert werden. Danach ist die Möglichkeit gegeben, eine »Abwesenheitssteuerung« zu etablieren.

6.4 Arbeitszeitmanagement – Steuerung im Alltag

6.4.1 Bevorzugte Steuerung heute

In der Regel werden die wesentlichen Informationen zum Personalmanagement heute in den EDV-Systemen zur Abrechnung geführt. So werden die Stammdaten meist auf Grundlage der arbeitsvertraglichen und tarifvertraglichen Elemente erfasst und diese Informationen teilweise bereits in die Dienstplanprogramme übernommen. Dies ist dann anzutreffen, wenn die abzurechnenden Entgelte aus den Daten der Dienstplanprogramme (Erfassung der tatsächlich erbrachten Dienstzeiten, Urlaubszeiten, Krankheit, Bereitschaften und Rufdienste ...) entnommen werden. Die vielerorts etablierte Budgetsteuerung greift dabei lediglich auf die Abrechnungsdaten der gesamten Abteilung zurück und vergleicht diese mit dem Budgetplan. Durch diesen Vergleich der Soll-Budgets mit den erreichten Personalkosten sind die Aufgaben im Personalcontrolling häufig schon erschöpfend beschrieben – teilweise wird auch eine Auswertung nach Dienstarten vorgenommen. Mit diesen Daten kann man eine Steuerung des Personaleinsatzes auf der operativen Ebene nicht erreichen, da eine Verknüpfung mit dem Dienstplanprogramm nicht auf Basis der Soll-Personaleinsatzdaten, sondern lediglich auf der Abrechnungsebene erfolgt.

6.4.2 Geeignete Instrumente zum Controlling

Das Ziel der Steuerung des Personaleinsatzes auf Prozessebene gelingt dann, wenn man die Verknüpfung von Soll-Einsatz mit den Ist-Einsatzdaten auf den einzelnen Leistungsstellen erreicht. Hierzu ist häufig ein komplett neuer Ansatz zu verfolgen: Die Stammdaten der HR-Systeme werden mit den Organisationsmodelldaten verknüpft, Qualifikationsprofile in den Dienstplanprogrammen hinterlegt und bei der Dienstplanerstellung nur die Personen übernommen, die das entsprechende Anforderungsprofil erfüllen. Darüber hinaus ist der Soll-Personaleinsatz, welcher ebenfalls dem Organisationsmodell zu entnehmen ist, im Dienstplanprogramm in Form definierter Besetzungsstärken für die zu planenden Dienste und Dienstreihen zu hinterlegen. In der Regel können diese Programme die für den Dienstplan verantwortlichen Mitarbeiter auch durch Automatismen in der Dienstplanerstellung entlasten und tragen so zur Akzeptanz der veränderten Systeme bei.

Die Verabfolgung getroffener Vereinbarungen zum Organisationsmodell ist mit den Anpassungen im Dienstplansystem möglich und sollte in der Regel durch dafür erstellte Reports erfolgen. Die Auswahl und Bereitstellung der Reports ist ebenfalls ein wichtiges Element eines funktionsfähigen Arbeitszeitmanagements.

Die Informationen des Soll-Ist-Vergleichs sind nicht nur im Personalcontrolling von Bedeutung, sondern werden vor allem auf Ebene der Dienstplanerstellung durch die für den Dienstplan verantwortlichen Mitarbeiter benötigt. Änderungen, hervorgerufen durch die täglichen Anpassungen der Dienstpläne, z.B. aufgrund von Krankheit, sind entsprechend transparent zu machen, sodass ein entsprechender Ausgleich für den »eingesprungenen« Mitarbeiter regelhaft erfolgen kann. Diese Steuerung ist eine Voraussetzung für die Einführung einer nachhaltigen Abwesenheitssteuerung.

Die Dienstplangestaltung unter Einführung einer funktionierenden Abwesenheitssteuerung setzt voraus, dass immer nur so viele Mitarbeiter eingeteilt werden, wie laut Soll-Modell geplant sind. Umgekehrt bedeutet dies auch, dass immer entsprechend viele Mitarbeiter in Urlaub, Freizeitausgleich, Fortbildung etc. geplant werden. Dies kommt einem Paradigmenwechsel in der Dienstplangestaltung gleich, da in vielen Krankenhäusern heute im ärztlichen Dienst weiterhin lediglich die Dienste (Rufbereitschaft und Bereitschaftsdienste) fest eingeplant werden. Da wir in der Regel eine unterschiedliche Anzahl von Mitarbeitern mit dem Status »in Urlaub« planen, sind an manchen Tagen mehr Mitarbeiter »anwesend« als laut Modell geplant werden sollten (▶ **Abb. 6.2**).

Wir verzeichnen eine hohe Streubreite in der Einteilung der Mitarbeiter im Frühdienst. An vielen Tagen ist eine einfache, an machen sogar eine doppelte »Überbesetzung« im Frühdienst der Klinik zu verzeichnen. Dagegen sind an manchen Tagen auch zu wenige Mitarbeiter im Frühdienst eingeplant, was in der Folge auch zum Ansteigen der Mehrarbeit führt.

Das Arbeitszeitmanagement führt regelmäßige Schulungen der verantwortlichen Mitarbeiter zur nachhaltigen Anwendung der Instrumente zur Abwesenheitssteuerung durch und hilft bei der Umsetzung der neuen Regeln in der Dienstplangestaltung.

Das Training der für den Dienstplan verantwortlichen Mitarbeiter auf diese neuen Instrumente zur Dienstplanung unter Anwendung der Informationen aus den zur Verfügung stehenden Reports führt zu einer Minimierung der »Streubreite« im Personaleinsatz (▶ **Abb. 6.3**).

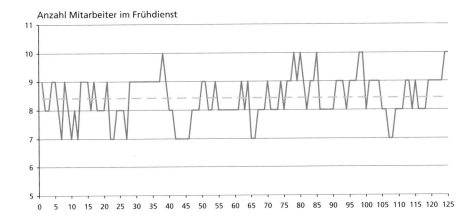

Beispiel Gastroenterologie 1. HJ 2012

Abb. 6.2: Anzahl Mitarbeiter im Frühdienst (Darstellung A)
Quelle: Eigene Darstellung

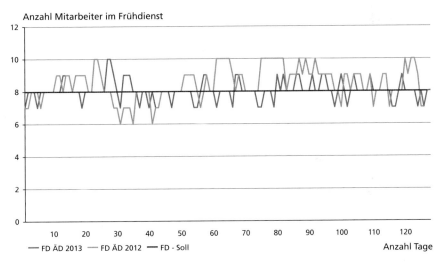

Beispiel Gastroenterologie jeweils 3. und 4. Quartal des Jahres

Abb. 6.3: Anzahl Mitarbeiter im Frühdienst (Darstellung B)
Quelle: Eigene Darstellung

Die Projekteffekte mit Einführung dieser Abwesenheitssteuerung liegen in der Größenordnung von 2–5 % des jeweiligen Personalbudgets. Parallel dazu ist auch ein Absinken geleisteter Mehrarbeit zu verzeichnen. Die Klinik im genannten Beispiel konnte bei gleicher Personalstärke binnen neun Monaten die aufgebauten Plus-Stunden (Stundenkonten der Mitarbeiter) um knapp 1000 Stunden reduzieren.

83

6.5   Zusammenfassung

Die Einführung eines funktionsfähigen Arbeitszeitmanagements ermöglicht es den Kliniken, den Personaleinsatz nachhaltig und effizient zu steuern.

Mit der Personalbedarfsermittlung nach der LEP-Methode steht erstmals ein System zur Verfügung, dass im Rahmen der Analyse sowohl den benötigten Personaleinsatz als auch die anfallende Leistungsmenge an den verschiedenen Einsatzorten (den definierten Leistungsstellen) miteinander verknüpft. Durch den Vergleich des mit der LEP-Methode entwickelten optimalen Organisationsmodells mit den im Stellenplan geführten Mitarbeitern und deren Qualifikationsprofil kann der spezifische Handlungsbedarf einer Klinik abgeleitet werden.

Die Realisierung dieser Potentiale gelingt dann, wenn im Arbeitszeitmanagement die wesentlichen Informationen EDV-technisch verarbeitet werden können. Zudem ist es erforderlich, den verantwortlich handelnden Personen zeitnah die entsprechenden Reports zur Verfügung zu stellen und diese mit geeigneten Instrumenten zum Steuern auszustatten. Als Beispiel wurde hier die Einführung der Abwesenheitssteuerung als Baustein zur Steuerung beschrieben, mit dem die Hebung des tatsächlich realisierbaren Optimierungspotentials gelingt.

Die Steuerung der Aktivitäten im Arbeitszeitmanagement und der Personaleinsatzplanung setzt eine klare Organisations- und Leitungsstruktur voraus und baut auf ein klares Vermitteln dieser Strukturen, sowie auf das Training der handelnden Personen.

Das Arbeitszeitmanagement in den Kliniken entwickelt sich so vom rein statischen Aufstellen arbeitszeitkonformer Arbeitszeitmodelle hin zum operativen Steuern des Personaleinsatzes.

Literatur

BAG-Urteil vom 9. September 2003, Aktenzeichen C 151/02.
Bundespflegesatzverordnung, BPflV. 1989–2002.
DKI. Deutsches Krankenhausinstitut.
Geschäftsbericht Bayrischer Kommunaler Prüfungsverband 1984: Die Personalbemessung im Krankenhaus – Anhaltszahlen und Erfahrungswerte, München BKPV.
Ingruber Horst (1994): Krankenhausbetriebslehre. Grundlagen für modernes Krankenhausmanagement, Dieter Göschl Ges.m.b.H. Verlagsbuchhandel, Wien.
Institut für die Erlöskalkulation im Krankenhaus InEK, G-DRG-System InEK 2002.
Krankenhausfinanzierungsgesetz KHG vom 29.06.1972.
http://de.wikipedia.org/wiki/Arbeitszeitmanagement
http://www.wirtschaftslexikon24.com

7 Die Geschäftsführung im Krankenhaus – Motor für die Umsetzung innovativer Unternehmensstrategien

Wolfgang Hellmann

7.1 Veränderte Rahmenbedingungen induzieren neue Erfordernisse für die Fachabteilungen

Die chefärztliche Tätigkeit im Krankenhaus hat sich im Kontext des demografischen Wandels und des Personalmangels fundamental verändert (Busch 2011, 2012). Während vor Einführung der DRG Chefärzte ihren ärztlichen Aufgaben umfassend nachkommen konnten, sind sie inzwischen durch zunehmende Machtfülle der Geschäftsführungen und Verwaltungen gezwungen, Gratwanderungen zwischen Ökonomie und ethischem Handeln zu vollziehen (Imhof 2014). Im Mittelpunkt der Aktivitäten der Krankenhäuser steht der Nachweis »schwarzer Zahlen«, die Bedürfnisse und Ansprüche der Patienten treten in den Hintergrund (Maio 2013 u. 2014, Friedmann u. Knaup 2014).

Verschärft wird diese Situation durch zunehmend knapper werdende finanzielle und personelle Ressourcen. Aufgrund schlechter Arbeitsbedingungen wird es zunehmend schwieriger, Mitarbeiter zu binden. Diese verlassen immer häufiger deutsche Krankenhäuser. Sie wechseln in andere Wirtschaftsfelder oder in ärztliche Bereiche des benachbarten Auslands, vor allem der Schweiz und von Skandinavien. Zugrunde liegen wenig arbeitsfreundliche Rahmenbedingungen in deutschen Kliniken, die eine notwendige Wertschätzung der Mitarbeiter nicht berücksichtigen (Clausen u. Neller 2013).

Die Rekrutierung neuer Mitarbeiter ist somit schwierig, der Wettbewerb um qualifizierte Mitarbeiter zwischen den Krankenhäusern hat begonnen. Die Personalabteilungen sind deshalb gefordert, kluge Konzepte zur Gewinnung, Bindung und Entwicklung von Personal zu entwickeln (Becker u. Kirchner 2012). Erschwerend wirkt sich für den Chefarzt aus, dass der Wettbewerb um Patienten und Mitarbeiter zunehmend offensiver wird. Vor allem private Krankenhausbetreiber sind hier eine nicht zu unterschätzende Konkurrenz.

Komplexer wird das Arbeitsfeld für Chefärzte auch durch veränderte Patientenklientele (Kraft u. Steinhagen-Thiessen 2011). Alte und demente Patienten mit besonderen Ansprüchen an die Versorgungs- und Servicequalität sind zunehmend die Adressaten für das Krankenhaus (Bühler u. Attanasio 2011, Kimmel 2011, Werner u. Ossig 2011).

Gefragt sind übergreifende Versorgungsstrukturen wie interdisziplinäre Behandlungszentren oder sektorenübergreifende Versorgungskonstellationen mit einer abgestimmten Behandlung an den Schnittstellen, z. B. zwischen verschiedenen Fachabteilungen (Interdisziplinäre Behandlungszentren) oder zwischen stationären und ambulanten Versorgern (sektorenübergreifende Versorgung). Voraussetzung für das Gelingen und den Erfolg der genannten Versorgungsoptionen ist eine gute Kommunikation und Kooperation der Beteiligten. Diese ist aber schwierig umzusetzen. Es treffen unterschiedliche »ärztliche Welten« aufeinander (Krankenhausärzte und Niedergelassene), die z. B. gravierende Unterschiede in der Sichtweise auf Art und Umfang der Medikation von Patienten nach Entlassung aus dem Krankenhaus deutlich werden lassen.

Eine erfolgreiche Gestaltung übergreifender Versorgungskonzepte ist aber machbar. Dies zeigen z. B.: Die Integrierte Versorgung Kinzigtal (Schulte et al. 2015), das Praxisnetz Qualität und Effizienz – QuE Nürnberg (Lindenthal 2015) oder der Qualitätsverbund Geriatrie Nord-West-Deutschland e. V. (▶ **Kap. 10**).

Neue Generationen im Krankenhaus stellen weitere Herausforderungen für Chefärzte dar. Beispielhaft sei hier genannt die Generation Y mit besonderen Ansprüchen an Kommunikation, Führung und Karrieremöglichkeiten (Bund 2014, Grande 2013, Hellmann 2015 b,c, Salehin u. Schmidt 2011, Schmidt 2013). Vertreter dieser Generation treten fordernd auf, wohlwissend, dass sie aufgrund ihrer Innovationsfähigkeit für das Krankenhaus unverzichtbar sind. Für Chefärzte und andere Führungskräfte im Krankenhaus wirkt dies gelegentlich wie ein Schock. Für sie ist nicht nachvollziehbar, dass zukünftige Mitarbeiter massive Forderungen stellen können und sie sich um die Mitarbeiter bemühen müssen (und nicht umgekehrt).

Angst vor einer notwendigen Systemänderung geistert deshalb durch einzelne Krankenhäuser. Dies erscheint aber unbegründet. Eine »Systemveränderung des Krankenhauses« wird seitens der Generation weder angestrebt, noch ist eine solche notwendig. Es werden vielmehr weitgehend nur Forderungen erhoben, die auf Veränderungen fokussieren, die (unabhängig von der Generation Y) längst hätten vollzogen werden müssen.

Nicht übersehen werden darf, dass eine ausschließliche Ausrichtung des Krankenhauses auf die Generation Y keinesfalls für die Zukunftssicherung des Krankenhauses ausreicht. Wertvolle qualifizierte Mitarbeiter finden sich auch in anderen Generationen (Schlicht et al. 2011). Es müssen deshalb Gesamtkonzepte entwickelt werden, die auf eine Generationen übergreifende Mitarbeiterbindung und Mitarbeiterrekrutierung abstellen (▶ **Kap. 5**).

Zusätzliche Belastungen für Leitende Ärzte ergeben sich aus einer starken Gewichtung von Qualitätsmanagement mit kostenaufwändigen Qualitätsmanagementsystemen, deren Sinn vielerorts nicht eingesehen wird. Zentral geht es dabei auch um die Frage, was Qualität im Krankenhaus eigentlich soll (Costa 2014). Das nachfolgende Kapitel versucht darauf eine schlüssige Antwort zu geben.

7.2   Eine ganzheitliche Sicht von Qualität ist zwingend

Ausschließlich mit hoher Ergebnisqualität und damit einer eindimensionalen Qualitätsperspektive lässt sich die Wettbewerbsfähigkeit eines Krankenhauses nicht längerfristig sichern.

Wenn es auch durchaus erfreulich ist, dass nach lang anhaltender Ausrichtung auf vorrangig ökonomische Ziele (Frenzel u. Neffe-Söngen 2013, Hontschik 2014, Imhof 2014) zunehmend die Notwendigkeit von mehr Qualität in den Vordergrund der Diskussionen um die Bestandssicherung der Krankenhäuser rückt, erscheint die Diskussion »aufgesetzt«.

Einerseits, weil natürlich der Patient im Mittelpunkt aller Bemühungen des Krankenhauses stehen muss, andererseits, weil mit Qualität in der Regel ausschließlich die medizinischen Ergebnisse gemeint sind. Es geht hier also primär um die Sicht auf eine eindimensionale Qualität. Diese Perspektive bedarf der Erweiterung. Neben der *Medizinischen Ergebnisqualität* bedarf es der Einbeziehung von *Prozess- und Servicequalität (Subjektive Qualität)*. Sie ist ausschlaggebend dafür, ob der Patient bei einem Rezidiv oder einer Neuerkrankung in das Krankenhaus zurückkehrt. Die medizinische Qualität kann er nur in Ausnahmefällen beurteilen.

Der außerordentlich hohen Bedeutung von *Subjektiver Qualität* wird häufig noch nicht genügend Beachtung geschenkt. Hohe Prozessqualität (z. B. sichtbar werdend durch gut aufeinander abgestimmte Abläufe mit kurzen Wartezeiten und stringenter Organisation) in Verbindung mit gutem Service ist deshalb schon »die halbe Miete (Hellmann 2014 a).

Unter dem Druck veränderter Rahmenbedingungen wie demografischer Wandel und Fachkräftemangel sind neben den genannten und direkt auf den Patienten bezogenen Qualitätsdimensionen weitere zu berücksichtigen. Anders ausgedrückt: Qualität im Krankenhaus muss mehr sein als Qualität für den Patienten. Sie muss über den Patienten hinaus auf die Mitarbeiter (*Arbeitgeberqualität*), auf die Kooperationspartner (*Kooperationsqualität*) und auf ökonomische Aspekte (*Ökonomische Qualität*) (Schilling et al. 2009, West 2001) fokussieren.

Arbeitgeberqualität

Beinhaltet die Positionierung des Krankenhauses als guter Arbeitgeber, der für alle Mitarbeitergenerationen im Krankenhaus arbeitsfreundliche und motivierende Arbeitsbedingungen schafft, z. B. die Möglichkeit zur Vereinbarung von Beruf, Familie und Freizeit, durchlässige Karrierewege, eine angemessene Vergütung, einen Einsatz gemäß der vorhandenen beruflichen Qualifikationen und umfassende Möglichkeiten zur Fort- und Weiterbildung. Zu berücksichtigen sind in diesem Zusammenhang vor allem die Ansprüche von Frauen. Der Anteil von Frauen im Krankenhaus wird zunehmend höher, das Krankenhaus wird weiblich (s. auch Richter-Kuhlmann 2015). Lt. Statistischem Bundesamt (Statistisches Bundesamt 2015) waren 2013 von insgesamt 165.000 Mitarbeitern im Ärztlichen Dienst 46 % Frauen (2004 nur 37 %). Zentrale Forderung ist die Sicherstellung von arbeitsfreundlichen Arbeitsbedingungen. Mit dem Begriff Arbeitergeberqualität sind somit verbunden: Konzepte zur Kinderbetreuung, flexible Teilzeitarbeitsmodelle, Angebote zum Job-Sharing, Möglichkeiten zum Operieren in der Schwangerschaft etc. Sind entsprechende Rahmenbedingungen in einem Krankenhaus implementiert, resultiert *Arbeitszufriedenheit* (Hellmann 2014 b).

Dies hat weitreichende positive Folgen für das Krankenhaus. Die Mitarbeiter und Mitarbeiterinnen sind motiviert. Fluktuationen in andere Berufsfelder und ins Ausland bleiben weitgehend aus. Damit können bestehende erfolgreiche Behandlungsabläufe und Projekte weitergeführt werden. Umfassendes Mitarbeiterwissen bleibt gebunden und kann weiter für das Krankenhaus genutzt werden. Hohe indirekte und direkte Kosten sind somit vermeidbar (Schilling et al. 2009).

Sind entsprechend gute Rahmenbedingungen im Krankenhaus gegeben, lässt sich dies über eine *Arbeitgebermarke* bzw. *Employer Branding* (Kriegler 2013) extern kommunizieren, vor allem um potenzielle Mitarbeiter rekrutieren und binden zu können (Buxel 2013).

Kooperationsqualität

Beschreibt die Qualität im Hinblick auf die Kooperation zwischen den verschiedenen Berufsgruppen im Krankenhaus (▶ **Kap. 9**), aber auch für die kooperative Versorgung bei fachübergreifenden Versorgungsmodellen. Kooperationen für Krankenhäuser sind Modelle der Zukunft.

Der zunehmende Anteil von alten und multimorbiden Patienten erfordert neue Behandlungsstrategien mit einer Versorgung ohne Brüche. Interdisziplinäre Behandlungszentren im Krankenhaus unter Einbeziehung verschiedener Fachabteilungen, aber auch integrierte Versorgungskonzepte mit Beteiligung von stationären und ambulanten Leistungserbringern (Integrierte Versorgung) gewinnen deshalb an Bedeutung.

Zwingend ist besonders ein abgestimmtes Vorgehen im Bereich der Schnittstellen. Die Qualität der Kooperationen hat für eine optimale Versorgung der Patienten hohe Priorität. Sie muss sich in herausragender medizinischer Expertise der beteiligten Ärzte und in einer hohen Dialog- und Kooperationsfähigkeit aller beteiligten Partner manifestieren. Nur auf einer entsprechenden kooperativen Basis können qualifizierte Entscheidungen gemeinsam für den Patienten herbeigeführt werden. Der Einschluss konsentierter qualitativer Ansprüche zur Qualitätssicherung (z. B. Medikation) versteht sich von selbst.

Im positiven Fall, d. h. bei hoher und zielorientierter Abstimmung zwischen Krankenhaus, Niedergelassenen und weiteren Partnern, empfiehlt es sich, die (hohe) Kooperationsqualität über eine *Kooperationsmarke* extern zu kommunizieren (Internet, Soziale Medien, Informationsbroschüren). Denkbar ist eine Wort- oder Bildmarke oder aber eine Kombination aus beiden. Sämtliche an der Kooperation beteiligten Leistungserbringer können diese Marke nutzen,

z. B. um identische Qualitätsstandards zu transportieren. Die Marke kann zur Rekrutierung und Bindung von Patienten beitragen und als Orientierungshilfe für potenzielle Bewerber dienen. Das über eine Kooperationsmarke sichtbar werdende Engagement für die Zusammenarbeit mit anderen Leistungsträgern kann darüber hinaus den Schluss auf das Vorhandensein einer Dialogkultur (Hellmann 2014 c) und auf ein gutes Arbeitsklima für die Gewährleistung von Arbeitszufriedenheit (Hellmann 2014 b) zulassen.

Ökonomische Qualität

Ökonomische Qualität wird hier definiert als die Ausgewogenheit zwischen dem Bedürfnis des Patienten nach bestmöglicher Behandlungsqualität und einer möglichst kostensparenden Therapie. Für den behandelnden Arzt ergibt sich damit ein komplexer Abwägungsprozess, der vorrangig das Interesse des Patienten im Auge behalten muss. Die Fokussierung auf Ökonomische Qualität im dargelegten Sinne ist im deutschen Gesundheitswesen auf breiter Basis nicht identifizierbar. Dies gilt in besonderer Weise für den niedergelassenen Bereich. Notwendige Abwägungsprozesse halten sich in Grenzen. Profitorientierung zu Lasten der Patienten hat häufiger Vorrang. In besonderer Weise dürfte dies beim Angebot der sogenannten Individuellen Gesundheitsleistungen (IGel) durch niedergelassene Ärzte deutlich werden (Hellmann 2014 d). Der Nutzen dieser Leistungen für den Patienten ist umstritten. Teilt man die Auffassung von Krankenkassen wie der AOK (kaum oder nicht nachweisbarer Nutzen) der genannten Leistungen, ergibt sich, dass diese dem notwendigen Anspruch auf hohe Ergebnisqualität und Ökonomische Qualität nicht genügen können.

Aus dem Gesagten folgt: Eine eindimensionale Qualitätsperspektive ist nicht mehr zeitgemäß. Sie muss ersetzt werden durch einen multidimensionalen Ansatz (▶ **Abb. 7.1**).

Die umfassende Berücksichtigung der betrachteten verschiedenen Qualitätsdimensionen ist fundamental für den Erfolg des Krankenhauses. Gelingt es, diese synergistisch zu verbinden, kann hohe Ergebnisqualität für den Patienten resultieren.

Hohe Behandlungsqualität für den Patienten ist nicht der Anfang, sondern sie steht als Ergebnis am Ende der Bemühungen im Krankenhaus. Sie ist nur erzielbar, wenn alle anderen Qualitätsdimensionen stimmig sind. Gute Arbeitgeberqualität beinhaltet das Vorhandensein qualifizierter Mitarbeiter, gute Kooperationsqualität ein abgestimmtes Verhalten der Partner in der Patientenversorgung auf Grundlage hoher medizinischer Expertise und Ökonomische Qualität eine fundierte Abwägung zur Herstellung von Behandlungsqualität und Wirtschaftlichkeit. Sind diese Voraussetzungen gegeben, ist das Krankenhaus für den Wettbewerb gerüstet.

Instrumente des Qualitätsmanagements, wie z. B. *Patienten-, Mitarbeiter- und Einweiserbefragungen*, können detailliert Auskunft darüber geben, ob den einschlägigen Kundenbedürfnissen ausreichend Rechnung getragen wird, um ggf. über einen Kontinuierlichen Verbesserungsprozess (KVP) Verbesserungen zu erreichen. Das Rad ist also nicht neu zu erfinden. Es gibt gute Konzepte für Patientenbefragungen.

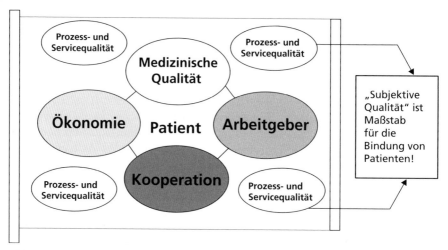

Abb. 7.1: Multidimensionale Qualitätsperspektive
Quelle: Eigene Darstellung

7.3 Kundenorientierung als kooperatives Strategieprojekt

Auf Grundlage des Ansatzes einer multidimensionalen Qualitätsperspektive ist eine übergreifende Kundenorientierung möglich. Diese fokussiert einerseits auf Patienten, Mitarbeiter und Einweiser. Sie berücksichtigt aber auch das *Prinzip*

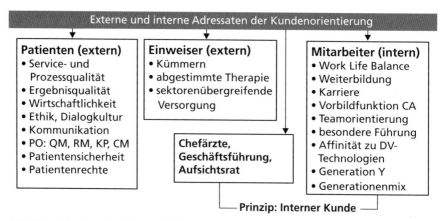

Abb. 7.2: Kundenorientierung als kooperatives Strategieprojekt
Quelle: Eigene Darstellung

interner Kunde. Jeder Mitarbeiter im Krankenhaus ist in irgendeiner Weise von einem anderen Mitarbeiter abhängig (z. B. der Chefarzt von der Dokumentationsassistentin, die ihm eine aussagekräftige und rechtssichere Dokumentation zur Verfügung stellt). Dieses Prinzip gilt auch für das Binnenverhältnis von Geschäftsführung und Leitenden Ärzten. So erbringt der Chefarzt Leistungen für eine gute Erlössituation. Die Geschäftsführung muss hingegen die Rahmenbedingungen dafür schaffen, dass dies möglich ist (z. B. Bereitstellung von betriebswirtschaftlichen Instrumenten für die Abteilungssteuerung).

7.4 Vorurteile und Machtfülle der Geschäftsführungen erschweren die Zusammenarbeit

Die Umsetzung einer multidimensionalen Qualitätsperspektive ist nicht unproblematisch. Sie erfordert Geduld und einen langen Atem. Vorurteile, starre Strukturen und Machtfülle der Geschäftsführungen prägen das Bild. Die Zusammenarbeit zwischen Geschäftsführungen ist vielerorts gestört (Fölsch et al. 2013, Friedmann u. Knaup 2014, Gaede 2012, Mischkowsky 2012).

Zentraler Vorwurf von Chefärzten an die Geschäftsführungen ist die fehlende Reflexion des ärztlichen Selbstverständnisses. Dies erscheint eine eher pauschale Kritik.

Denn ärztliches Selbstverständnis ist keine absolute, sondern eine von sehr verschiedenen Faktoren abhängige Größe (Hellmann 2014 e). In einem Krankenhaus arbeiten Ärzte mit differierendem Selbstverständnis, geprägt durch unterschiedliche Erfahrungen im Rahmen von Studium, Ausbildung und Weiterbildung.

Verbreitet ist der eher paternalistisch agierende Typus von Chefarzt mit Halbgott-in-Weiß-Mentalität, der nach wie vor frei von betriebswirtschaftlichen Zwängen der Geschäftsführung agieren möchte (Hellmann 2014 e). Dieser Typus von Chefarzt dürfte in den Reihen derer, die Kritik an den Geschäftsführungen üben, in der vorderen Reihe stehen. Es fällt schwer, die (DRG-induzierte) tägliche Herausforderung der Herstellung von Kompatibilität zwischen hoher Behandlungsqualität und Wirtschaftlichkeit zu bewältigen und umfassende betriebswirtschaftliche Vorgaben von der Geschäftsführung zu akzeptieren. Ähnliches gilt für die jüngere Ärztegeneration. Wunsch ist ebenfalls, primär gute Medizin machen zu können und sich möglichst nicht nach ökonomischen Vorgaben der Geschäftsführung ausrichten zu müssen.

Die Kritik der Geschäftsführungen gegenüber den Chefärzten bezieht sich schwerpunktmäßig auf die Behauptung eines Unverständnisses für den wirtschaftlichen Druck und die mangelnde Bereitschaft der Chefärzte, betriebswirtschaftliche Gesamtverantwortung mit zu tragen.

Wie auch immer, Fakt ist: Die Geschäftsführungen haben derzeit das Sagen. Im Fokus steht die Erlössituation, der Patient rückt in den Hintergrund (Friedmann u. Knaup 2014, Hontschik 2014, Imhof 2014, Maio 2014).

Die Wettbewerbsfähigkeit des Krankenhauses ist mit rein betriebswirtschaftlichen Ansätzen nicht zu sichern. Zwingend ist ein synergistisch orientiertes Miteinander von Geschäftsführung und Chefärzten unter Einbeziehung der Pflege und damit einhergehend eine Verknüpfung des betriebswirtschaftlich Notwendigen mit dem medizinisch Machbaren. Unterschiedliche Interessen können damit kompatibel gemacht und zum Erfolg geführt werden. Ein besseres Miteinander hat einen wichtigen »Nebeneffekt«: Es induziert ein Mehr an Motivation und damit höhere Arbeitszufriedenheit beim Führungspersonal. Dies wirkt sich positiv auf die Mitarbeiter aus und nutzt damit den Patienten.

7.5 Gute Zusammenarbeit als Ziel

7.5.1 Optimismus ist gefragt

Pessimisten aus dem Krankenhausbereich halten eine Verbesserung der Kooperation zwischen Geschäftsführung und Chefärzten für nicht möglich. Dies scheint allerdings eine mehr emotionale Sicht zu sein, geprägt durch einseitige subjektive Erfahrungen.

Optimismus ist durchaus angebracht. Bezug wird genommen zum Verhältnis zwischen Ärzten und Pflegenden (Braun 2011, Steinbach-Thormälen 2011), das lange Zeit vielerorts als »zerrüttet« definiert wurde. Gegenseitig bestanden (und bestehen nach wie vor) viele Vorurteile, sicher teilweise basierend auf nicht ausreichender Akzeptanz pflegerischer Kompetenzen, »gefühlter« mangelnder Wertschätzung von Pflegenden durch Ärzte und geprägt durch die häufig anzutreffende »Halbgott-in-Weiß-Mentalität« von Leitenden Ärzten (Hellmann 2014 e).

In den letzten Jahren sind aus einzelnen Krankenhäusern positive Veränderungen in der Zusammenarbeit der genannten Berufsgruppen bekannt geworden. Gründe dafür könnten sein: die akademische Aufwertung der Pflege durch Möglichkeit der Wahrnehmung einschlägiger Studienangebote (Basis für die Begegnung auf gleicher Augenhöhe mit Ärzten), der Personalmangel (mit Zwang zu einer engeren Zusammenarbeit der verschiedenen Berufsgruppen) und zunehmende Anstrengungen in Krankenhäusern, die berufsgruppenübergreifende Kooperation auf Grundlage struktureller Veränderungen zu fördern. Exemplarisch seien hier die Einführung von Klinischen Pfaden (Hellmann 2010) und das Konzept KoPM®- Kooperatives Prozessmanagement genannt (▶ Kap. 9).

Ob die lokal sichtbar gewordenen Verbesserungen von Zusammenarbeit zwischen Pflegenden und Ärzten repräsentativ sind oder im Kontext von veränderten Rahmenbedingungen im Gesundheitswesen (auch: zunehmende Arbeitsverdichtung) überhaupt repräsentativen Charakter gewinnen können, muss aufgrund fehlender Studien zum Thema derzeitig offen bleiben (s. auch Braun 2011). Ähnliches gilt für die Zusammenarbeit zwischen Ärzten und Geschäftsführern.

Grundsätzlich sollte nicht kontinuierlich aus der einseitigen Sicht einzelner Berufsgruppen artikuliert werden, »was nicht geht«, sondern »was geht.« Nur eine konstruktive Sicht kann zu positiven Ergebnissen führen. Dies schließt selbstverständlich notwendige analytische Betrachtungen nicht aus. Hinweise auf Best practice (▶ Kap. 14, 15, 16) können Anregungen geben. Für eine 1:1 Übertragung auf andere Einrichtungen taugen sie eher nicht. Hier gilt ähnliches wie bei Klinischen Pfaden. Ein in einem Krankenhaus (A) entwickelter Pfad kann zwar als Bezugspunkt für die Pfaderstellung in einem anderen Krankenhaus (B) verwendet werden. Er muss hier (B) jedoch spezifisch an die strukturellen Gegebenheiten angepasst werden. Denn die Strukturqualität in unterschiedlichen Krankenhäusern ist verschieden (Hellmann 2010).

> Daraus ergibt sich in Analogie für die Zusammenarbeit zwischen Geschäftsführung und Leitenden Ärzten: Eine Standardlösung gibt es nicht. Dies ergibt sich schon aus den unterschiedlichen Leitungs- und Führungskonstellationen verschiedener Krankenhäuser. Dazu steht die Aussage, dass eine grundlegende Verbesserung der Kommunikation und Kooperation »überall« möglich ist, nicht im Widerspruch. Frage ist aber immer, wie leicht eine solche umsetzbar ist (Hellmann 2014 f).

Es ist anzunehmen, dass sich die vielerorts zweifellos vorhandene defizitäre Zusammenarbeit zwischen Geschäftsführungen und Chefärzten verbessern wird. Einerseits aus sachlichen Erwägungen: Zunehmend erkennen Krankenhäuser, dass eine enge ökonomische Fokussierung auf Erlöse nicht zielführend ist, sondern medizinische Qualität zentraler Motor für die Wettbewerbsfähigkeit sein muss. Andererseits aus strukturell-organisatorischen Bedingungen (z. B. Zentrenbildung).

7.5.2 Kooperationsstrategie, Rückbesinnung auf Kernkompetenzen und Förderung von Managementkompetenzen als Erfolgsfaktoren

Die Verbesserung der Zusammenarbeit ist schwierig, Hinweise zu Vorschlägen liegen vor (z. B. Düllings u. Busch 2014). *Voraussetzung ist das »Wollen« von allen Beteiligten.* Ist ein solches feststellbar, empfiehlt sich ein strukturiertes Vorgehen zur Erfassung der konkreten Situation (Ist) und eines daraus ableitbaren Soll in Zusammenhang mit unterstützenden Maßnahmen zum Erwerb und zur Weiterentwicklung von Managementkompetenzen (▶ Abb. 7.3).

Maßstab und Bezug zur Entwicklung eines geeigneten Kooperationsmodells auf Basis eines Sollkonzepts zur Zusammenarbeit muss die eindeutige Zuordnung von Aufgaben und Pflichten und eine *Rückbesinnung auf die jeweiligen Kernkompetenzen* sein (Düllings u. Busch 2014). Einzufordern von der Geschäftsführung ist kaufmännischer Sachverstand zur Sicherung der Wettbewerbsfähigkeit des Krankenhauses und damit zur Herstellung der Zufriedenheit von Patienten, Mitarbeitern und einweisenden Ärzten. *Einzubringen ist aber auch die Fähigkeit und der Wille zur Organisierung von Zusammenarbeit. Diese Aufgabe wird vielerorts von den Geschäftsführungen ignoriert.* Es überrascht somit nicht, dass eine effiziente Zusammenarbeit zwischen Geschäftsführung und Chefärzten in vielen deutschen Krankenhäusern nicht identifizierbar ist (Hellmann 2014 f).

Ist - Analyse (schriftliche Befragung) - CÄ, GF, ASR („subjektiver Aspekt") - Mitarbeiter („objektiver Aspekt") - Patienten („objektiver Aspekt")	2-semestriges Studienprogramm Krankenhausmanagement für Leitendende Ärzte/-innen (Hochschule Osnabrück)
Auswertung und Diskussion	Inhalt Krankenhausmanagement mit Schwerpunkten: BWL, Recht, Kommunikation, Führung, Qualitätsmanagement
Erstellung eines Maßnahmenkatalogs Soll - Konzept; Evaluation	
Unterstützende Maßnahmen Coaching, Mentoring, **Fortbildung**	Abschluss **MHM®-Medical Hospital Manager**

Abb. 7.3: Denke verändern, Defizite erfassen, Kooperationsstrategien entwickeln und den Erwerb von Managementkompetenzen fördern
Quelle: Eigene Darstellung

Chefärzte personifizieren hingegen medizinisches Wissen. Ihnen obliegt die Leitung, Steuerung und Weiterentwicklung ihrer Fachabteilungen. Die Sicherung von hoher Behandlungsqualität im Kontext von Wirtschaftlichkeit versteht sich von selbst, ebenso die Gewährleistung einer befriedigenden Erlössituation. *Die Übernahme gesamtwirtschaftlicher Mitverantwortung ist unverzichtbar.*

Unzutreffend ist, dass Chefärzte gesamtwirtschaftliche Verantwortung nicht mittragen wollen. Gerade Ärzte der jüngeren Generation ziehen sich hier keinesfalls aus der Verantwortung. Dies zeigen umfassende Befragungen von Leitenden Ärztinnen und Ärzten im Rahmen des Studienprogramms MHM®-MBA am Standort Hannover (Hellmann 2014 h). Dazu steht die Ablehnung fragwürdiger Zielvereinbarungen und Bonusregelungen nicht im Widerspruch.

An der Übernahme gemeinsamer Managementverantwortung von Geschäftsführung und Chefärzten geht kein Weg vorbei (Düllings u. Busch 2014). Praktisch manifestiert sich diese einerseits in der Unterstützung der Geschäftsführung durch Chefärzte in medizinischen und strategischen Fragen (Hellmann 2014 f), andererseits durch die Bereitstellung der Geschäftsführung von Werkzeugen und Angaben zu einer erfolgreichen betriebswirtschaftlichen Steuerung der Fachabteilungen, z. B.: Ist-Zahlen, Abweichungen, Gegensteuerung etc. (▶ Abb. 7.4).

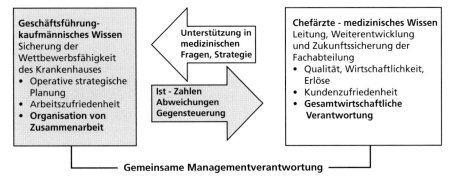

Abb. 7.4: Differenzierte Aufgabenverteilung – unverzichtbare Grundlage für gute Kooperation und Wettbewerbsfähigkeit
Quelle: Eigene Darstellung

7.5.3 Organisation von Zusammenarbeit – Kernaufgabe der Geschäftsführung

Die Organisation von Zusammenarbeit ist vordringliche Aufgabe der Geschäftsführung (s. auch Düllings u. Busch 2014). Sie erfordert eine gesamtstrategische Zielplanung zur Regelung der Qualität und Quantität der Zusammenarbeit von Aufsichtsrat, Geschäftsführung, Chefärzten und Pflege (▶ **Abb. 7.4**).

Art und Umfang der Einbindung der Pflege in die Gesamtstrategie des Krankenhauses wird dabei zwangsläufig von der jeweiligen Organisationsstruktur des Krankenhauses abhängen. Diese sollte aber, wie auch immer organisiert, nachhaltig erfolgen. Pflege ist nicht nur als wichtiger Pfeiler einer qualitativ hochwertigen Patientenversorgung grundsätzlich unverzichtbar, sondern bietet dem Krankenhaus die Möglichkeit, neue Wege zu gehen und damit einen entscheidenden Beitrag zur Zukunftssicherung des Krankenhauses zu leisten (▶ **Kap. 9**).

Genutzt für eine Optimierung der Zusammenarbeit werden sollten: Strukturelle Veränderungen und eine Förderung der Persönlichkeitsentwicklung. Dies muss gleichermaßen gelten für Ärzte und die Geschäftsführung (s. auch Hellmann 2015 a).

7.5.4 Die Zusammenarbeit fördernde strukturelle Veränderungen

Strukturelle Veränderungen, die eine übergreifende Kommunikation und Kooperation begünstigen, können die Zusammenarbeit fördern. Dies gilt z. B. für

95

eine übergreifende Prozessorganisation nach dem Konzept *GPM-Geschäftsprozessmanagement* als Alternative zu der in deutschen Krankenhäusern immer noch breit vorhandenen funktionalen Aufbau- und Ablauforganisation mit Fachabteilungen unter Leitung von Chefärzten.

Die Umsetzung von GPM ist jedoch schwierig. In Wirtschaftsunternehmern ist sie häufig gescheitert. Ursache sind sehr aufwändige und langwierige Entscheidungs- und Abstimmungsprozesse im Unternehmen (Kretzmann 2010, Schmelzer u. Sesselmann 2008).

Die Implementierung einer auf eine Fachabteilung bezogenen Prozessorganisation gemäß *KoPM*®-Kooperatives Prozessmanagement (Dahlgaard u. Stratmeyer 2014) ist weniger komplex und damit leichter umsetzbar. Das Konzept fokussiert auf flachere Hierarchien auf Grundlage berufsgruppenübergreifender Zusammenarbeit zwischen Ärztlichem Dienst und Pflege in therapeutischen Teams. Ausgehend von der Umsetzung in einer Fachabteilung als Pilotprojekt, lässt sich das Konzept schrittweise flächendeckend im Krankenhaus implementieren.

Guter Zusammenarbeit förderlich sind Instrumente des Qualitätsmanagements wie *Klinische Pfade*, die im Miteinander verschiedener Berufsgruppen auf die Optimierung der Behandlungsqualität und eine Minimierung von Kosten abstellen. Die besondere Bedeutung liegt z. B. in der Schaffung von Kostentransparenz für alle Beteiligten (Hellmann 2010).

Begünstigend für eine erfolgreiche Umsetzung von Zusammenarbeit kann die *Leitungskonstellation* des jeweilig betrachteten Krankenhauses sein (Hellmann 2014 g). In Abhängigkeit von der Trägerschaft eines Krankenhauses gibt es natürlich Vorgaben, die nicht umgangen werden können und die eine »beliebige« Leitungsstruktur ausschließen.

Ein Ärztlicher Geschäftsführer, der in Alleinstellung das Krankenhaus leitet, stellt meist eine gute Basis für erfolgreiche Zusammenarbeit dar. Dies ergibt sich aus dem Vorhandensein medizinischer und betriebswirtschaftlicher Expertise (► Kap. 2).

7.5.5 Förderung persönlicher Fähigkeiten

Organisation von Zusammenarbeit muss für die Geschäftsführung ebenfalls bedeuten, einen *umfassenden Beitrag zur Persönlichkeitsentwicklung der Führungskräfte, und hier insbesondere der Chefärzte, anzustoßen und zu leisten.*

Ärzte der jüngeren Generation, die, ausgehend von einer langjährigen Tätigkeit in einer Universitätsklinik, eine Chefarztposition in einem (öffentlichen) Krankenhaus anstreben, sind in der Regel auf die Übernahme von Managementaufgaben nicht vorbereitet. Dies ergibt sich aus einem Studium, das schwerpunktmäßig fachlich medizinisch ausgerichtet ist, einem mühsamen medizinischen Karriereweg mit umfassenden Aufgaben und Pflichten in der Patientenversorgung und der Notwendigkeit wissenschaftlicher Qualifikation (Habilitation). Die Geschäftsführung ist deshalb gefordert, zur Sicherung angemessener betriebswirtschaftlicher Abteilungsführung Hilfestellung zu geben. Neben der Aufgabe der Organisation von Zusammenarbeit hat sie gegenüber den Chefärzten eine Mentorenfunktion.

Für die Förderung persönlicher Fähigkeiten bieten sich z. B. die *Bereitstellung von Mitteln für den Erwerb von Managementkompetenzen* im Rahmen externer Studienprogramme (Hellmann 2014 h) oder hauseigene Schulungen an, bevorzugt mit berufsgruppenübergreifendem Charakter (Chefärzte, Verwaltung und Pflege). Geeignete Fortbildungskonzepte werden schon an verschiedenen Krankenhäusern umgesetzt, z. B. in den Lahn-Dill Kliniken (Könecke et al. 2014).

Ein nicht mehr zeitgemäßes ärztliches Rollenverständnis auf Basis einschlägiger Erfahrungen mit paternalistisch handelnden Vorbildern wird, wenn einmal etabliert, nur schwer veränderbar sein. Dies entbindet die Geschäftsführung aber nicht davon, den Chefärzten *Instrumente der Kommunikation und Führung aufzuzeigen*, die den Ansprüchen neuer Patienten- und Mitarbeiterklientele Rechnung tragen (Hellmann 2014 e). Ob daraus Rückschlüsse und Handlungsoptionen resultieren, muss im Einzelfall abgewartet werden.

Bei der jüngeren Generation Leitender Ärzte sind nicht mehr zeitgemäße Verhaltensmuster eher selten (Erwerb von Managementkompetenzen, Wahrnehmung von Coaching zur Stärkung des Persönlichkeitsprofils etc.).

Coaching kann einen wertvollen Beitrag zu besserer Zusammenarbeit leisten und bietet die Chance für die Implementierung einer Führungskultur, die Führung nicht mehr zwingend als »Individuallösung« betrachtet, sondern als multifaktorielles vernetztes Führungskonzept versteht (▶ **Kap. 5**).

7.5.6 Vertragliche Regelungen als Instrument für die Umsetzung von Zusammenarbeit

Überlegungen zur Modifizierung und Ergänzung vertraglicher Regelungen, sei es in Chefarztverträgen, sei es in Verträgen für die Geschäftsführung und die Verwaltung erscheinen empfehlenswert. So spricht vom Grundsatz her wenig dagegen, in vertraglichen Vereinbarungen für Geschäftsführer explizit die Aufgabe der Organisation von Zusammenarbeit zu regeln. Für die Einforderung von Managementkompetenzen sollte für die Geschäftsführung und die Verwaltung dasselbe gelten wie für Ärzte (Hellmann 2015 a).

7.5.7 Hilfestellung für die Fachabteilungen bei besonderen Erfordernissen des Qualitätsmanagements

Da zukünftige Chefärztinnen und Chefärzte nur in seltenen Fällen mit spezifischen Erfordernissen des Managements vertraut sind (z. B. aufgrund einschlägiger Fortbildungen), bedürfen sie bei Besonderheiten der Unterstützung. Dies gilt z. B. für das Erkennen der Notwendigkeit eines *multidimensionalen Qualitätsansatzes* (▶ **Abb. 7.1**). Kenntnisse dazu können nicht als selbstverständlich vorausgesetzt werden. Es bedarf deshalb seitens der Geschäftsführung, sofern sie denn diesem Ansatz Rechnung trägt oder tragen will, Anstrengungen, die Chefärzte mit den Vorzügen des genannten Konzeptes für ihre Abteilungen vertraut zu machen (z. B. über hauseigene Schulungen).

7.5.8 Miteinander reden

Zur Erreichung des Ziels »gute Zusammenarbeit« sind vom Krankenhausträger initiierte regelmäßige Treffen der Entscheider häufig (Forum für Führungskräfte). Im Mittelpunkt entsprechender Foren stehen grundlegende Fragen der Unternehmens- und Abteilungsführung. In Abhängigkeit von Krankenhausstruktur und Führungskonzept erscheint es sinnvoll, dass an entsprechenden Treffen auch Mitarbeiter aus Pflege und Verwaltung teilnehmen (Grethlein u. Lorenz 2013).

Instrumente des Erfahrungsaustausches sind beispielsweise:

• Regelmäßige Gesprächsrunden zwischen Geschäftsführung, Verwaltung und Chefärzten zu ausgewählten Fragen des Krankenhausmanagements
• Gemeinsame Fortbildungen von Chefärzten und Verwaltung, beispielsweise zu Fragen effizienter betriebswirtschaftlicher Abteilungssteuerung
• Gelegentliche gemeinsame Freizeitaktivitäten

Hausinterne Managementfortbildungen zur Bindung von Fachärzten (► Kap. 13, Hahnenkamp und Hasebrook 2015) oder Programme zur Auswahl geeigneten Führungspersonals (Caspari 2010) sind zur Herbeiführung zielorientierter Kommunikation und Kooperation geeignet.

7.5.9 Mögliche Handlungsfelder der Zusammenarbeit

Beispiele für mögliche Handlungsfelder der Zusammenarbeit zwischen Geschäftsführung und Chefärzten (s. auch Hellmann 2014 f):

• Marketingstrategie des Krankenhauses zur Positionierung als innovativer Arbeitgeber unter Einbeziehung der Fachabteilungen (Markenstatus mit Magnetwirkung des Chefarztes)
• Dialog- und Fehlerkultur
• Versorgungs- und Servicekonzepte, die vor allem der Zunahme an alten und dementen Patienten Rechnung tragen (Interdisziplinäre Behandlungszentren, Integrierte Versorgung)
• Art und Umfang telemedizinischer Anwendungen und Nutzung von sozialen Medien
• Kundenorientierung als übergreifender Ansatz mit Fokussierung auf Patienten, Mitarbeiter und Einweiser
• Anreize zur Rekrutierung und Bindung von qualifizierten Mitarbeitern, vor allem auch der Generation Y

- Fachabteilung übergreifende Implementierung von Klinischen Pfaden und Behandlungspfaden zur Prozessoptimierung, Qualitätsoptimierung und Kostenminimierung
- Neue Geschäftsfelder
- Fort- und Weiterbildungsveranstaltungen für die Mitarbeiter im Krankenhaus
- Optimierung der Kommunikation und Kooperation mit strategischen Partner, z. B. Niedergelassen
- Kooperationen, Fusionen, Verbünde

7.6 Rolle des Aufsichtsrates

Die derzeitige Diskussion zu einer Erweiterung der Aufgaben von Aufsichtsräten durch Einbindung ins strategisch-operative Geschäft (Klimpe et al. 2013) erscheint obsolet (Hellmann 2014 i). Dies gilt ungeachtet einer Studie, die zu dem Ergebnis gekommen ist, Aufsichtsräte würden die wirtschaftliche Situation der Krankenhäuser verbessern (Blum et al. 2013, HCHE Hamburg 2013). Eine ausschließliche Befragung der Vorsitzenden von Aufsichtsräten kann zwangsläufig eine breite Meinung nicht spiegeln, da einseitig und nicht zwingend ergebnisoffen.

Interessant ist in diesem Zusammenhang eine Studie von KPMG. Sie kommt u. a. zu dem Ergebnis, dass die Einbindung von Ärzten in den Aufsichtsrat (und damit die Berücksichtigung ärztlicher Expertise im Kontext medizinischer Abläufe) den ökonomischen Erfolg steigern kann (Pulm et al. 2013). Diese Auffassung wird hier geteilt. Weniger angeschlossen werden kann sich der Vorstellung, es genüge, ärztlichen Sachverstand in der Geschäftsführung zu verankern (Kleiner 2013). Dieser ist gleichermaßen für den Aufsichtsrat einzufordern.

Eine Einbindung des Aufsichtsrates ins strategisch-operative Geschäft erscheint wenig opportun. Überflüssig erscheint dies in besonderer Weise bei öffentlichen Krankenhäusern, in denen im Aufsichtsrat politische Entscheidungsträger umfassend vertreten sind. Kaufmännisches und medizinisch relevantes Wissen für die Krankenhausbetriebsführung ist bei diesem Personenkreis selten erkennbar.

Durch Übertragung von Aufgaben zur strategisch-operativen Positionierung des Krankenhauses würden »reale« Zuständigkeiten (Geschäftsführung und Chefärzte) konterkariert (Hellmann 2014 i). Gemeinsame Managementverantwortung für das Krankenhaus im engeren Sinne muss der Geschäftsführung und den Chefärzten vorbehalten bleiben (▶ Abb. 7.4), wobei Pflege angemessen berücksichtigt werden sollte. Dies schließt beratend-unterstützende Funktionen des Aufsichtsrates (wie ja durchaus breit praktiziert) nicht aus. Dass das Eingehen einer Systempartnerpartnerschaft (Hellmann 2015 d) die Effizienz des Managements eines Krankenhauses steigern kann, erscheint eher unwahrscheinlich.

7.7 Managementkompetenzen und modifiziertes Rollenverständnis von Chefärzten und Geschäftsführung

7.7.1 Das Grundproblem

Die in vielen Krankenhäusern zu beobachtende, nicht befriedigende Zusammenarbeit der Entscheider (Fölsch et al. 2014) basiert auf *fehlenden Managementkompetenzen* und einem für die neuen Herausforderungen für das Krankenhaus (Demografischer Wandel, Fachkräftemangel) nicht mehr angemessenem *Rollenverständnis*. Der rein betriebswirtschaftliche Weg ist das Eine, der medizinische Weg das Andere. Ein gemeinsamer Weg, der die Interessen beider Gruppen in Einklang bringt, ist oft nicht feststellbar.

Nicht übersehen werden sollte: Die jüngere Generation von Ärzten unternimmt massive Anstrengungen zur Bewältigung der Herausforderungen des Managements im Krankenhausalltag. Belegbar ist dies u. a. durch die hohe Nachfrage nach Studienprogrammen zum Krankenhausmanagement, zweifellos eine positive Entwicklung. Ungeachtet dessen: *BWL- und Managementkenntnisse sollten bereits vor Eintritt der Medizinstudierenden ins Praktische Jahr erworben werden.* Entsprechende Angebote fehlen im Medizinstudium (s. auch: Hellmann 2015 e, f).

Einzufordern sind sowohl von Ärzten, als auch von Geschäftsführung und Verwaltung, die Fähigkeit zu effizientem Selbstmanagement, kommunikative Kompetenz, fachspezifisch-methodische Kompetenz und kooperative Kompetenz. Dies wird für Leitende Ärzte breit artikuliert (z. B. in Stellenanzeigen für Leitende Ärzte), nicht jedoch für Geschäftsführungen. Hier scheint eine Tabuisierung des Themas zu bestehen (Hellmann 2015 a).

7.7.2 Rollenverständnis von Chefärzten

Eine eher paternalistische Haltung, sowohl in Bezug auf den Umgang mit Patienten, als auch auf denjenigen mit Mitarbeitern, ist bei Chefärzten etwa ab einem Alter von 55 Jahren breiter feststellbar. Der Chefarzt ist »Halbgott in Weiß«, er zeigt dem Patienten, »wo es lang geht«. Mitarbeiter werden in der Regel autoritär geführt, Widerspruch wird nicht geduldet (s. auch Hellmann 2014 e).

Paternalistisch orientierter Umgang mit Patienten und Mitarbeitern basiert weniger auf einer Grundhaltung. Sie ist häufig Resultat eigener Erfahrungen des Arztes in Studium, ärztlicher Weiterbildung und Karriere in einem hochgradig hierarchisch geprägten Umfeld, in das moderne Erkenntnisse der Kommunikation, der Mitarbeiterführung und der Patientensteuerung noch nicht Eingang gefunden hatten (s. auch Hellmann 2014 e). Paternalistisch ausgerichtetes Verhalten gründet sich aber auch auf die Machtfülle und Unkündbarkeitsklauseln, die Chefärzten kraft ihrer Arbeitsverträge (Altverträge) zugestanden wurden. Die Krankenhausleitung ist deshalb gefordert, Chefarztverträge so auszurichten, dass keine Fehlentwicklungen induziert werden, z. B. keine Möglichkeit zum sich festigenden Machtanspruch durch Unkündbarkeitsklauseln gegeben ist (s. auch Hellmann 2014 e).

Patienten- und Mitarbeiterzufriedenheit als unverzichtbare Elemente eines wettbewerbsstarken Krankenhauses werden durch eine streng paternalistische Ausrichtung in Frage gestellt. Man denke hier z. B. an »mündige« Patienten mit guten Kenntnissen über ihre Erkrankung, die den Arzt als Partner im Behandlungsprozess begreifen und auf gleicher Augenhöhe mit ihm kommunizieren wollen. Eine eher autoritäre Patientenbetreuung im paternalistischen Sinne muss allerdings nicht grundsätzlich negativ sein. Dies gilt z. B. für die Behandlung von Patienten, die in gemeinsame Entscheidungen mit dem Arzt nicht oder nur schwer eingebunden werden können wie z. B. alte und demente Patienten. Hier gelten andere Regeln. Analoges gilt für Mitarbeiter der hoch leistungsfähigen Generation Y. Diese haben andere Vorstellungen von Führung und Kommunikation im Krankenhaus, Teamorientierung und Transparenz stehen bei ihnen im Mittelpunkt. Autoritäre Führung ist hier »out«.

Die Mehrzahl der jüngeren Generation von Chefärzten ist eher partnerschaftlich und kollegial orientiert. Instrumente wie PEF (Partizipative Entscheidungsfindung) für den Behandlungsprozess und Teamorientierung im Umgang mit Mitarbeitern werden durchaus breiter eingesetzt. Transparenz ist für diese Generation weder Worthülse noch Fremdwort.

Insgesamt gesehen ergibt sich, dass »neue Patienten- und Mitarbeiterklientele« Schrittmacher für ein modifiziertes ärztliches Rollenverständnis sind, das einen offeneren und partnerschaftlichen Umgang einfordert als es bisher erforderlich gewesen ist.

7.7.3   Rollenverständnis der Geschäftsführung

Die (kaufmännischen) Geschäftsführungen haben zwangsläufig eine vorrangig betriebswirtschaftliche Sicht mit dem Ziel der Produktion schwarzer Zahlen (Düllings u. Busch 2014). Unter dem nicht befriedigenden Vergütungssystem (DRG) und chronischer Unterfinanzierung der Krankenhäuser gilt dies mehr als je zuvor. Der Druck ist hier (wie auch bei Ärzten) erheblich größer geworden. Ergebnis ist, dass mit hoher Priorität auf die Erlössituation fokussiert wird. Dies ist fatal, ja ein Teufelskreis. Die Qualität der Patientenversorgung kann dadurch massiv eingeschränkt werden. Längerfristige Folge kann sein, dass Patienten ausbleiben und damit die Wettbewerbsfähigkeit des Krankenhauses verloren geht.

Wünschenswert ist ein erweitertes Rollenverständnis der Geschäftsführung mit Ergänzung durch eine Sicht, die Ärzten im Rahmen des Machbaren und

Möglichen mehr Freiraum schafft, angemessen Patientenbelange mit Wirtschaftlichkeit kompatibel zu machen und diese als Partner auf gleicher Augenhöhe respektiert.

Dies ist nur realisierbar in enger Zusammenarbeit mit den Chefärzten und im Kontext eines neuen grundlegenden Verständnis von Führung (▶ Kap. 5), aber auch eines Konsens zu betriebswirtschaftlichen Fragen (auch ▶ Kap. 8).

7.8 Betriebswirtschaftliche zukunftsorientierte Positionierung der Fachabteilung – worauf es ankommt

Für eine erfolgreiche betriebswirtschaftliche Positionierung der Fachabteilung ist es sinnvoll, z. B. folgenden Erfordernissen Rechnung zu tragen:

- Veränderte Patientenklientele (alte und demente Patienten) mit der Notwendigkeit der Schaffung neuer Versorgungskonzepte (Bildung von Zentren, Integrierte Versorgung) und attraktiver Servicekonzepte
- Neue gesetzliche Regelungen, insbesondere zu den Möglichkeiten und Grenzen ambulanter Behandlungen
- Zunehmend leistungsstarke Wettbewerber (private Klinikkettenbetreiber)
- Spezialisierung von Wettbewerbern (Nischenbildung mit Orientierung auf lukrative Diagnosen und Therapien, z. B. Orthopädie, Onkologie)
- Zunehmender Fachkräftemangel

Zielführend ist eine Überprüfung und Reflexion von Art und Umfang der Leistungserbringung, der Leistungsplanung und eines zielorientierten abteilungsspezifischen Marketings zur Rekrutierung und Bindung von Mitarbeitern.

Art und Umfang der Leistungsplanung und Leistungserbringung sind zentral abhängig vom Personalbestand und qualifizierten Mitarbeitern. Der Forderung nach mehr Qualität im Krankenhaus kann nur umfassend auf Grundlage guter Mitarbeiter Rechnung getragen werden (gute Mitarbeiter sichern Qualität für den Patienten). Vor allem eine anzustrebende Prozessorientierung und die Durchführung von (unverzichtbaren) kontinuierlichen Markt- und Wettbewerbsanalysen sind nur mit ausreichend qualifiziertem Personal und auf Grundlage intelligenter Personalkonzepte (Delegation und flexibler Mitarbeitereinsatz) umsetzbar.

Im Einzelnen ergibt sich für eine effiziente Abteilungssteuerung durch den Chefarzt (s. auch: Roeder et al. 2012 und ▶ Kap. 11):

- Analyse von Leistungserbringung und Leistungsportfolio
- Im Kontext einer SWOT- Analyse mit Erfassung von Stärken, Schwächen, Chancen und Risiken die strategische Leistungsplanung definieren

- Nachhaltige Leistungsplanung hat höchsten Stellenwert, sie ist Grundlage für das mit den Kostenträgern zu vereinbarende Erlösbudget
- Eine Orientierung auf definierte Patientenspektren kann sinnvoll sein. Dies versetzt die Abteilung in die Lage, Wirtschaftlichkeits- und Qualitätseffekte zu erzielen und sich am Jahresende einen ausgeglichenen Haushalt zu sichern
- Prüfung, ob es sinnvoll ist, Leistungen über Klinische Pfade abzubilden
- Prüfung, welche Leistungen ggf. als Markenprodukte ausgewiesen werden können
- Hinterfragung der Aufgabenverteilung innerhalb der Abteilung, auch: Einsatz der Mitarbeiter auf Basis ihrer einschlägigen Qualifikationen
- Patientenmarketing ausreichend oder ergänzungsbedürftig?
- Prüfung, ob die Mitarbeiter den effizienten Einsatz personeller und finanzieller Ressourcen reflektieren

7.9 Erfolgreiches praktisches Handeln – Grundlage für einen Markenstatus des Chefarztes

Der Markenstatus eines Chefarztes ist für das Krankenhaus von wichtiger Bedeutung (Hellmann 2014 k). Patienten mit einer definierten Erkrankung suchen ein bestimmtes Krankenhaus vorrangig auf, weil sie sich in der für sie zuständigen Fachabteilung gut versorgt glauben. Im Idealfall agiert hier ein Chefarzt, der über die Region hinaus einen guten Ruf hat. Zum Tragen kommt vor allem seine medizinische Expertise.

In Extremfällen kann der exzellente fachliche Ruf des Arztes ein ganzes Klinikum »überstrahlen« (Beispiel: Spricht man von Medizinischer Hochschule Hannover, identifiziert man häufiger den Chirurgen Prof. Dr. Axel Haverich damit). Er ist Leuchtturm oder Markenzeichen für die Hochschule.

Der Begriff *Markenstatus*, bisher weitgehend festgemacht an der medizinischen Expertise und fokussierend auf die Patienten, muss in einer Zeit des demografischen Wandels und des Fachkräftemangels in einer erweiterten Dimension betrachtet werden.

Neben Patienten als Kunden ist zusätzlich auf Mitarbeiter und Einweiser zu fokussieren. Dabei spielen die Mitarbeiter eine entscheidende Rolle. Nur qualifizierte und motivierte Mitarbeiter können Patienten qualitativ hochwertig versorgen und damit einen angemessenen Beitrag zur dauerhaften Wettbewerbsfähigkeit des Krankenhauses leisten.

Attraktive Arbeitsbedingungen sind damit zu einem wichtigen Erfolgsfaktor für das Krankenhaus geworden. Die Positionierung im *Employer Branding* als guter Arbeitgeber ist konsequentermaßen und sinnvollerweise die Folge (Kriegler 2013).

Gute Arbeitsbedingungen schließen zielorientierte und Adressaten gerechte Führung und Kommunikation mit ein.

Der Besuch von Fortbildungen und damit der Erwerb von Managementkompetenzen begründen jedoch noch keinen Markenstatus. Dieser kann nur am Ende eines ergebnisorientierten Prozesses stehen, der sich in einem erfolgreichen praktischen Handeln des Chefarztes als Arzt und Manager niederschlägt (▶ **Abb. 7.5**). Erst wenn es dem Chefarzt gelingt, in angemessenem Umfang Patienten, Mitarbeiter und Einweiser zu rekrutieren und zu binden, hohe Behandlungsqualität mit Wirtschaftlichkeit kompatibel zu machen und vernetztes Denken und Teamarbeit zu leben, ist ein Markenstatus postulierbar. Unter den derzeitigen Rahmenbedingungen im Krankenhaus ist das Erlangen eines Markenstatus schwer erreichbar. Chefärzte sind aufgrund vertraglich orientierter Vorgaben oft gezwungen, sich mit Priorität an ökonomischen Zielen zu orientieren.

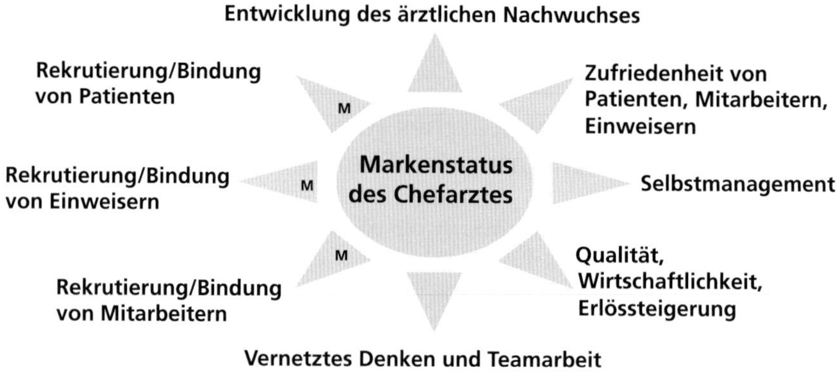

Entwicklung des ärztlichen Nachwuchses

Rekrutierung/Bindung von Patienten

Zufriedenheit von Patienten, Mitarbeitern, Einweisern

Rekrutierung/Bindung von Einweisern

Markenstatus des Chefarztes

Selbstmanagement

Rekrutierung/Bindung von Mitarbeitern

Qualität, Wirtschaftlichkeit, Erlössteigerung

Vernetztes Denken und Teamarbeit

Abb. 7.5: Erfolgreiches praktisches Handeln induziert und zementiert einen Markenstatus
Quelle: Eigene Darstellung

Wird dieser Missstand nicht durch die Geschäftsführung aufgehoben und ein Paradigmenwechsel eingeleitet, der gute Rahmenbedingungen für die Chefärzte schafft, werden Krankenhäuser nicht mehr mit einem Markenstatus oder »der Marke Chefarzt« (s. auch Hellmann 2009) punkten können. Folge wird sein, dass mit übergreifender Qualität, personifiziert durch den Chefarzt, nicht mehr geworben werden kann.

Geschäftsführungen könnten deshalb gut beraten sein, wenn Rahmenbedingungen *für die Chefärzte sichergestellt werden, die angemessenes ärztliches Handeln ohne expliziten Kostendruck wieder möglich machen.* Damit wäre die Grundlage für die Entwicklung eines Markenstatus gegeben und somit auch die Möglichkeit für das Krankenhaus, sich als renommierte Einrichtung der Patientenordnung zu präsentieren.

Unabhängig davon, kann die Geschäftsführung die Chefärzte wie folgt unterstützen:

• Bereitstellung von Werkzeugen des Qualitätsmanagements zur Befragung von Patienten, Mitarbeitern und Einweisern als Grundlage für einen kontinuierlichen Verbesserungsprozess (KVP) zur Optimierung von Prozess- und Ergebnisqualität

- Umfassende und zeitnahe Bereitstellung von Daten aus dem Controlling wie Ist-Zahlen, Abweichungen etc.
- Schaffung von Möglichkeiten zum Erwerb von Managementkompetenzen
- Einleitung von strukturellen Veränderungen (in Zusammenarbeit mit den Chefärzten), die die Zusammenarbeit der verschiedenen Berufsgruppen fördern (z. B. Einführung von Klinischen Pfaden oder KoPM®- Kooperatives Prozessmanagement als geeigneter Ansatz für die Umsetzung von Prozessorientierung auf Abteilungsebene)

7.10 Rekrutierung, Bindung und Entwicklung von Mitarbeitern – gemeinsame Aufgabe von Geschäftsführung und Chefärzten

Bisher konkurrierten Krankenhäuser um Patienten. Hinzu gekommen ist der Wettbewerb um Mitarbeiter. Nur Krankenhäuser, die es schaffen, qualifizierte Mitarbeiter zu gewinnen und langfristig zu binden, werden sich auf dem Gesundheitsmarkt behaupten können. Mitarbeiterrekrutierung, Mitarbeiterbindung und Mitarbeiterentwicklung müssen deshalb hohe Priorität für das Krankenhaus haben. Übergreifendes Ziel muss sein, sich glaubwürdig als guter Arbeitergeber zu präsentieren. Andere Branchen können vielfältige Anregungen geben, was zu tun ist und wie vorgegangen werden kann (Hasebrook et al. 2014).

Die Geschäftsführung ist deshalb (in Zusammenarbeit mit der Personalabteilung) in besonderer Weise gefordert, für die Bewältigung dieser Aufgaben geeignete Strategien zu entwickeln.

Dies ist leichter gesagt als getan. Pauschale Lösungen gibt es nicht. Individuelle Konzepte sind gefragt. Ihre Ausgestaltung ist abhängig von der örtlichen Lage des Krankenhauses, seinem Leistungsportfolio und den Mitbewerbern in der Region.

Eine Unterstützung der Geschäftsführung bzw. der Personalabteilung bei der Mitarbeiterrekrutierung durch die Chefärzte (mit Markenstatus) ist empfehlenswert.

Der Markenstatus eines Chefarztes kann eine Magnetwirkung für potenzielle Mitarbeiter entfalten und der Abteilung qualifizierte Mitarbeiter zuführen (Hellmann 2014 m).

Besonders im Fokus stehen sollten die hochleistungsfähigen potenziellen Mitarbeiter der Generation Y. Aufgrund eigenwilliger Vorstellungen zu Arbeitsbedingungen bedürfen sie einer besonderen Ansprache. Nachfolgend werden die besonderen Merkmale und Forderungen der Generation an ihr Arbeitsumfeld dargestellt, da die Rekrutierung von Mitarbeitern dieser Generation nur erfolgreich sein wird, wenn deren Wünsche und Bedürfnisse deutlich geworden sind (Bund 2014).

7.10.1   Die Generation Y

Die Generation Y ist inzwischen Gegenstand einer Flut von Publikationen (z. B. Bund 2014, Grande 2013, Hellmann 2014 l, 2015 b,c, Schmidt 2013). Nahezu ausschließlich projizieren die Publikationen auf die Arbeitergebersicht. Der Generation Y wird eine große Vielfalt von spezifischen Forderungen zugeordnet. Die meisten dieser Forderungen treffen aber auch die Vorstellungen der anderen Mitarbeitergenerationen im Krankenhaus. Dies gilt vor allem für den Wunsch nach Möglichkeit der Herstellung von Kompatibilität zwischen Beruf und Familie und die Sicherstellung von Arbeitszufriedenheit.

> Eine objektivere Beurteilung der Generation Y darf deren Selbsteinschätzung (Bund 2014) nicht vernachlässigen. Geht diese in die Betrachtung nicht ein, kann sich kein differenziertes Bild ergeben!

Eher spezifisch für die Generation Y (und abweichend von den Merkmalen anderer Mitarbeitergenerationen im Krankenhaus) sind folgende Eigenschaften (s. auch Bund 2014):

- Starkes Selbstbewusstsein, fordernde Haltung, deutliche Ansprache auch gegenüber Vorgesetzten
- Besondere Ansprüche an Führung und Kommunikation
- Hohe Ansprüche an die Ausstattung des Arbeitsplatzes (Nutzung mobiler DV-Techniken, Internetzugang, Ruhezonen)
- Anspruch auf durchlässige Karrierewege
- Realisierung des Spaßfaktors bei der Arbeit
- Ausgeprägte berufliche Flexibilität mit häufigem Wechsel des Arbeitsplatzes

Arbeitgeber haben vor allem Probleme mit der fordernden Haltung der Generation Y. Überraschen darf diese allerdings nicht. Während andere Mitarbeitergenerationen eher obrigkeitshörig orientiert sind und es ihnen schwer fällt, ihre Interessen deutlich zu artikulieren, sind die Mitglieder der Generation Y freier und offensiver. Sie sagen unmissverständlich, was sie wollen und was sie nicht wollen.

Ihnen wurden in der Regel bereits in der Familie alle Wünsche erfüllt (»Helikopter Eltern«), sie sind es somit gewohnt »zu nehmen« (Kraus 2013). Sie sind aber auch bereit »zu geben« und hohe Leistungsbereitschaft zu investieren, wenn ihnen attraktive Aufgaben übertragen werden. Die Zuordnung des Attributes »schwierig« für diese Generation erscheint deshalb nur eingeschränkt berechtigt.

> »Schwierig« erscheint diese Generation vor allem, weil über ihre Forderungen und Ansprüche strukturelle und organisatorische Defizite des Krankenhauses identifiziert bzw. gespiegelt werden.

Dies sind z. B.:

- Fehlen von Mitarbeiterorientierung
- Fehlen von Prozessorientierung, Teamorientierung und Transparenz
- Fehlen von Management- und Führungskompetenzen, sowohl seitens der Geschäftsführungen und Verwaltungen als auch Leitender Ärzte
- Fehlen von innovativen Strategien des Personalmanagements zur Umsetzung von innovativen Arbeitszeitmodellen für unterschiedliche Mitarbeiterbedürfnisse
- Fehlen von Konzepten für durchlässige Karrierewege

Eine positive Sicht auf diese Generation ist zwingend. Ihre Einbindung ist existenziell für das Krankenhaus. Gehen kann es nicht um die Frage: »Was mit dieser Generation nicht geht«, sondern »Was mit dieser Generation geht«. Und es geht vieles mit dieser Generation, ja alles (s. auch Bund 2014), wenn man sie als Chance für das Krankenhaus begreift und erkennt, dass viele ihrer Eigenschaften einen wichtigen Beitrag zur Bestandssicherung des Krankenhauses leisten können.

Technisch hohes Interesse der Generation bietet dem Krankenhaus die Chance, sich mit innovativen Technologien auseinander setzen zu müssen und diese ins Krankenhaus Eingang finden zu lassen: z. B.: Einführung innovativer Krankenhausinformationssysteme, Telemedizin etc. (Salehin u. Schmidt 2011).

Ein angemessenes Selbstbewusstsein nützt dem Krankenhaus für extern orientierte Aufgaben und repräsentative Tätigkeiten.

Hohe Ansprüche an die Ausstattung des Arbeitsplatzes sind nicht nur tolerierbar, ja sie sind unabdingbar einzufordern. Nur mit einer modernen technischen Ausstattung können Mitarbeiter anfallende Aufgaben effizient erledigen und damit den Herausforderungen einer innovativen Patientenversorgung Rechnung tragen. Dies gilt z. B. für die Patientendokumentation oder für eine DV-zentrierte Patientenversorgung. Die Anwendung von unterschiedlichen IT-Applikationen ist deshalb nicht zu verteufeln, sondern zu fördern (s. auch Salehin u. Schmidt 2011).

Entscheidend für eine zielorientierte und effiziente Einbindung der Generation in die Belegschaft des Krankenhauses ist, dass das Führungspersonal vor allem auf Abteilungsebene umfassende Managementqualifikationen mitbringt und grundlegende Kommunikations- und Führungstechniken beherrscht. Darüber hinaus ist zu berücksichtigen, dass die Generation Y nicht nur anders geführt und fachlich betreut werden will als andere Generationen, sondern auch besondere Lern- und Lehrformen wie E-Learning, Blended-Learning oder problemorientiertes Lernen (POL) einfordert (ebenda).

Eine alleinige Fokussierung des Krankenhauses auf die Generation Y ist allerdings nicht ausreichend. Das Führungspersonal muss die besonderen Merkmale und Bedürfnisse aller Generationen kennen und Führung situativ auf die jeweiligen Ansprüche der verschiedenen Generationen ausrichten können (▶ **Kap. 5** u. Hahnenkamp und Hasebrook 2015). Dabei ist die Führung von altersheterogenen bzw. generationenheterogenen Mitarbeitergruppen (Generationenmix) eine besondere Herausforderung!

7.10.2 Mitarbeiterrekrutierung und Mitarbeiterbindung als Gemeinschaftsprojekt von Geschäftsführung und Chefärzten

Der Geschäftsführung bzw. der Personalabteilung obliegt es bei der Mitarbeiterrekrutierung, das Krankenhaus global als renommierte Einrichtung der Patientenversorgung und als guten Arbeitgeber zu präsentieren.

Erfolgreich kann dies nur sein, wenn im Marketing angepriesene Vorzüge des Krankenhauses mit der Realität übereinstimmen.

Dies gelingt z. B. durch

- den Nachweis eines familienfreundlichen Umfelds mit guten Möglichkeiten zur Vereinbarung von Beruf, Familie und Freizeit (Work Life Balance)
- den Nachweis des Vorhandenseins einer Dialogkultur als Grundlage für gute Kooperation der verschiedenen Berufsgruppen im Krankenhaus
- den Nachweis des Vorhandenseins einer Fehlerkultur mit einem offenen Umgang mit Fehlern
- den Nachweis der besonderen Berücksichtigung der Belange von weiblichen Mitarbeitern mit Angeboten zu innovativen Arbeitszeitmodellen

Erfolgreiche Mitarbeiterrekrutierung wird vor allem dann gegeben sein, wenn die Chefärzte die Geschäftsführung dabei massiv unterstützen.

Denn die Versorgung der Patienten erfolgt in den Fachabteilungen. Hier bedarf es fachlich qualifizierter und menschlich integrer Mitarbeiter mit spezifischen Anforderungsprofilen.
Diese kennt nur der Chefarzt. Die Geschäftsführung wäre überfordert, diese zu definieren.

Problematisch ist die Rekrutierung von jungen Ärztinnen und Ärzten der Generation Y. Im Bewusstsein des Personalmangels und des Wissens um hohe Verhandlungsmacht (Hellmann 2014 m), ihrer guten Ausbildung und generationsspezifischen Eigenschaften (technologisch versiert) sehen sie sich nicht in der Rolle eines Stellensuchenden, der vom Wohlwollen der einstellenden Abteilung abhängig ist. Sie treten vielmehr sehr selbstbewusst auf, wohlwissend, dass sie mehr Verhandlungsmacht besitzen als andere Generationen vor ihnen. Es gilt das Prinzip: »Wenn ihr nicht erkennt, welche Qualitäten ich habe, ist das nicht mein Problem. Ein anderes Krankenhaus wartet nur darauf, mich als Mitarbeiter zu gewinnen«.
Arbeitszufriedenheit steht im Mittelpunkt der Forderung dieser Generation (Hellmann 2014 b). Sie ist Schlüsselfaktor für die Sicherung der Wettbewerbsfähigkeit der Fachabteilung. Chefärzte, die einem Markenstatus gerecht werden und in ihrem Persönlichkeitsprofil Wünsche der Generation Y spiegeln, dürften

bei der Mitarbeiterrekrutierung dieser Generation erfolgreich sein. Dazu einige praktische Tipps:

Machen Sie deutlich:

- Für die erfolgreiche Positionierung Ihrer Abteilung bringen Sie nicht nur hohe medizinische Expertise, sondern auch Managementqualifikationen mit.
- Vorbildfunktion auf der Grundlage menschlicher Integrität ist tragendes Element ihrer Führungsphilosophie.
- Sie verstehen sich als kollegialen Partner Ihrer Mitarbeiter, Teamorientierung und Transparenz sind Ihnen wichtig.
- Eine angemessene Dialogkultur halten Sie für unverzichtbar, nur auf einer entsprechenden Basis sehen Sie Möglichkeiten einer guten Zusammenarbeit mit anderen Berufsgruppen und externen Kooperationspartnern.
- Kommunikation mit Patienten ist für Sie keine (paternalistisch orientierte) Einbahnstraße. Sie sind kommunikativ flexibel und können sich auf die Bedürfnisse unterschiedlicher Patientengruppen einstellen. Dies schließt die Möglichkeit zur Einbindung des Patienten in den Behandlungsprozess mit ein, wenn dieser dazu die Voraussetzungen mit bringt (PEF – Partizipative Entscheidungsfindung).
- Im Mittelpunkt Ihrer Bemühungen steht der Patient. Damit sind Zielvereinbarungen mit fragwürdigen Boni (unbegründete Fallzahlsteigerungen) für Sie nicht akzeptabel. Dies steht nicht im Widerspruch dazu, dass Sie sich bemühen, hohe Versorgungsqualität mit Wirtschaftlichkeit kompatibel zu machen und bereit sind, gesamtwirtschaftliche Verantwortung für das Krankenhaus mit zu tragen.

Sofern Sie die oben genannten Auffassung über Ihr persönliches externes Marketing (z. B. im Internet) und im Sinne von Employer Branding (Kriegler 2013) glaubwürdig an potenzielle Mitarbeiter transportieren können, sind Sie auf der Gewinnerstraße. Es werden dadurch letztendlich Rahmenbedingen gespiegelt, die für eine befriedigende Tätigkeit im Krankenhaus erwartet werden.

Punkten können Sie auch, wenn Sie verdeutlichen, dass Sie allgemeinen Vorurteilen gegenüber der Generation Y nicht unterliegen und deren Wünsche mit Zielvorstellungen Ihrerseits übereinstimmen.

- Sie schätzen die hohe Leistungsbereitschaft der Generation Y verbunden mit Ehrgeiz und Fleiß.
  Rückschluss für die Bewerber: Teamorientierung und Teamfähigkeit sind vorhanden, auch im Hinblick auf die Zusammenarbeit unterschiedlicher Status- und Berufsgruppen.
- Innovative Kommunikationstechnologien sind für Sie unverzichtbar.
  Rückschluss für die Bewerber: Sie akzeptieren auch spielerische Kreativität über das Internet, sofern diese mit den Zielen Ihrer Abteilung übereinstimmt.
- Sie sind Befürworter durchlässiger Karrierewege.
  Rückschluss für die Bewerber: Kommt der Intention entgegen, Karrierewege verändern und individuell anpassen zu wollen.

- Arbeitszufriedenheit der Mitarbeiter hat für Sie höchste Priorität.
  Rückschluss für die Bewerber: Hier liegen für mich gute und attraktive Arbeitsbedingungen vor.

Darüber hinaus kann es für eine erfolgreiche Mitarbeiterrekrutierung sinnvoll sein, wenn Sie in einschlägigen Präsentationen, sei es konventionell oder elektronisch, »indirekt« auf Ihre Rolle als attraktiver Arbeitgeber hinweisen (▶ Tab. 7.1, siehe auch Hellmann 2014 k).

Tab. 7.1: Hinweise auf die Rolle des Chefarztes als attraktiver Arbeitgeber

Eigenschaften als Arbeitgeber	Rückschlüsse der Bewerber
Präsentation Ihrer Abteilung übergreifend als Team (z. B. Foto von Chefarzt, Sekretärin, jüngeren Mitarbeitern).	Teamorientierung und Teamfähigkeit des Chefarztes ist gegeben (Zusammenarbeit unterschiedlicher Status- und Berufsgruppen).
Ausweisung Ihrer Kooperationspartner, z. B. Unikliniken, MVZ, Spezialkliniken, niedergelassene Ärzte.	Transportiert Ihre Fähigkeit und Bereitschaft, für innovative Versorgungsmodelle offen und übergreifend kooperationsfähig zu sein.
Grobdarstellung Ihrer Ergebnisse von Patienten- und Mitarbeiterbefragungen.	Macht deutlich, dass Sie die Bedürfnisse von Patienten und Mitarbeitern ernst nehmen.
Kommunizieren Ihrer Zusammenarbeit mit der Geschäftsführung, z. B. über Foto und Video.	Lässt erkennen, dass eine Dialogkultur praktiziert und ein gutes Betriebsklima vorliegt.
Kommunizieren der Besonderheiten Ihrer medizinischen Expertise, Ihrer Managementkompetenzen, Ihrer Erfahrungen in der Fort- und Weiterbildung ärztlicher Mitarbeiter, aber auch der Karrieren, die Mitarbeiter von Ihnen gemacht haben.	Hohe medizinische Expertise und Managementkompetenzen sind gleichermaßen vorhanden. Diese spiegeln sich auch in einem Einsatz des Chefarztes für die Karriere seiner Mitarbeiter wider. Mögliches Fazit: Das ist für mich der »richtige« Partner.

Gelingt es dem Krankenhaus in enger Zusammenarbeit von Geschäftsführung und Chefärzten, sich als guter Arbeitgeber zu positionieren, der die Stärken der Generation Y zu schätzen weiß, ist dies eine gute Voraussetzung für eine erfolgreiche Rekrutierung und Bindung von Mitarbeitern.

7.10.3 Talentmanagement

Der Fachkräftemangel induziert die Suche nach neuen Strategien zur Rekrutierung und Bindung von Mitarbeitern, vor allem für Führungsaufgaben. *Talentmanagement* ist das Schlagwort, das einer konsentierten Definition bisher nicht zugänglich ist. Darunter wird z. B. ein unternehmensstrategischer Ansatz mit Fokus auf Mitarbeiterrekrutierung, Mitarbeiterförderung und Mitarbeiterbindung verstanden. Idee ist, freie Schlüsselpositionen im Unternehmen durch im eigenen Krankenhaus vorhandene Talente zu besetzen (s. auch Behrendt u. Pundt 2013). Sicherlich eine gute Idee.

Die Umsetzung setzt jedoch voraus, dass das Krankenhaus einen breiten und differenzierten Überblick über die konkreten Qualifikationen und Karriereerwartungen seiner Mitarbeiter hat. Voraussetzung ist weiterhin das Vorhandensein eines personalstarken Pools an Mitarbeitern als Grundlage für eine kontinuierliche Rekrutierung von Talenten. Adressaten für die Umsetzung von Talentmanagement als Teil eines unternehmensstrategischen Ansatzes sind deshalb vor allem personalstarke Krankenhäuser wie Universitätskliniken, regionale Krankenhausverbünde oder private Klinikkettenbetreiber.

Dies bedeutet nicht, dass Talentmanagement einen größeren Aufwand des Krankenhauses mit umfassender Suche nach talentierten Mitarbeitern entbehrlich macht. Vielmehr liegt seine Bedeutung in einer ergänzenden Funktion zu den üblichen Rekrutierungsstrategien für die Gewinnung von Mitarbeitern. Besondere Bedeutung hat das Management ärztlicher Talente (s. auch Feser et al. 2015, ▶ Kap. 13).

7.11 Handlungsoptionen und Fallstricke für die Geschäftsführung im zusammenfassenden Überblick

Über den Tellerrand schauen eröffnet Chancen!

Dies ist eine empfehlenswerte Devise. Andere Branchen haben vielfältige Erfahrungen. Diese sollten für das Krankenhaus genutzt werden.

Die Geschäftsführung muss den Hut aufhaben!

Neben der Sicherung der Wettbewerbsfähigkeit des Krankenhauses auf der Grundlage kluger operativer strategischer Planung mit dem Ziel hoher Versorgungs- und Servicequalität für die Patienten ist die Geschäftsführung übergreifend verantwortlich für:

- die Organisation von Zusammenarbeit
- eine nachhaltige Personalentwicklung, Personalrekrutierung und Personalbindung
- die Entwicklung von Vorstellungen zur Umsetzung effizienter Führung
- eine angemessene Dialog- und Fehlerkultur
- die Herstellung von Zufriedenheit für Patienten, Mitarbeiter und Einweiser

Fürsorgepflicht für alle Mitarbeiter, und damit auch für Chefärzte, versteht sich von selbst. Zur Frage der Organisation von Führung im Krankenhaus gibt es unterschiedliche Ansätze. Überzeugend ist ein Ansatz, der Führung nicht mehr punktuell, sondern als vernetztes Projekt ausweist (▶ **Kap. 5**).

Prozessorientierung muss längerfristig die funktionale Aufbau- und Ablauforganisation ersetzen!

Die funktionale Aufbau- und Ablauforganisation mit Fachabteilungen unter der Leitung von Chefärzten erscheint auf breiter Basis nicht mehr zielführend. Dies steht nicht im Widerspruch zur Beibehaltung dieser Organisation dort, wo es sinnvoll ist (z.B. Universitätskliniken). Prozessorganisation fördert flachere Hierarchien, eine bessere Zusammenarbeit der verschiedenen Berufsgruppen und Teamorientierung. Sie ist damit auch ein nachhaltiges Instrument zur Befriedung von Forderungen der jüngeren Generationen im Krankenhaus (Generation Y).

Erweiterte Einbeziehung der Pflege stärkt die Wettbewerbsfähigkeit des Krankenhauses!

Die Stärkung der Rolle der Pflege im Rahmen abteilungsbezogener Prozessorganisation durch Bildung therapeutischer Teams aus Ärzten und Pflege, oder aber auch durch Zuordnung von Verantwortlichkeit im Case Management wird ja bereits an verschiedenen Krankenhäusern umgesetzt. Ebenfalls werden auf der Grundlage der Delegation ärztlicher Leistungen Aufgaben in der Patientenversorgung übernommen. Letzteres könnte erweitert werden durch die Mitwirkung oder Zuständigkeit für die Bereitstellung sektorenübergreifender Behandlungspläne für komplexe Krankheitsbilder.

Qualität im Krankenhaus muss mehr sein als Ergebnisqualität!

Zielführend für die Bestandssicherung des Krankenhauses ist der Ersatz der bisher in deutschen Krankenhäusern breit praktizierten eindimensionalen Qualität (mit Fokussierung auf die medizinische Ergebnisqualität) durch eine multidimensionale Qualitätsperspektive mit zusätzlicher Ausrichtung auf: Arbeitgeberqualität, Kooperationsqualität und Ökonomische Qualität.

In besonderer Weise ist die Prozess- u. Servicequalität zu berücksichtigen. Sie nimmt der Patient als »Subjektive Qualität« wahr und beurteilt danach die Qualität des Krankenhauses.

Auf Grundlage der erweiterten Sicht von Qualität ist eine *kooperative Kundenorientierung* möglich, die den Wünschen und Interessen von Patienten, Mitarbeitern und Einweisern gleichermaßen Rechnung trägt. Besondere Bedeutung hat die Arbeitgeberqualität. Sie ist wichtige Grundlage guter Qualität für den Patienten. Denn nur qualifizierte und motivierte Mitarbeiter werden Patienten angemessen versorgen.

Effizientes Qualitätsmanagement erfordert eine enge Zusammenarbeit zwischen zentralem Qualitätsmanagement und den Leitern der Fachabteilungen!

Die Fachabteilungen müssen zentral in das Qualitätsmanagement eingebunden werden. Hier erwarten Patienten hohe Versorgungs- und Servicequalität. Aufwändige Qualitätsmanagementsysteme mit einem zentralen Qualitätsmanagement sind nutzlos, wenn die Fachabteilungen zur Verfügung gestellte Befragungsergebnisse nicht zur Kenntnis nehmen und einen Kontinuierlichen Verbesserungsprozess (KVP) nicht einleiten.

Zwei Irrtümer zum Qualitäts- und Risikomanagement!

»Eine Zertifizierung ist ein Instrument oder ein Verfahren zur Herstellung von mehr Qualität«. Diese Einschätzung trifft nicht die Realität. Eine Zertifizierung (z. B. nach KTQ®) zeigt »nur« das Bemühen um Qualität. Nicht mehr und nicht weniger!

Die Vorstellung, ein zertifiziertes Krankenhaus liefere grundsätzlich bessere Qualität als ein nicht zertifiziertes Krankenhaus, ist nicht haltbar (s. auch Möller 2014). Auch andere Autoren stellen die Wirksamkeit von aufwändigeren Qualitäts- und Zertifizierungsaktivitäten im Krankenhaus in Frage (Offermanns 2015).

Eine Zertifizierung gemäß KTQ® mag zwar die Patienten »beruhigen« (»Andere Krankenhäuser haben das auch«), den Zertifizieren nützen und den Krankenhäusern immer noch einen gewissen Marketingeffekt sichern.

Eine wirklich praktische Relevanz für mehr Qualität im Krankenhaus haben sie jedoch offenbar nicht. Qualitätsmanagement muss gelebt werden. Dies ist vielerorts nicht der Fall.

Eine Zertifizierung einer einzelnen Abteilung oder auch eines ganzen Krankenhauses kann somit hier nicht empfohlen werden, zumal das Kosten-Nutzenverhältnis nicht ausgewogen ist. Dies steht nicht im Widerspruch zu der Auffassung, dass Zertifizierungen durchaus großen Nutzen für den Patienten haben können. Gedacht sei hier z. B. an spezifische Zertifizierungsverfahren in Zusammenhang mit der Zertifizierung von Organzentren.

»Ein CIRS-CRITICAL INCIDENT REPORTING SYSTEM ist ein Risikomanagementsystem”. Dies trifft ebenfalls nicht zu. Ein CIRS ist lediglich eines von vielen Instrumenten des Risikomanagements. Ein nachhaltig wirkendes Risikomanagementsystem beinhaltet einen ganzheitlichen Ansatz mit einer größeren Zahl von Facetten wie Medizinisches Risikomanagement, Betriebswirtschaftliches Risikomanagement etc.

Kluge Personalentwicklung ist existenziell für die Bewältigung der aktuellen Herausforderungen für das Krankenhausmanagement!

Es erscheint zwingend und lohnenswert, über *innovative Ansätze der Personalentwicklung* nachzudenken. Die Notwendigkeit »lebenslangen Lernens« für alle Mitarbeitergenerationen ist für das Krankenhaus eine immensense Herausforderung. Eine Bewältigung ist u. a. durch das kontinuierliche Angebot externer und interner Schulungen möglich. Letztere gibt es vielerorts. Es fehlt aber meist die Einbindung in die Gesamtstrategie des Krankenhauses und damit in eine übergreifend organisierte Personalentwicklung. Einzelmaßnahmen für einzelne Berufsgruppen sind vorhanden, nicht jedoch berufsgruppenübergreifende Fortbildungsangebote.

Es könnte deshalb eine gute Entscheidung sein, wenn Personalentwicklung auf eine breite Basis gestellt wird und *strategische Gesamtkonzepte* zu diesem für das Krankenhaus existenziellen Bereich entwickelt werden. Organisatorisch könnte hier tragen ein »In-Institut«, aber auch ein »An-Institut« in Eigenregie des Krankenhauses, das Personalentwicklung zentral oder eher dezentral steuert.

Alternativ wäre denkbar die Realisierung einer »*Corporate University*« (s. auch Feser et al. 2015). Dieses Instrument ist in unterschiedlichen Ausprägungen realisierbar. Beispielhaft sei genannt die Kooperation eines Krankenhauses mit dem An-Institut einer Hochschule, das nicht nur auf Fragen der Personalentwicklung spezialisiert ist, sondern darüber hinaus auf Themen wie Markenentwicklung, Entwicklung von Medizinischen Markenprodukten oder Aufbau von Gesundheitsnetzwerken ausgerichtet ist.

Talentmanagement ja, aber mit richtiger Zielsetzung!

Talentmanagement ist keine Alternative zu den üblichen Verfahren der Personalrekrutierung und Personalbindung! Nur große Krankenhäuser mit vielen Mitarbeitern haben die Möglichkeit, umfassend Mitarbeiter für Führungspositionen zu generieren. In der Regel wird Talentmanagement deshalb nur ergänzend zu den üblichen Vorgehensweisen einbezogen werden können. Zur Rekrutierung und Bindung von Führungskräften im Ärztlichen Dienst ist es gut geeignet. Der Erfolg ist aber auch hier zentral abhängig von einem breiteren ärztlichen Personalbestand.

Berufsgruppenübergreifende Fortbildungen fördern die Zusammenarbeit!

Sie sind die Grundlage, innovative Projekte zu initiieren und umzusetzen (z. B. Einführung von Klinischen Pfaden, Realisierung von Prozessorientierung auf Abteilungsebene in enger Zusammenarbeit mit Leitenden Ärzten). Gute Konzepte werden von einzelnen Krankenhäusern bereits umgesetzt und können zur Orientierung dienen.

Kommunikative und soziale Kompetenzen sind für Chefärzte und die Geschäftsführung unverzichtbar!

Wert zu legen ist darauf, dass neu einzustellende Chefärzte und Geschäftsführer (neben der jeweiligen Fachexpertise Medizin oder Betriebswirtschaft) umfassend *kommunikative und soziale Kompetenzen* nachweisen können. *Teamfähigkeit* ist unverzichtbar. Sofern diese Fähigkeiten nicht ausreichend mitgebracht werden, empfiehlt sich eine Förderung durch Maßnahmen der Personalentwicklung (z. B. Coaching).

Rahmenbedingungen für die Zusammenarbeit ggf. über vertragliche Regelungen fixieren!

Die notwendige Zusammenarbeit zwischen Geschäftsführung und Leitenden Ärzten lässt sich auch über *vertragliche Regelungen* (z. B. Chefarztverträge, Verträge für Geschäftsführer) fördern. Bei bereits etablierten Entscheidern, wie Chefärzten mit Altverträgen, erscheint dies schwierig bis aussichtslos. Für neu einzustellende Führungskräfte besteht die Möglichkeit zu prüfen, welche Optionen vertragsrechtlicher Art zur Umsetzung guter Zusammenarbeit ggf. relevant sein können.

Professionalisierung der Verwaltung muss erfolgen, wenn nötig!

Während vor allem Pflege und Medizin sich in vielen Krankenhäusern professionalisiert haben, ist die Verwaltung nach Aussage von Experten vielerorts »stehen geblieben«. Hier wäre ggf. zu prüfen, in welchem Umfang und in welcher Art eine Professionalisierung der Verwaltung erforderlich ist.

Eine Erweiterung der Kompetenzen des Aufsichtsrates (Mitwirkung am operativen Geschäft) erscheint nicht empfehlenswert!

Wert gelegt werden sollte auf die Erfüllung der originären Aufgaben wie Kontrolle und Überwachung. Hier sind fundierte Sachkenntnisse erforderlich, die nicht immer vorhanden sind. In Aufsichtsräten kommunaler Kliniken mit einem überwiegenden Anteil von Kommunalpolitikern mit gezielten Parteiinteressen sind deshalb notwendige innovative Medizinstrategien oft nur schwer umsetzbar. Einschlägige Fortbildungen für Mitglieder von Aufsichtsräten können zum Erwerb geeigneter Kenntnisse beitragen. Ärztlichen Sachverstand im Aufsichtsrat kann dies aber nicht ersetzen.

Bestandsicherung des Krankenhauses über Integration in einen Verbund und Verschlankung der Leitung als Erfolgsfaktoren?

Nachzugehen wäre ggf. der Frage, ob die *Bestandsicherung des Krankenhauses als Teil eines Verbundes* der bestehenden Situation als Einzelkrankenhaus vorzuziehen ist und/oder die Führungsstruktur des Krankenhauses verschlankt werden sollte.

Ob eine Verbundlösung eine gute Lösung ist, sollte einer Einzelfallentscheidung vorbehalten bleiben. Bisher gibt es keine aussagekräftigen Studien, die dauerhafte Vorteile in einer Verbundlösung sehen.

Eine *Verschlankung der Leitung* mit dem Ziel höherer Effizienz durch »konzentrierte« Führung kann von Vorteil sein. Es trifft das Sprichwort zu: »Viele Köche verderben den Brei.« Praxisrelevant kann diese Aussage werden, wenn jedes Haus eines Verbundes einen eigenen Geschäftsführer unterhält oder aber die Führungsstruktur durch mehrere (konkurrierende) Geschäftsführer unübersichtlich wird.

Studien zum Krankenhausmanagement mit Zurückhaltung bewerten!

Fundierte Informationen zu Strategien und zur Positionierung von Krankenhäusern sind für die Geschäftsführung und Leitende Ärzte wichtige Grundlage für strategische Überlegungen. Empfehlenswert ist, zugängliche Informationen kritisch zu prüfen. Dies gilt für Informationen aus Fachbüchern, dem Internet und im Kontext von »Studien« gleichermaßen.

Studien und sogenannte Modellrechnungen sollten in besonderer Weise kritisch auf ihre Aussagekraft beurteilt werden. Im Hintergrund von Studien stehen oft eigene Beratungsinteressen der Urheber oder aber Interessen der Auftraggeber von Studien. Unabhängig vom Urheber empfiehlt es sich, folgenden Fragen nachzugehen:

- Wer ist Urheber der Studie?
- Wer ist Auftraggeber der Studie?
- In welchem Verhältnis stehen Urheber und Auftraggeber zueinander?

Insgesamt ergibt sich die Frage nach Neutralität. Studien oder Modellrechnungen bei denen deutlich wird, dass die Interessen eines evtl. Sponsors sozusagen deckungsgleich mit den Ergebnissen der Studie sind, lassen nicht selten den Schluss auf mangelnde Neutralität und Aussagekraft der Studie zu.

Systempartnerschaften sind kein Allheilmittel für alle Krankenhäuser!

Systempartnerschaften sind keine Optionen für kleine und mittelgroße Krankenhäuser. Für private Klinikkettenbetreiber, Universitätskliniken und auch kommunale Verbünde können sie hingegen eine Option sein. Ein Beispiel für eine (offensichtlich) erfolgreiche Systempartnerschaft liefert der Klinikverbund

Gesundheit Nordhessen. Die Systempartnerschaft fokussiert hier schwerpunktmäßig auf Bereiche wie Radiologie und Elektromedizin. Systempartnerschaften werden auch propagiert in Bezug auf orthopädisch orientierte Kliniken.

Zu berücksichtigen ist generell, dass die vertragliche Gestaltung zwischen Krankenhaus und Systempartner hochgradig komplex und kompliziert ist. Krankenhäuser, die eine Partnerschaft eingehen wollen, sollten unter Einbeziehung juristischen Sachverstandes sehr genau prüfen, wie sich die Partnerschaft so gestalten lässt, dass beide Partner davon angemessen profitieren können.

Sonst könnte es ein bitteres Erwachen geben, z. B. wenn sich finanzierte Großgeräte aufgrund nachlassender Patientenströme nicht amortisieren, eine Vertragsbindung aber noch über einen längeren Zeitraum besteht.

Negativ könnte sich eine Systempartnerschaft auch in der Weise auswirken, dass durch die Kooperation zwischen Krankenhaus und Systempartner zur Übernahme von Managementfunktionen (z. B. Gebäudemanagement) die Führungsstrukturen des Krankenhauses komplexer, aber nicht zwingend effizienter werden. Damit erscheint das Geschäftsmodell Systempartnerschaften unter Führungs- und Entscheidungsaspekten wenig zielführend. Das komplexe System Krankenhaus wird durch die Einbeziehung von Systempartnern in Kern- und Randbereiche differenziert. Dies erscheint weder unter strategischen Gesichtspunkten noch unter Managementaspekten günstig.

Beratungsangebote intensiv auf Nutzen für das Krankenhaus prüfen!

Im Kontext knapper werdender Ressourcen müssen ursprünglich für Beratung zur Verfügung stehende Mittelansätze in den meisten Krankenhäusern zunehmend eingeschränkt werden. Es lohnt sich deshalb, intensiv der Frage nachzugehen, welches Ziel das jeweilige Beratungsangebot konkret verfolgt und in welchem Umfang es zeitnah zur Wettbewerbsfähigkeit des Krankenhauses beitragen kann. Zu empfehlen ist die Umsetzung von ganzheitlichen Angeboten und nicht von einzelnen Facetten definierter Problemkreise. So erscheint es lohnender ein Gesamtkonzept zur Führung und Motivation von Mitarbeitern umzusetzen, als beispielsweise »Seminare zur Freundlichkeit« (König 2015) oder zum gerade kreierten »Neugier-Management« (Friedemann 2015). Denn wirklich motivierte Mitarbeiter, die ihre Arbeit gerne tun, sind in der Regel auch freundlich und neugierig.

Zusammenfassung

Die Geschäftsführung des Krankenhauses muss den »Hut aufhaben«. Ihre Aufgabe ist es, Zusammenarbeit zu organisieren und gemeinsam mit den Leitenden Ärzten das operativ strategische Geschäft zu gestalten und umzusetzen. Eine kluge Einbindung der Pflege versteht sich von selbst. »Getrennte Wege« von Geschäftsführung, Fachabteilungen und Pflege sind kontraproduktiv. Einzufordern ist ein neues Führungsverständnis, welches Führung nicht als Einzelaktivität begreift, sondern unterschiedliche Führungsaktivitäten auf Basis einer übergreifenden Führungsphilosophie als vernetzten Ansatz bündelt.

Literatur

Becker, M./Kirchner, M.: Gute halten, neue integrieren, alle weiterentwickeln. Personalentwicklung als Motor des Fortschritts in Krankenhäusern. In: KU Gesundheitsmanagement 12/2012, S. 40-42.

Behrendt, S., Pundt, J.: Finden, fördern, binden. f & w 5, S. 526-529 (2013)

Bühler, S./Attanasio, A.: Lösungsansätze für die Praxis. Zukunftsszenario Akutkrankenhaus für die alternde Gesellschaft. In: KU Gesundheitsmanagement 12/2011, S. 44-46.

Blum, K., Büchner, V.A., Hinz, V., Schreyögg, J.: Die Rolle des Aufsichtsrates im Krankenhaus. Ergebnisse einer Befragung deutscher Krankenhausaufsichtsgremien. das Krankenhaus 9, 912-919 (2013)

Braun, B.: Wunsch und Wirklichkeit der berufsgruppenübergreifenden Kooperation im Krankenhaus. Pflege & Gesellschaft 16. Jahrgang 2011 H.4, S. 303-321

Bund, K.: Glück schlägt Geld. Generation Y: Was wir wirklich wollen. Murman Verlag GmbH, Hamburg 2014

Busch, H. P.: Das Berufsbild Chefarzt im Wandel. In: das Krankenhaus 3/2011, S. 229-234.

Busch, H.P.: Management-Handbuch für Chefärzte. Heidelberg 2012

Buxel, H.: Arbeitsplatz Krankenhaus. Was Ärzte zufriedener macht. Dtsch Ärztebl 2013 110. A 494/B 440/C 440

Caspari, H.: Die Chefarztauswahl treffsicher gestalten. Sana hat ein Kompetenz-Center für Chefarztberufungen eingerichtet. In: KU Gesundheitsmanagement 11/2010, S. 81-83.

Clausen, S., Neller, M.: Leibeigene in Weiß. Ein Chefarzt setzt seine Assistenzärzte in einer Klinik ein, die auch ihm teilweise gehört. Ein Lehrstück über Machtmissbrauch. Welt am Sonntag, Nr. 38, 22. September 2013 (Wirtschaft S. 35)

Costa, S.-D. Nicht zum Nutzen der Patienten. Deutsches Ärzteblatt 38, A 1556-A 1557 (2014)

Dahlgaard, K., Stratmeyer, P.: Prozessorientierung im Krankenhaus. In: Hellmann, W., Beivers, A., Radtke, C.,Wichelhaus, D. (Hrsg.): Krankenhausmanagement für Leitende Ärzte. 2. völlig neu bearbeitete und erweiterte Auflage. medhochzwei, Heidelberg 2014

Doelfs, G.: Wie haben Sie das gemacht, Herr Kreutzer? kma 11, 30-31 (2014)

Düllings, , J., Busch, H.P.: Gemeinsam führen. nahdran 1, S. 7-11 (2014)

Engelke, D.-R., Schmidt-Rettig, B., Winter, C. In: Busse, R., Schreyögg, J., Stargardt, T. (Hrsg.): Management im Gesundheitswesen. 3. Aufl. Springer 2013, S. 347- 364

FacharztPlus: Lebensarbeitsperspektiven für Fachärztinnen und Fachärzte an Universitätskliniken. www.facharztplus.info/ Zugriff: 12.11.14

Feser, U., Da-Cruz, P., Schafmeister, S., Pfannstiel, M.: Corporate University. Innovative Ansätze der Personalentwicklung. HCM 4, 2015 – ohne Seitenangabe

Fölsch, U.R., Märker-Hermann, E., Schumm-Draeger, P.M., Frey, N., Müller-Quernheim, J., Stüber, E., Weber, M., Broglie, M., Kapitzka, T.: Konfliktpotenzial im Krankenhaus: Die Zusammenarbeit zwischen ärztlicher und kaufmännisch-wirtschaftlicher Leitung. Dtsch Med Wochenschr 2014; 139: 1-10: U.R. Fölsch et al.; DGIM-Studie »Ärzte-Manager 2013«

Frenzel, A., Neffe-Söngen: Trends Im Klinikmarkt. Die Ökonomisierung des Marktes fördert neue Geschäftsmodelle und -prozesse. In: Klinik 2025, S. 10-13, Hrsg.: Kümper, H. JP/KOM Healthcare (2013)

Friedmann, J., Knaup, H.: Direkt aufs Privatkonto. Spiegel 39, 34-35 (2014)

Friedemann, C.: Der Treibstoff der Veränderung. Neugier-Management als Innovations-Turbo für Krankenhäuser. KU special Controlling, April 2015, S. 23-24 (2015)

Gaede, K.: Für dumm verkauft. Es kracht in deutschen Kliniken: Klinikmanager üben mit knallharten Finanzvorgaben Druck aus. Chefärzte fordern fairere Umgangsformen. In: kma 5/2012, S. 49-55.

Grande, S.: Generation Y im Berufsleben. Ganz anders und manchmal gleich. *zm* online Heft 24/2013. Zugriff: 27.2.2014

Grethlein, T., Lorenz, M.: Wir müssen reden. f&w 1/2013, S. 48-50

Hahnenkamp, K., Hasebrook, J. (Hrsg.): Rund auf eckig. Die junge Ärztegeneration im Krankenhaus. medhochzwei-Verlag, Heidelberg 2015

Hasebrook, J.P., von Schirach, C., Heitmann, C.: Gesundheitswesen in der Demographie-falle: Was können Krankenhäuser von anderen Branchen lernen? Ergebnisse einer branchenübergreifenden Studie zu generationsspezifischen Maßnahmen bei der Gewinnung und Bindung von hochqualifizierten Fachkräften. das Krankenhaus 6, 1-5 (2014)

HCHE Hamburg: Studie zu Aufsichtsräten. www.kma-online.de/nachrichten/management/hamburg-center-for-healtheconomics.de (abgerufen am 6.12.2013)

Hellmann, W. (2009): Der Chefarzt als Marke? In: Hellmann, W. (Hrsg.): Handbuch Integrierte Versorgung, 19. Aktualisierung. medhochzwei, Heidelberg

Hellmann, W. (2010): Klinische Pfade und Behandlungspfade. In: Hellmann, W., Eble, S.: Ambulante und Sektorenübergreifende Behandlungspfade. Medizinisch Wissenschaftliche Verlagsgesellschaft, Berlin

Hellmann, W. (2014 a): Subjektive Qualität. In: Hellmann, W. (Hrsg.): Abteilungsmanagement *kompakt*. S. 63. medhochzwei, Heidelberg

Hellmann, W. (2014 b): Arbeitszufriedenheit- Schlüssel zur Facharztrekrutierung. Markenstatus des Chefarztes ausbauen und nutzen. Klinik Wissen Managen 1/14, S. 27-29

Hellmann, W. (2014 c): Dialogkultur. In: Hellmann, W. (Hrsg.): Abteilungsmanagement *kompakt*. S. 55-56. medhochzwei, Heidelberg

Hellmann, W. (2014 d): Ökonomie als Primat ärztlichen Handelns. In: Hellmann, W. (Hrsg.): Abteilungsmanagement *kompakt*. S. 43-48. medhochzwei, Heidelberg

Hellmann, W. (2014 e): Modifiziertes Ärztliches Selbstverständnis des Chefarztes tut not. In: Hellmann, W., Beivers, A., Radtke, C., Wichelhaus, D. (Hrsg.). Krankenhausmanagement für Leitende Ärzte. S. 227-241. medhochzwei, Heidelberg, 2. Aufl.

Hellmann, W.(2014 f): Kooperation von Chefärzten und Geschäftsführung. In: Hellmann, W., Beivers, A., Radtke, C., Wichelhaus, D. (Hrsg.). Krankenhausmanagement für Leitende Ärzte. S. 389-406. medhochzwei, Heidelberg, 2. Aufl.

Hellmann, W.: (2014 g) Management der Fachabteilung- unterschiedliche Wege führen zum Ziel. In: Hellmann, W. (Hrsg.): Abteilungsmanagement *kompakt*. S. 38-42. medhochzwei, Heidelberg

Hellmann, W.(2014 h): Managementkompetenzen- unverzichtbar für die Abteilungsführung. In: Hellmann, W., Beivers, A., Radtke, C., Wichelhaus, D. (Hrsg.). Krankenhausmanagement für Leitende Ärzte. S. 235-231. medhochzwei, Heidelberg, 2. Aufl.

Hellmann, W.(2014 i): Erweiterte Kompetenzen von Aufsichtsräten in Krankenhäusern- eine überflüssige Debatte? In: Hellmann, W., Beivers, A., Radtke, C., Wichelhaus, D. (Hrsg.). Krankenhausmanagement für Leitende Ärzte. S. 527-535. medhochzwei, Heidelberg, 2. Aufl.

Hellmann, W.(2014 k): Persönliches Marketing des Chefarztes- Magnetwirkung für die Rekrutierung von Mitarbeitern: In: Hellmann, W., Beivers, A., Radtke, C., Wichelhaus, D. (Hrsg.). Krankenhausmanagement für Leitende Ärzte. S. 433-438. medhochzwei, Heidelberg, 2. Aufl.

Hellmann W. (2014 l): Generation Y: Glossar Integrierte Versorgung. Handbuch Integrierte Versorgung, 44. Aktualisierung 2014, S. 56-59.

Hellmann, W. (2014 m): Personalmangel induziert mehr Verhandlungsmacht für Leitende Ärzte. In: Hellmann, W., Beivers, A., Radtke, C., Wichelhaus, D. (Hrsg.). Krankenhausmanagement für Leitende Ärzte. S. 357-365. medhochzwei, Heidelberg, 2. Aufl.

Hellmann, W. (2015 a): Managementkompetenzen- auch für die Geschäftsführung ein Muss! In: Hellmann, W. (Hrsg.): Handbuch Integrierte Versorgung 47. Aktualisierung. medhochzwei, Heidelberg

Hellmann, W. (2015 b): Schwer realisierbare Ansprüche der Generation Y- Möglichkeiten und Grenzen der Gegensteuerung. In: Hellmann, W. (Hrsg.): Handbuch Integrierte Versorgung 48. Aktualisierung. medhochzwei, Heidelberg

Hellmann, W. (2015 c): Thesen und Anmerkungen zu einer realistischen Sicht auf die Generation Y als Grundlage für eine gute Zusammenarbeit im Krankenhaus. In: Hellmann, W. (Hrsg.): Handbuch Integrierte Versorgung 49. Aktualisierung. medhochzwei, Heidelberg

Hellmann, W. (2015 d): Was braucht das Krankenhaus?- Differenzierte Betrachtung zu Auswahl und Nutzung von Beratungsangeboten, Studien und Publikationen tut not. 49. Aktualisierung. medhochzwei, Heidelberg

Hellmann, W. (2015 e): Grundlagen der BWL. Ein Muss für Medizinstudierende. In Marburger Bund Zeitung (MBZ), S. 7, Berlin

Hellmann, W. (2015 f): MHM® (Medical Hospital Manager) Junior kompakt. 47. Aktualisierung Handbuch Integrierte Versorgung. medhochzwei, Heidelberg

Hellmann, W., Ehrenbaum, K.L Umfassendes Risikomanagement im Krankenhaus. Risiken beherrschen und Chancen erkennen. Medizinisch Wissenschaftliche Verlagsgesellschaft (MWV). Berlin 2011

Hontschik, B.: Profitorientierung ist fehl am Platz. Gesundheit u. Gesellschaft 10/2014, S. 21

Imhof, M.: »Eidesbruch«. Ärzte, Geschäftemacher und die verlorene Würde des Patienten. Campus Verlag, Frankfurt 2014

Kimmel, A.: Demenz verlangt individuelles Handeln. Methode und Konzepte pflegerischer Langzeitversorgung. In: KU Gesundheitsmanagement 12/2011, S. 35-36.

Kleiner, H.: Der Aufsichtsrat unter der Lupe? Aufsichtsräte erfolgreich positionieren können. Gesundheitsbarometer 1, 18-19 (2013)

Klimpe, D., Miekley, F.H., v. Blanquet, H.M., Ekkernkamp, A.: »Der Aufsichtsrat kennt keine Lehrlinge«. Um Krankenhäuser zukunftsfähig zu machen, bedarf es der weiteren Professionalisierung seiner Gremien. In: KU Gesundheitsmanagement 12/2013, S. 58-61.

Köneke, R., Zeitler, A., Mohr, S.: Wenn Theorie lebendig wird. KU Gesundheitsmanagement 10/2014, S. 75-77

König, R.: Bitte lächeln. kma März 2015, S. 32-36

Kraft, T., Steinhagen-Thiessen, E.: Alternde Patienten, alternde Belegschaft. Herausforderung für die Krankenhäuser. In: KU Gesundheitsmanagement 12/2011, S. 24-27.

Kraus, J.: Helikopter Eltern. Schluss mit Förderungswahn und Verwöhnung. rowohlt. Reinbek bei Hamburg 2013

Kretzmann, W.: Geschäftsprozessmanagement am Beispiel eines Medizinischen Versorungszentrums. In: Hellmann, W., Hoefert, H.-W., Wichelhaus, D. (Hrsg.): S. 67-103. medhochzwei, Heidelberg 2010

Kriegler, W.R.: Spieglein, Spieglein. f&w 3, 258-262 (2013)

Lindenthal, J.: Erfolgsfaktoren kooperativer Versorgungsstrukturen am Beispiel des Gesundheitsnetzes QuE Nürnberg. In: Hellmann, W. (Hrsg.): Grundlagen des Krankenhausmanagements. Ein Lehrbuch für Studium und Praxis. Hans Huber Verlag, Bern 2015 (im Druck)

Lohmann, H., Sontheimer, G.M.; Industriepartnerschaften. Geben Sie Verantwortung ab. kma März 2015, S. 38-41

Maio, G.: Profitdenken gefährdet Patienten. G+G Gesundheit und Gesellschaft 5/2013, S.16:

Maio, G.: Medizin ohne Maß? Vom Diktat des Machbaren zu einer Ethik der Besonnenheit. Trias Verlag. Stuttgart, 2014

medhochzwei Verlag Newsletter Februar 2014: Intensivseminar für Aufsichtsräte.

Mischkowsky, T.: Spannungsverhältnis Chefarzt Geschäftsleitung. Ergebnisse einer Befragung bei deutschen Chefärzten. Passion Chirurgie. 2012 März; 2 (03): Artikel 02_02

Möller, T. Qualitätszertifikate- gibt es das Beste? GREEN & IBEX 2014

Offermanns, G.: QM Reloaded. Wirksamkeit von Qualitäts- und Zertifizierungsaktivitäten im Krankenhaus. KU special Controlling April 2015, S. 20-22

Penter, V., Schulze, J., Holler, F.: Geschäftsführerwechsel im deutschen Krankenhaus. KPMG 2014

Pulm, J., Kuntz, L., Wittland, M.: Krankenhaus-Aufsichtsgremien: Hat die Struktur einen Einfluss auf die Performance? Gesundheitsbarometer 1, 16-17 (2013)

Roeder, N., Klöss, T., Ruhl, S.: Richtig positionieren. In: f&w 2/2012, S. 190-193

Richter- Kuhlmann, E. (a): Medizinstudium: Mehr Studienplätze benötigt. Dtsch Ärztebl 2015; 112 (9): A- 345/B- 297/C-293

Richter-Kuhlmann, E. (b): Planung statt Blümchen. Dtsch Ärztebl 2015; 112 (11): A-437/ B -377/C-369

Salehin, J., Schmidt, C.: Gerneration Y. Herausforderung für das strategische Krankenhausmanagement der Zukunft. das Krankenhaus 4, 342-346 (2011)

Schilling, T.; Jäger, C., Haverich, A.: Perspektiven zur Optimierung der Qualität in der Herzchirurgie. Dtsch Med Wochenschr 2009; 134:5230-5231

Schlicht, W./Koczy, P./Nachbar, K.: Belegschaft 50plus. Konsequenzen für Klinik und Personal. In: KU Gesundheitsmanagement 12/2011, S. 28-30.

Schmelzer, H.J., Sesselmann, W.: Geschäftsprozessmanagement in der Praxis. 6. Aufl. Hanser, München 2008

Schmidt, C.: Generation Y- Porträt einer neuen Mitarbeitergeneration. Die Politische Meinung 518, Jan./Feb. 2013, S. 48-52

Schulte, T., Siegel, A., Pimperl, A, Roth, M., Hildebrandt, H.: Patientenorientierung und –aktivierung: Auswirkungen auf die Ergebnisqualität in der integrierten Versorgung Kinzigtal. In: Amelung, V.E., Eble, S., Hildebrandt, H., Knieps, F., Lägel, R., Ozegowski, S., Schlenker, R.-U., Sjuts, R. (Hrsg.): Patientenorientierung. Schlüssel für mehr Qualität. S. 123-130. Medizinisch Wissenschaftliche Verlagsgesellschaft- MWV, Berlin 2015

Statistisches Bundesamt 2015: 46 % des ärztlichen Personals in Krankenhäusern sind Frauen (www.destatis.de/kontakt)

Steinbach-Thormählen, H.: Formen neuer Arbeitsteilung im Krankenhaus. Herausforderung für das Personalmanagement am Beispiel der Gesundheits- und Krankenpflege. Pflege & Gesellschaft 16 Jahrgang 2011H.4, S. 322-338

Werner, V., Ossig, M.: Entwicklung eines Versorgungskonzeptes für Demenzpatienten am Beispiel des Klinikums Gütersloh. In: Hellmann, W./Ehrenbaum, K. (Hrsg.): Zukunftssicherung des Krankenhauses im demografischen Wandel. Heidelberg 2011, S. 18-20.

West, E.: Management matters: the link between hospital organisation and quality of patient care. Qual Health Care 2001; 10:40 48

Zehnder, A.: Prozessoptimierung. Jetzt ist die Verwaltung dran. kma, 1.September 2014. S. 31-37.

Wittwer, A., Heisig, T.: Überflieger mit hohen Ansprüchen. Um die Generation Y ranken sich vielerlei Mythen. Die gute Nachricht: Führung muss nicht neu erfunden werden. personalSCHWEIZ, Oktober 2014, S. 34–36

8 Zusammenarbeit der Entscheider organisieren – was zu tun und wie vorzugehen ist

Christian Heitmann und Jörg Howein

8.1 Einführung

Der wirtschaftliche Druck auf die deutschen Krankenhäuser hat ein Hoch erreicht. Nach Umfragen der DKG (DKI 2014, S. 107 ff.) sowie nach Analysen des Krankenhaus Rating Reports (Augurzky et al. 2014, S. 15) weisen rund die Hälfte aller deutschen Krankenhäuser Defizite aus. Dieses Bild wird sich auch bis 2016 nicht geändert haben. Wesentliche Gründe sind die Unterfinanzierung der Personal- und Sachkostensteigerungen aus den im Vergleich dazu unterproportional steigenden DRG-Pauschalen sowie die Aushöhlung der Investitionsfinanzierung durch die Bundesländer. Die Einrichtungen erhalten für ihre Leistungen im Verhältnis immer weniger Geld, was notwendigerweise zu einem Ausbau der Controlling-Instrumente führt, um auch in knappen Zeiten erfolgreich steuern zu können.

Was auf der kaufmännischen Seite eine logische Schlussfolgerung ist, wird auf der ärztlich medizinischen Seite häufig als unnötiger, zu hoher wirtschaftlicher Druck bis hin zur vollständigen Ökonomisierung der Medizin verteufelt. Dies steht aus Sicht der Mediziner nicht mehr im Einklang mit ihren ethischen Grundsätzen der Gesundheitsversorgung. Andererseits kann ein Krankenhaus auch nur bestehen, wenn es eine bestimmte Mindestrendite erzielt, geschweige denn keine Verluste macht. Daher ist das Spannungsfeld zwischen Kaufleuten und Ärzten vorprogrammiert.

Das folgende Kapitel beschreibt einen Lösungsansatz, wie dieses Spannungsfeld durch sog. Werttreiberbäume abgebaut werden kann. Hierbei handelt es sich um ein innovatives Berichts- und Controlling-Instrument, welches einerseits die nötige Transparenz über die Ergebnissituation bis auf Fachabteilungsebene erlaubt, andererseits als Diskussionsgrundlage zwischen den Beteiligten dienen kann sowie das Steuerungsverhalten eines Mediziners, welches sich von dem eines Kaufmanns stark unterscheidet, adäquat antizipiert.

Denn eines ist sicher: Die wirtschaftliche Situation der Krankenhäuser kann nur verbessert werden, wenn beide Seite, sowohl die Ärzte im Zentrum der medizinischen Leistungserbringung als auch die Kaufleute, an einem Strang ziehen.

8.2 Status quo der Krankenhaussteuerung

Zur Beleuchtung des geschilderten Spannungsverhältnisses zwischen Medizinern und Kaufleuten wird zunächst analysiert, welche Instrumente in Krankenhäusern typischerweise verwendet werden und ob diese grundsätzlich geeignet sind, eine sachgerechte Diskussion zu etablieren. Hierzu wird die aktuelle Krankenhauscontrolling-Studie (Crasselt, Heitmann, Maier 2014) herangezogen, die seit 2011 vom Deutschen Verein für Krankenhauscontrolling, der Universität Wuppertal und der Managementberatung zeb durchgeführt wird. Hierbei schauen wir vor allem auf die Ausgestaltung des Berichtswesens sowie die unterjährigen Controllingprozesse. Abb. 8.1 gibt einerseits einen Überblick, welche Berichte im Bereich der Krankenhaussteuerung überhaupt eingesetzt werden und andererseits eine Information darüber, welche Führungskraft (Aufsichtsrat, Vorstand/Geschäftsführer, Klinikleiter/Chefarzt) diese Berichte wie häufig bekommt. Bei der weiteren Analyse konzentrieren wir uns auf die Berichte für die Klinikleiter.

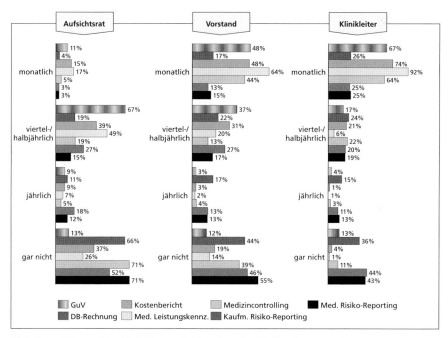

Abb. 8.1: Eingesetzte Berichte im Controlling für die Krankenhaussteuerung
Quelle: Crasselt, Heitmann, Maier 2014 (S. 19)

Es ist festzustellen, dass 92 % aller befragten Krankenhäuser ihren Klinikleitern/ Chefärzten monatlich ein medizinisches Leistungsreporting zur Verfügung stellen. Auch werden in rund zwei Drittel aller Krankenhäuser monatlich ein Kostenbericht sowie Berichte aus dem Medizincontrolling an die Chefärzte verteilt.

Somit sind die Chefärzte gut über die Leistungs- und Erlösseite informiert. Auch erhalten sie Kosteninformationen, die häufig den medizinischen Sachbedarf umfassen. Diese Berichte sind jedoch häufig krankenhausübergreifend und nicht fachabteilungsspezifisch. Auffällig ist jedoch, dass nur 26 % aller Krankenhäuser ihren Chefärzten eine monatliche fachabteilungsbezogene Deckungsbeitragsrechnung zur Verfügung stellen. Über ein Drittel aller Krankenhäuser stellt diese Informationen ihren Chefärzten überhaupt nicht zur Verfügung.

Das bedeutet, dass der Großteil der leitenden Ärzte zwar über die Leistungsseite ihrer Fachabteilungen gut informiert ist, aber keine ausreichenden Informationen über das Ergebnis (Erlöse minus Kosten) ihrer Fachabteilung haben. Dabei stellt sich die Frage, wie eine Fachabteilung durch einen Arzt gesteuert werden kann, wenn er gar nicht weiß, wie das Ergebnis der Fachabteilung ist. Der Arzt wird also bereits auf Basis des Berichtswesens zu stark auf die Erlösseite fokussiert. Da die Preise aber über die Fallpauschalen fixiert sind, kann er damit nur noch die Menge in seinem Berichtswesen beeinflussen.

Darüber hinaus wurde analysiert, wie die leitenden Ärzte in die Planungsprozesse mit einbezogen werden. Hier konnte festgestellt werden, dass ca. drei Viertel aller Chefärzte in die strategische Planung mit einbezogen werden. In die operative Planung sind es deutlich weniger und der Planungsprozess läuft überwiegend top down. D. h. die Ärzte werden eher mit den Vorstellungen der Geschäftsführer in Form von Fallzahl, Fallschwere und Verweildauer konfrontiert und planen diese Kennzahlen in der Regel nicht selbst.

8.3 Spannungsfelder in der Zusammenarbeit der Entscheider

Unter Anbetracht der Erkenntnisse aus der Krankenhauscontrolling-Studie lassen sich die typischen Spannungsfelder in der Zusammenarbeit zwischen leitenden Ärzten und Geschäftsführern ableiten. Hierbei ist allen voran der *Transparenzmangel* über fachabteilungsbezogene Ergebnisse und Kosten zu nennen. Auf der Station und im OP entstehen die meisten Kosten, es gibt aber nur wenige Krankenhäuser, die diese Kosten- und Ergebnistransparenz an ihre Ärzte monatlich berichten. Gleichzeitig werden die Ärzte aber häufig ergebnisverantwortlich geführt. Dass dies zu Spannungen führt, ist nachvollziehbar.

Andererseits lehnen aber auch einige Ärzte die *Einbeziehung in die betriebswirtschaftliche Steuerung* ab und sehen sich ausschließlich für eine qualitativ hochwertige Behandlung verantwortlich, nicht jedoch für ihr Fachabteilungsergebnis, obwohl sie den größten Einfluss auf die direkten Kosten haben.

Ein weiterer Punkt ist, dass Ärzte und Kaufleute grundsätzlich unterschiedliche Entscheidungsstereotypen aufweisen. Kaufleute sind es gewohnt, ein Ergebnis zu planen und unterjährig die Soll-IST-Abweichung zu prüfen und bei Abweichungen Maßnahmen einzuleiten. Ärzte sind vom Typus keine »Planer«, sondern »Entscheider«. Sie sind es gewohnt, täglich über die Behandlung von Patienten zu entscheiden, und dies in Notfällen sogar in Sekundenschnelle. Daher fühlen sich Ärzte häufig in Planungsprozessen sehr unwohl.

Ein entscheidender Grund für das Spannungsverhältnis ist u. E. auch, dass Ärzte in der »Zahlenwelt« genauso wenig geübt sind wie Geschäftsführer in der Durchführung von Operationen. Das führt dazu, dass viele der Berichte, die den leitenden Ärzten zur Verfügung gestellt werden, *didaktisch gar nicht geeignet* sind und die *Empfänger überfordern*. Insbesondere fällt es ihnen vielfach schwer, die richtigen Schlüsse aus den Berichten zu ziehen und richtige Maßnahmen abzuleiten.

Hier stellt die Deckungsbeitragsrechnung ein gutes Beispiel dar. Selbst wenn ein Krankenhaus seinen Ärzten eine fachabteilungsbezogene Deckungsbeitragsrechnung zur Verfügung stellt, hilft dieses Instrument noch nicht, die richtigen Maßnahmen abzuleiten. Man erkennt zwar, welche der Deckungsbeitragsstufen einen positiven oder negativen Ergebnisbeitrag haben, allerdings lassen sich daraus noch keine Veränderungsmaßnahmen ableiten. Vielmehr muss man innerhalb der Deckungsbeitragsstufen in die Ursache-Wirkungs-Zusammenhänge schauen, was einen tieferen Blick auf die sog. Werttreiber notwendig macht. Dies können im stationären Bereich Fallzahl, Fallschwere, Basisfallwert sowie die Verweildauer sein. Ähnliche Werttreiber lassen sich für den ambulanten Bereich oder auch für die Kostenbereiche ableiten. Auf Basis dieser Werttreiber kann der Ergebnisbeitrag einer Deckungsbeitragsrechnung in die für einen Arzt verständlichen Steuerungsgrößen übersetzt werden, die er durch sein tägliches Handeln beeinflussen kann.

Eine solche didaktische Aufbereitung von Ursache-Wirkungs-Zusammenhängen kann mit Hilfe von sog. Werttreiberbäumen abgebildet werden. Im Folgenden wird in die Systematik solcher Werttreiberbäume eingeführt und erläutert, wie diese helfen können, das Spannungsverhältnis zu überwinden.

8.4 Werttreiberbäume als Steuerungsinstrument in Krankenhäusern

8.4.1 Anforderungen von ärztlicher Seite

Zunächst nähern wir uns mit der Frage, welchen Charakter ein solches Steuerungsinstrument überhaupt haben muss, damit es auch von den leitenden Ärzten im Krankenhaus sinnvoll im Rahmen ihrer Einflussmöglichkeiten eingesetzt wird?

Dies lässt sich auf zwei wesentliche Kernfragen herunterbrechen:

1. Welche *grundsätzlichen Anforderungen* muss ein Steuerungsinstrument erfüllen, damit es Akzeptanz bei den darauf zurückgreifenden Ärzten findet?
2. Welche genauen *Kennzahlen* benötigen Ärzte für ihre Steuerungsentscheidungen?

Eine der wichtigsten Anforderungen ist die Ausrichtung der Steuerungsinstrumente am spezifischen Informationsbedarf der medizinischen Führungskräfte. Dies umfasst insbesondere eine direkte Verknüpfung zu den Zielwerten der medizinischen Planung sowie auch die Herstellung von Zusammenhängen zu Daten aus dem Medizincontrolling, wie z. B. DRG-basierten Analysen, Qualitätsdaten, Prozessbenchmarkings oder ähnlichem. Darauf aufbauend wird auch aus prozessualer Sicht eine Einbeziehung der Ärzte in den gesamten Steuerungskreislauf erwartet, beginnend bei der Planung. Bereits in diesem ersten Teil der Steuerung ist das spezifische Medizin-Know-how zwingend erforderlich, da z. B. die Auswirkungen neuer Behandlungsmethoden oder geplante Änderungen in den Abläufen entsprechend Auswirkungen auf Umsatz und v. a. auch Kosten haben können und letztlich auch nur von den direkt involvierten Ärzten valide bewertet werden können.

Die Antwort auf die zweite Kernfrage ist abstrakt einfach zu beantworten: Für den Arzt sind nur die Kennzahlen für die Steuerung relevant, die er auch konkret im Rahmen der Leistungserbringung beeinflussen kann. Auf Ebene einer Fachabteilung wird das operative Geschäft des Krankenhauses gesteuert, im Fokus steht dabei die »inhaltliche und zeitliche Harmonisierung und Koordination des patientenbezogenen Leistungsgeschehens auf Fachabteilungsebene sowie mit den anderen Leistungsbereichen, insbesondere der Diagnostik und Therapie« (Schmidt-Rettig 2008, S. 239). Die dazu relevanten Kennzahlen sind auf oberster Ebene *Fallzahlen* (Anzahl DRG-Fälle) und *durchschnittliche Schweregrade* (Casemix-Index). Bei detaillierterer Betrachtung sind dies allerdings noch nicht die »echten« operativen Treiber, sondern nur die relevanten Kennzahlen für die »Übersetzung« des medizinischen Leistungsgeschehens in finanzielle Kennzahlen (vgl. auch im Weiteren Howein 2013, S. 158–161). Somit lassen sich die genannten Kennzahlen weiter zerlegen in »sachlogische Treiber«, die sich zwar nicht unmittelbar in finanzielle Kennzahlen übersetzen lassen, denen aber dennoch eine hohe Relevanz für die (medizinische) Steuerung zuzumessen ist. So lassen sich Fallzahlen u. a. auf die Treiber »Bettenauslastung« und »Qualität« zerlegen, die wiederum in engem Zusammenhang stehen: Die gute Reputation eines Hauses für hohe medizinische Qualität kann in mittel- bis langfristiger Betrachtung auch zu erhöhten Patienten-Zuweisungen führen. Gleiches gilt für die durchschnittlichen Schweregrade, die sich ebenfalls durch Spezialisierung und dadurch erzielbare Qualitätssteigerungen (z. B. auch unter Nutzung moderner medizinischer Geräte) entwickeln lassen. Somit ist letztlich für die Ärzte die Dimension »medizinische Qualität« der wesentliche Erfolgstreiber, wobei dessen Übersetzung in die finanzielle Dimension auf Basis der genannten Kennzahlen erfolgen kann.

8.4.2 Grundprinzipien der Steuerung mit Werttreiberbäumen

Die vorhergehende Diskussion deutet schon einige Grundelemente der Steuerung mit Werttreiberbäumen an: Es geht um die Verknüpfung finanzieller Dimensionen mit den letztendlich diese beeinflussenden operativen Treibern. Die Grundidee geht auf Alfred Rappaports Überlegungen zum Shareholder Value in den 1980er-Jahren zurück (vgl. in deutscher Sprache Rappaport/Klien 1999, S. 200-205). Der damalige Fokus auf der wertorientierten Unternehmenssteuerung steht allerdings hier nicht im Vordergrund, vielmehr geht es ausschließlich um die Verknüpfung zwischen operativen Kennzahlen – als Treiber des Erfolgs von Unternehmen – und den sich daraus ergebenden finanziellen Spitzenkennzahlen. Dies trifft genau den in den vorhergehenden Kapiteln erläuterten Bedarf in Krankenhäusern: Während das kaufmännische Management letztlich an der Optimierung der finanziellen Kennzahlen arbeitet, kann der auf Fachabteilungsebene verantwortliche Arzt nur operative Kennzahlen aus dem medizinischen Bereich beeinflussen, die aber natürlich Auswirkungen auf die finanzielle Dimension haben.

Das Grundprinzip von Werttreiberbäumen lässt sich am einfachsten anhand der grafischen Darstellung erläutern. Die folgende Abb. 8.2 zeigt einen einfachen Ausschnitt eines Werttreiberbaums auf der Fachabteilungsebene eines Krankenhauses.

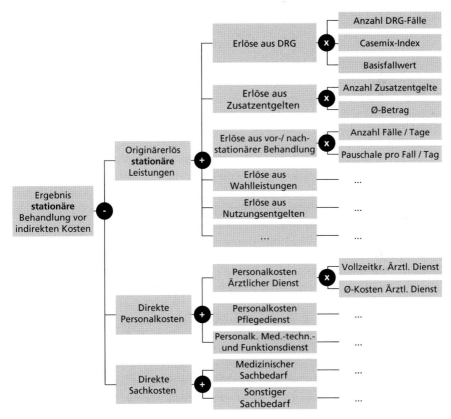

Abb. 8.2: Treiberbaum Fachabteilung
Quelle: in Anlehnung an Howein 2013 (S. 136)

Kommend von der untersten Kennzahlenebene ist der Treiberbaum von rechts nach links zu lesen. Der oberste »Ast« des Werttreiberbaums zeigt, wie sich aus den erlösdeterminierenden Größen »Anzahl DRG-Fälle«, »Casemix-Index« und »Basisfallwert« formallogisch korrekt die »Erlöse aus DRG« ermitteln lassen. Auf dieser Ebene stehen dann auch die typischen weiteren Erlösarten medizinischer Fachabteilungen sowie im unteren Bereich auch die entsprechenden Kosten. Nach oben aggregiert mündet dieser Ausschnitt eines Treiberbaums mit dem »Ergebnis aus stationärer Behandlung vor indirekten Kosten«.

Genau diese »Spitzenkennzahl« ist ein schönes Beispiel für die Relevanz des Treiberbaums zur Steuerung von Krankenhäusern: Während solche und vergleichbare Kennzahlen für die Steuerung eines Krankenhauses aus betriebswirtschaftlicher Sicht höchst relevant sind, werden sie doch gleichzeitig für viele Ärzte nur sehr begrenzte direkte Relevanz haben. Der Arzt richtet seinen Blick im Schwerpunkt auf die untersten beiden Ebenen des gezeigten Treiberbaums und erhält somit Transparenz über die Entstehung der unterschiedlichen Erlös- und Kostenpositionen. Deren Aggregation auf weitere Unternehmenskennzahlen hingegen hat für ihn keine direkte Relevanz in Bezug auf seine Steuerungsmöglichkeiten.

8.4.3 Anwendung von Werttreiberbäumen in der Praxis

Besondere Relevanz erhält das Konzept der auf Werttreiberbäumen basierenden Steuerung von Krankenhäusern dadurch, dass es sich sehr einfach in verschiedenste Facetten der Unternehmenssteuerung einbinden lässt.

Erster Schritt im Steuerungsprozess von Unternehmen ist die Planung (vgl. auch im Folgenden Howein 2013, S. 172-176). Hier lässt sich unter Verwendung von Werttreiberbäumen ganz konkret der Anspruch erfüllen, Mediziner und Kaufleute über eine gemeinsame Datenbasis sprechen zu lassen und darüber zu einem validen Planungsergebnis kommen zu können. Dies bezieht sich insbesondere auch für die üblichen Planungsprozesse im Gegenstromverfahren: Die kaufmännische Leitung nimmt eine Top-Down-Planung vor, während die ärztlichen Leiter von der Fachabteilungsebene ausgehend Bottom-up planen, basierend auf dem medizinischen Leistungsgeschehen und den dafür erforderlichen Personalkapazitäten und Sachmitteln. Diese beiden Ansätze führen potenziell zu unterschiedlichen Ergebnissen, die sich aber über die transparente Darstellung im Treiberbaum direkt gegenüberstellen lassen, die Abweichungen aufzeigen und damit die Abstimmung der gegenläufigen Planung vereinfachen (die heute vielfach überhaupt nicht stattfindet).

Durch Bereitstellung von Benchmarks aus z. B. anderen Häusern einer Krankenhausgruppe kann zudem dem planenden Arzt die Bewertung der eigenen Leistungs- und Kostensituation erleichtert werden, womit eine ständige Optimierung der eigenen Prozesse bereits im Kern angelegt ist. Somit kann die Planung eines Krankenhauses vollständig über Treiberbäume abgedeckt werden, wobei insbesondere die Integration der medizinischen und kaufmännischen Planung durch das Instrument unterstützt wird.

Neben der Planung stellen Treiberbäume auch ein einfaches Instrument für die laufende Unternehmenssteuerung dar, die sich im regelmäßigen unterjährigen Reporting institutionalisiert. Ein Treiberbaum in »Soll-Ist-Darstellungs-form« wie in folgender Abb. 8.3 bildet die Anforderungen hervorragend ab, indem er die Definition der enthaltenen Kennzahlen durch die – auch optisch unterstützte – Zerlegung in ihre Bestandteile expliziert (vgl. Howein 2013, S. 176). Auch die im Steuerungsprozess wichtigen Abweichungsanalysen werden durch diese hohe Transparenz erleichtert.

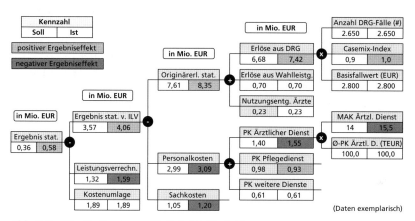

Abb. 8.3: Werttreiberbaum für Soll-/Ist-Abgleich
Quelle: in Anlehnung an Howein 2013 (S. 170)

Nicht zuletzt ist auch die Rolle von Treiberbäumen für die Bemessung von finanziellen Anreizkomponenten für Ärzte zu erwähnen. Grundlage für solche Anreize ist eine hohe Objektivierung der zugrunde liegenden Daten. Diese lassen sich mit dem Treiberbaum schaffen, was das Instrument auch für diese Steuerungsfunktion zu einer hilfreichen Unterstützung macht.

Für die Anwendbarkeit von Treiberbäumen für die operative Steuerung in Krankenhäusern ist zusätzlich von Relevanz, inwieweit sich die Darstellungs-form mit den vorhandenen Daten befüllen und zudem in andere – bekanntere – Darstellungsformen übersetzen lässt. Wesentlich ist dafür der Vergleich zu klassischen Deckungsbeitragsschemata, die wie bereits oben erläutert in Krankenhäusern eine gewisse Verbreitung gefunden haben, gleichzeitig aber nicht immer adressatengerecht auf die Bedürfnisse des Arztes abstellen. Die Transparenz des Treiberbaums lässt sich mit den bekannten Daten aus dem Deckungsbeitragsschema insofern direkt in Deckung bringen, als die unterschiedlichen Hierarchieebenen des Treiberbaums (je nach genauer Ausgestaltung) letztlich den unterschiedlichen Deckungsbeitragsstufen entsprechen. Exemplarisch wird dies an der folgenden Abb. 8.4 deutlich.

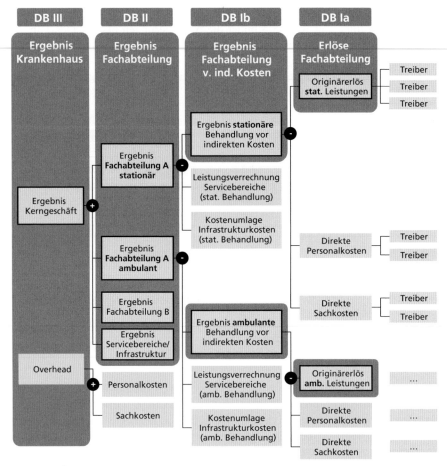

Abb. 8.4: Überführung Treiberbaum in Deckungsbeitragsschema
Quelle: in Anlehnung an Howein 2014 (S. 169)

Die Diskussion mit Praktikern und der operative Einsatz von Treiberbäumen in der Praxis zeigen, dass alleine die Darstellungsform die Transparenz über die Daten deutlich erhöhen kann. Dies vor allem auch für den an der Steuerung beteiligten Arzt, der die strukturierte Darstellung im Treiberbaum schätzt. Gleichzeitig werden die finanziellen Informationen konkret in Werttreiber übersetzt, die der Arzt im Rahmen der Leistungserbringung beeinflussen kann und nicht zuletzt auch im Rahmen eines gegenläufigen Planungsverfahrens mit den Zielen der kaufmännischen Leitung in Deckung bringen kann. All diese Vorteile tragen massiv dazu bei, das Spannungsfeld zwischen Ärzten und Kaufleuten im Krankenhaus abzubauen.

8.5   Zusammenfassung und Handlungsempfehlungen

Der vorliegende Beitrag stellt ein innovatives Controlling-Instrument vor, welches aufgrund seiner didaktischen Konzeption ideal für die Steuerung in Krankenhäusern auf der Schnittstelle zwischen leitenden Ärzten und Kaufleuten geeignet ist. Vor allem schafft es Transparenz, in dem es die finanziellen Kennzahlen mit den zugrundeliegenden Werttreibern in einer Sicht verknüpft und damit den Mediziner in konkreten Handlungsmaßnahmen denken lässt. Auch steuert das Instrument den Diskussionsprozess im Rahmen der Jahresplanung und strukturiert die Abstimmung zwischen Ärzten und Geschäftsführern unterjährig im Rahmen von Monats- und Quartalsgesprächen. Es kann somit nur empfohlen werden, über die Umsetzung solcher Instrumente im Krankenhaus verstärkt nachzudenken und damit zu einer besseren »Zusammenarbeit der Entscheider« im Krankenhausbetrieb beizutragen.

Literatur

Augurzky et al. (2014): Krankenhaus Rating Report 2014. Heidelberg: medhochzwei.

Crasselt. N., Heitmann, C., Maier, B. (2014): Controlling im Deutschen Krankenhaussektor 2014, Studie.

Deutsches Krankenhausinstitut – DKI (2014): Krankenhaus-Barometer 2014, Düsseldorf.

Howein, J. (2013): Integrierte Ergebnissteuerung von Krankenhäusern und Krankenhauskonzernen – Ein Konzept unter Verwendung von Treiberbäumen. Frankfurt am Main: Fritz Knapp.

Rappaport, A., Klien, W. (1999): Shareholder Value – Ein Handbuch für Manager und Investoren, 2. Aufl. Stuttgart: Schäffer-Poeschel.

Schmidt-Rettig, B. (2008): Leitungsstrukturen. In: Schmidt-Rettig, B., Eichhorn, S. (Hrsg.) Krankenhaus-Managementlehre. Stuttgart: Kohlhammer. S. 217-250.

131

9 Verbesserte Kooperation zwischen Ärzten und Pflegenden – strategische Potenziale für das Krankenhaus

Knut Dahlgaard, Peter Stratmeyer und Constanze Sörensen

9.1 Krisensymptome der Kooperation und gesundheitspolitische Reformbestrebungen – ein Auftrag an die Krankenhäuser

9.1.1 Politische Reformbestrebungen zu mehr Kooperation im Krankenhaus

Für die stationäre Krankenhausversorgung wurden in 2013 Ausgaben in Höhe von 78 Mrd. Euro in Deutschland getätigt. Dies waren 3,2 % mehr als im Jahr 2012 (Statistisches Bundesamt, 2014). Vielfältige Trends – wie zum Beispiel das kürzere Verweilen der Patientinnen im Krankenhaus, die stetige Erhöhung der Fallzahlen, die Zunahme von Teilzeit und geringfügiger Beschäftigung, die zusätzlichen Dokumentationspflichten –, führten in den letzten zwanzig Jahren dazu, dass sich Veränderungen in der Personalstruktur eines Krankenhauses ergaben. Insgesamt sind heute weniger Personen in den Krankenhäusern beschäftigt und müssen eine zunehmende Arbeitsverdichtung bewältigen.

Zukünftige Strukturveränderungen müssen, um den warnenden Meldungen über die hohe Arbeitsbelastung und die mit der Minderbesetzung der Pflegenden verbundenen Risiken in der Patientenversorgung entgegenzuwirken, einen besonderen Entlastungs- und Motivationseffekt für Pflegende enthalten. Der Handlungsbedarf zur Verbesserung der Pflegepersonalausstattung wird auch von politischer Seite angegangen. So sieht das Bund-Länder-Eckpunktepapier zur Krankenhausreform 2015 erneut die Einrichtung eines Pflegestellenförderprogramms vor (Bundesministerium für Gesundheit, 2014). Das Gesamtvolumen dafür beträgt 660 Mio. € für den Zeitraum von drei Jahren, mit der Aussicht auf Verstetigung.

Eine zukünftige Berücksichtigung von Personalkosten im G-DRG-System könnte so dazu führen, dass die Betreuungsintensität durch das Behandlungsteam in deutschen Krankenhäusern zunimmt. Diese intensivierte personenbezogene Leistungserbringung erfordert eine sehr enge Kooperation und Kommunikation zwischen den wesentlichen Leistungserbringern. Jedoch weisen Krankenhäuser häufig eine Reihe von Defiziten auf, »die im Prozess der Entwicklung einer verbesserten Arbeitsteilung neu gestaltet werden sollten:

- die Verteilung der Tätigkeiten zwischen den Berufsgruppen entspricht nicht den demografischen, strukturellen und innovationsbedingten Anforderungen,

- hinsichtlich der Arbeitsteilung zwischen den Gesundheitsberufen, insbesondere zwischen Ärzten und der Pflege, besteht ein hohes Maß an Rechtsunsicherheit,
- die interprofessionelle Standardisierung ist zu wenig ausgeprägt, wodurch Zusammenarbeit und Delegation erheblich erschwert werden,
- es zeigt sich eine nicht immer effiziente Arztzentriertheit der Krankenversorgung und
- die Ausbildungen der Gesundheitsberufe bereiten nicht adäquat auf die Zusammenarbeit mit anderen Gesundheitsberufen vor« (SVR 2007, Absatz 13).

Der Sachverständigenrat zur Begutachtung der Entwicklung im Gesundheitswesen erstellt alle zwei Jahre ein Gutachten, in dem insbesondere die Entwicklungsmöglichkeiten in der gesundheitlichen Versorgung unter Berücksichtigung vorhandener Wirtschaftlichkeitsreserven aufgezeigt werden. Insbesondere in dem Gutachten von 2007 geht der Sachverständigenrat auf die Themenbereiche Kooperation und Verantwortung als Voraussetzungen einer zielorientierten Gesundheitsversorgung ein. Im Vordergrund steht eine neue Verteilung der Zuständigkeiten der Gesundheitsberufe bei der Arbeit für den Patienten (vgl. SVR, 2007).

9.1.2 Krisensymptome der Kooperation im Krankenhaus

Festzustellen ist, dass die Politik und auch Krankenhaus-Leitungen den Bedarf für Veränderungen deutlich wahrnehmen, die Anknüpfungspunkte jedoch stark variieren. Die Herausforderungen, die durch den demografischen Wandel zu stärkerer Patienten- und Prozessorientierung führen, schlagen sich zunächst häufig in strukturellen Veränderungen wie beispielsweise einer Zentralisierung der Patientenaufnahme oder dem Aufbau eines Belegungsmanagements nieder. Die Fortsetzung der Prozessorientierung, auch auf den Stationen, kommt aber häufig noch zu kurz. Es ist aufgrund historischer Handlungsprogrammatiken (z. B. durch die dominierende Figur des Chefarztes) schwer, ärztliche Leitungsstrukturen zu verändern, da diese häufig eine stärkere Wirkung zeigen als neue Reformprojekte der Krankenhausleitung. Das Leistungsspektrum der Ärzte umfasst neben Leitungsaufgaben auch ein direktes Involvement in der Patientenversorgung. Anders hingegen sehen die Leitungsstrukturen in der Pflege aus. Die klassische Pflegedirektion übernimmt übergreifend, patientenfern Leitungsaufgaben zur Führung und Organisation der Pflege in den Fachabteilungen. Die Entwicklung patientennaher kooperativer Prozessteams bestehend aus Ärzten und Pflegenden, gestaltet sich aufgrund dieser unterschiedlichen Aufbauorganisationen der Berufsgruppen als eine große Herausforderung.

Es zeigt sich auch, dass eine klare patientenbezogene Zuständigkeit trotz der zunehmenden Zahl des Arztpersonals, insbesondere im Assistenz- und Stationsbereich, durch die Anforderungen des Arbeitszeitgesetzes sowie durch die zusätzlichen Aufgaben, die Ärzte in Funktionsabteilungen übernehmen müssen, nicht durchgehalten werden. Dadurch wechseln die ärztlichen Ansprechpartner für Pflegende stetig (Dahlgaard und Stratmeyer 2006c, S. 30-42). Das System der Bereichspflege, bei dem die Pflegepersonen für die Zeit ihrer Anwesenheit die Verantwortung für mehrere Patientenzimmer übernehmen, zeigt nicht die Zuständigkeit einer Pflegefachkraft über die Schicht hinaus an. So haben Patienten bei ihrem Aufenthalt häufig eine Vielzahl an Ansprechpartnern aus dem Pflegedienst. Diese beiden Tendenzen wirken sich auf die Kontinuität[12] der ärztlichen und pflegerischen Patientenversorgung aus. Zudem können erhebliche Informationsdefizite zwischen den Berufsgruppen entstehen, da Absprachen zwischen dem pflegerischen und medizinischen Dienst oder im therapeutischen Team nicht koordiniert werden. Diese organisatorischen Reibungsverluste binden personelle Ressourcen, insbesondere auf der Ebene der Pflegenden, die für notwendige und dringliche pflegerische Tätigkeiten benötigt werden. Es fehlen auf den Stationen effektive Regelwerke, die die Aufgabenbereiche und Zuständigkeiten eindeutig klären, die Behandlungspfade für Standardprozesse für eine grundlegende Orientierung definieren, die Dienstzeiten zwischen den Akteursgruppen besser abstimmen, die innovative strukturelle Arbeitsbedingungen zur Schnittstellenharmonisierung einführen sowie Lösungskonzepte, die eine zielgerichtete patientenbezogene Fallsteuerung und eine strategische Kompetenzentwicklung von Pflegefachkräften ermöglichen (Dahlgaard und Stratmeyer 2007, S. 80-82). Der Aufbau und die Sicherung der Arbeits- und Leistungsfähigkeit der Mitarbeiterinnen spielt auf den Stationen eine zunehmende gewichtige Rolle (Weigl et al. 2012, S. 283). Die Rollenausführung von Leitungs- oder Expertenfunktionen in der Pflege wird sehr unterschiedlich wahrgenommen und priorisiert und somit muss die Durchsetzung neuer Stellentypen und die Akzeptanz durch herkömmliche Berufsgruppen auch erst gelernt werden.

9.1.3   Merkmale effektiver, interprofessioneller Kooperation

Bei der Patientenversorgung im Krankenhaus spielt die Zusammenarbeit interprofessioneller Teams eine entscheidende Rolle. Die Zusammenarbeit wird in verschiedenen Ausprägungen im stationären Alltag gelebt: vom Informations- oder Ideenaustausch bis hin zu einer gemeinsamen oder arbeitsteiligen Aufgabenbearbeitung. Sie kann durch temporär zusammengesetzte oder stabile Teams erfolgen und besteht aus zwei oder mehr interagierenden Personen, die ein gemeinsames Ziel verfolgen, jedoch die eigene Rolle und Entscheidungskompetenzen wahrnehmen (Antoni 2010, S. 18-24 und Passauer-Baierl et al. 2014, S. 293-298).

Die Herausforderungen einer interprofessionellen Kooperation bestehen insbesondere in Kommunikations- und Sprachschwierigkeiten, die durch die jeweilige Fachsprache, disziplinspezifische Methoden oder gegenseitige Vorurteile zu

---

12 Die patientenbezogenen Zuständigkeiten können zum Beispiel durch eine Messung der ärztlichen und pflegerischen Ansprechpartner der Patienten im Laufe ihres Krankenhausaufenthalts untersucht werden (Bundesministerium für Gesundheit 2013, S. 23).

Missverständnissen oder einer erschwerten gemeinsamen Formulierung von Problemsicht und Lösungsansatz führen (Defila und Di Giulio, 1998). Stark professionell und fachdisziplinär geprägte Wissensstrukturen, Normen, Einstellungen und unterschiedliche Aufbauorganisationen führen zu Hierarchien im Krankenhaus, die unterschiedliche Zielprioritäten setzen. Dadurch kommt es beispielsweise bei der Visite zu lückenhaften Informationsweitergaben (Antoni 2010, S. 18-24).

Die Effektivität interprofessioneller Kooperation hängt im Wesentlichen von folgenden Merkmalen der Teamarbeit ab (Passauer-Baierl et al. 2014):

1. *Kommunikation:* Das Behandlungsteam teilt und tauscht Informationen. Dabei sind Informationsprozesse wie Visiten, Besprechungen und die Sicherstellung von Ansprechbarkeit so zu gestalten, dass die Informationsweitergabe effektiv ist (Dahlgaard und Stratmeyer 2006a, S. 47-54).
2. *Koordination*: Es werden kooperative Zuständigkeitsregelungen verfasst, die für die jeweilige Berufsgruppe klärt, wann, wo, wer etwas wie tut. Es werden Arbeitsschritte und Verantwortlichkeiten festgelegt. Diese können autonom getrennt und unabhängig, dann aber in Kenntnis und unter Bezugnahme auf die komplementäre Planung oder Durchführung der jeweils anderen Berufsgruppe stattfinden (kooperative Arbeitsteilung), oder es können Art und Umfang der Übernahme von Steuerungs- und Überwachungsaufgaben zwischen den Professionen ausgehandelt und personell zugeordnet werden (Dahlgaard und Stratmeyer 2006a, S. 54-56).
3. *Formalisierung:* Die Teamarbeit kann unterstützt werden, indem relevante Prozeduren kurz und prägnant schriftlich formuliert werden. So sind nicht ständig neue Regelungen aufzustellen, über die andere erneut informiert werden müssen (Dahlgaard und Stratmeyer 2006c, S. 61-66).
4. *Unterstützendes Verhalten:* Die Reaktion auf Anfragen und Bedürfnisse von Kollegen ist wertschätzend und durch gegenseitige Unterstützung geprägt.
5. *Führung:* Durch eine entsprechend auf Kooperation hin ausgestaltete Krankenhauskultur kann zielorientiert Einfluss auf das Handeln im Behandlungs- und Pflegeteam während der Zusammenarbeit genommen werden. Dazu ist als erster Schritt die Analyse der Kooperationskultur des Hauses und der vorhandenen Potenziale aller Berufsgruppen vorzunehmen, um daraus Möglichkeiten der Förderung kommunikativer und kooperativer Kompetenzen abzuleiten (Dahlgaard und Stratmeyer 2008, S. 69-72).
6. *Situatives Bewusstsein:* Begleitend zu oben genannten Merkmalen ist es für alle Beschäftigten wichtig, aufmerksam gegenüber den Aktivitäten der Kolleginnen, der Gesamtsituation und den Patienten zu sein.

Durch prozessunterstützende und kooperative Lösungsansätze, die die Merkmale funktionierender Zusammenarbeit aufgreifen, können Krankenhäuser ihre Kooperations-Potenziale strategisch weiterentwickeln. Auftretende Defizite der Kommunikation und Teamarbeit, wie Spannungen durch unterschiedliche Erwartungen innerhalb der Arbeitsteams oder hohe Arbeitsbelastungen durch verstärktes Stresserleben, können durch eine systematische interprofessionelle

Kompetenzentwicklung reduziert werden. Verzögerungen und Wartezeiten durch Ablaufprobleme können durch nutzenstiftende Kooperationsformen minimiert werden.

9.2 Die medizinische Fachabteilung als zentraler Ort der medizinisch-pflegerischen Leistungsprozesse

9.2.1 Effizienz durch Restrukturierung der arbeitsteiligen Leistungsprozesse

Die Behandlungsbereiche in Krankenhäusern sind üblicherweise entweder in klassische medizinische Fachabteilungen oder – heute zunehmend verbreitet – in Behandlungszentren gegliedert. Der Vorteil eines Zentrums ist, dass »eng miteinander arbeitende Fachgebiete/Fachabteilungen räumlich und strukturell zusammengefasst werden (z. B. Neurologie/Neurochirurgie, Gastroenterologie/Viszeralchirurgie etc.)« (Roeder 2010, S. 337-344). Der Verschmelzungsgrad von Fachabteilungen zu einem gemeinsamen Zentrum kann dabei von unterschiedlicher Intensität sein und im Extremfall bis zum vollständigen Aufgehen von Fachabteilungen innerhalb eines Zentrums reichen. Üblich ist aber wohl, dass die Fachabteilungsstrukturen erhalten bleiben (ebd.). Allen Zentrumskonzepten gemein ist das Ziel, Effizienzsteigerung durch Synergien – gemeinsame Nutzung der bettenführenden Einheiten, Funktionsdiagnostik etc. – zu erreichen (ebd.).

Die bloße Addition von ehemaligen Fachabteilungen zu einem Zentrum reicht aber nicht aus. Die Potenziale der Zentralisierung kommen erst zur Entfaltung, wenn sie mit einer stärkeren Ablauforientierung einhergehen. »Seit Jahrzehnten werden die Prozesse in den Krankenhäusern um den Arzt als Dreh- und Angelpunkt des medizinischen Geschehens organisiert« (Gottschalk 2014, S. 274-276). Da die ärztlichen Leistungen selber stark variieren und störanfällig sind, müssen sich alle anderen an der Versorgung beteiligten Akteure ihrerseits mit »äußerster Flexibilität« anpassen, woraus Ablaufstörungen und Wartezeiten teilweise vom ganzen Versorgungsteam auf den Stationen und Funktionsabteilungen resultieren (ebd.). Durch unzureichende Klärung von Aufgaben und Verantwortlichkeiten innerhalb der und zwischen den Berufsgruppen kommt es gleichsam zum Stillstand, aufwändige Nachfragen und Rückkoppelungen werden notwendig. Projektergebnisse zeigen, dass sich durch eine »qualifikationsadaptierte Aufgabenteilung innerhalb des gesamten Behandlungsteams« erhebliche wirtschaftliche Vorteile generieren lassen (Roeder et al. 2012, S. 190-193).

9.2.2 Leitorientierungen des kooperativen Prozessmanagements

Angesichts dieser Optimierungsreserven sollten Restrukturierungen von Krankenhäusern immer das Ziel zur Prozessoptimierung und Verbesserung der intra- und interprofessionellen kooperativen Arbeitsteilung verfolgen. Beim »Kooperativem Prozessmanagement im Krankenhaus« (KoPM®) handelt es sich um ein theoretisch begründetes, praktisch erprobtes (Dahlgaard und Stratmeyer, 2014) und evaluiertes Organisationsmodell, das diesen beiden Anforderungen gerecht wird. Ausgangspunkt des Modells ist die Prozesserfordernis – also die Versorgung des Patienten entlang des Prozesses von der Aufnahme, über Diagnostik, Therapie und Pflege bis zur Entlassung bzw. Überleitung. Ansatzpunkt von KoPM® ist die medizinische Fachabteilung oder das medizinische Zentrum, der Ort, an dem die Patientenversorgung geplant, gemanagt und überwacht wird. Im Fokus stehen die zentralen Kernprozesse der medizinischen und pflegerischen Versorgung, die zu einem integrierten Versorgungsprozess verbunden werden. Dementsprechend sind es die Ärzte und Pflegekräfte einer Abteilung, deren Kooperationsbeziehungen über alle Hierarchieebenen bewertet und neu konfiguriert werden. KoPM® ist ein Managementmodell, das die Prozessverantwortung auf den unterschiedlichen Ebenen möglichst umfassend und widerspruchsfrei Funktionsträgern im Arzt- und Pflegedienst zuweist. Im Ergebnis profitieren die Patienten, die die Krankenhausversorgung aus »einem Guss« erleben und über die gesamte Dauer ihres Aufenthalts feste Ansprechpartner (Arzt und Pflegekraft) haben und direkt in wichtige Kommunikationsprozesse eingebunden sind. Die Ärzte der Abteilung können sich auf die Aufgaben konzentrieren, für die sie qualifiziert sind und die ihrer Intention entsprechen – die medizinische Versorgung. Das Arbeitsprofil von Pflegenden erfährt durch erweiterte Aufgaben und Kompetenzen in der medizinischen und pflegerischen Versorgung sowie im Fallmanagement eine deutliche Attraktivitätsverbesserung. So steigt die Arbeitszufriedenheit in beiden Berufsgruppen. KoPM® ist ein Rahmenmodell, das von definierten Prämissen zufriedenstellender und produktiver Zusammenarbeit der Berufsgruppen ausgeht und aus einer konstruktiven Verknüpfung von Prozessmanagement, Bezugspersonenkonzept (Primary Nursing) und Case Management besteht. Die Ziele lassen sich wie folgt zusammenfassen:

- *Attraktivitätssteigerung* des Pflege-Berufes durch Übernahme hochwertiger Aufgaben für engagierte und qualifizierte Pflegende,
- *Entlastung* des Arztdienstes von Aufgaben, die nicht zu seinem »Kernbereich« gehören,
- *Delegation* von medizinisch-diagnostischen und -therapeutischen Teilprozessen an Pflegende, die nicht Ärzten vorbehalten sind,
- *Prozessoptimierung* durch Fallsteuerung »aus einer Hand«,
- *Patientenorientierung* durch Versorgungskontinuität, Ansprechbarkeit und Definition eines eigenständigen pflegerischen Versorgungsauftrags (Pflegekonzept).

Das KoPM®-Modell eignet sich für Umstrukturierungen unterschiedlicher Reichweite von der Restrukturierung einzelner Schlüsselprozesse wie bspw. Aufnahme-, Entlassung- oder Visitenprozess bis zur Abteilungsreorganisation. Es zeigt sich, dass durch kleine Projekte partielle Verbesserungen erreicht werden, nachhaltige Erfolge aber limitiert bleiben, da die durch Berufssäulen geprägte Organisationsprogrammatik nicht verändert wird. Im Weiteren werden die Grundstrukturen des Modells zur Restrukturierung einer Abteilung bzw. eines Zentrums vorgestellt.

9.2.3 Inhalte des Organisationsmodells

Zur Umsetzung des Modells bedarf es einer Strukturorganisation, die in der Lage ist, nachhaltig das kooperative Leistungsgeschehen auf einer stabilen Grundlage zu etablieren. Zur Verdeutlichung soll beispielhaft das Strukturmodell dienen, das in einem Projektkrankenhaus entwickelt wurde und als Grundlage der Reorganisation diente (▶ **Abb. 9.1**).

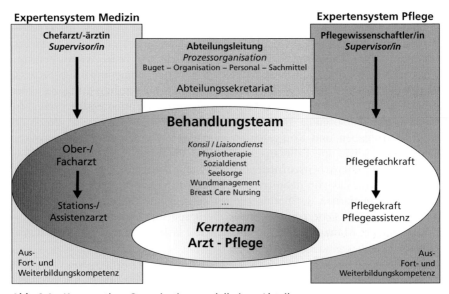

Abb. 9.1: Kooperatives Organisationsmodell einer Abteilung
Quelle: Düsenberg 2014 (S. 105)

Grundannahme der neuen Organisation ist, dass Medizin und Pflege zwei sich ergänzende Bereiche darstellen – nicht gleichartig, aber doch gleichwertig mit jeweils eigenen zu verantwortenden Leistungsbeiträgen in der Gesamtversorgung. Während die Ärzte hier auf eine sehr lange, historisch gewachsene und im Prinzip durchaus funktionale Struktur zurückgreifen können, in der die kontinuierliche Weiterentwicklung der medizinischen Versorgung fest verankert ist und sich die Verantwortung für die Patientenversorgung über alle Hierarchieebenen erstreckt, verfügt die Pflege gleichermaßen über eine hierarchische Gliederung. Die Hauptaufgabe der Pflegedienstleitung erstreckt sich indes auf die Organisation des Personaleinsatzes und der Personalbeschaffung. Fachliche Verantwortung für die Patientenversorgung endet auf der Ebene der Pflegeteams. Das Pflegemanagement hat hier lediglich Aufgaben der administrativen Steuerung bspw. zur Einführung von Pflegestandards.

Vor dem Hintergrund des demografischen Wandels steigt besonders der pflegerisch relevante Versorgungsbedarf chronisch Kranker. Die sich rapide entwickelnde Pflegewissenschaft hält auch zunehmend Kenntnisse und Verfahren zur adäquaten pflegerisch-therapeutischen Versorgung, insbesondere dieser Gruppe bereit, die – wie in der Medizin – organisationale Anknüpfungspunkte benötigt, um handlungswirksam zu werden. Das in der Abbildung 9.1 dargestellte Organisationsmodell stellt die Entwicklung der Fachlichkeit in Verbindung mit Personalentwicklung daher ins Zentrum beider *Expertensysteme*. Die besonders fachlich versierte Pflegewissenschaftlerin ist die strategische Managerin des Pflegeprozesses. Sie gibt die verbindlichen fachlichen Standards heraus und verfügt über Instrumente der Qualitätsüberwachung, gleichermaßen wie es der Chefarzt für den Medizinprozess darstellt.

Neuartig an dem Strukturmodell ist die Leitungsorganisation der Abteilung. Während sowohl im Arzt- als auch im Pflegedienst eine deutliche Konzentration auf fachliche Fragen der Patientenversorgung vorhanden ist, werden die Aufgaben der organisatorischen Leitung der neu zu schaffenden Funktion einer *Abteilungsleitung* überantwortet. Während die Behandlungsteams die Verantwortung für die Behandlungsergebnisse tragen, ist der Abteilungsleitung in erster Linie die Verantwortung für die Prozessorganisation übertragen. Ihre Aufgaben beziehen sich auf die Unterstützung der Leistungsprozesse durch Sicherstellung der erforderlichen Ressourcen. Mit dieser funktionalen Arbeitsteilung sind erhebliche Vorteile verbunden:

- Fachliche Aufgaben der Patientenversorgung geraten nicht mehr in inhaltliche und zeitliche Konkurrenz zur organisatorischen und administrativen Steuerung der Abteilung. Beides sind wichtige Leitungsfunktionen, die aber unterschiedlichen Stellen zugewiesen werden.
- Die durch berufsständische Partialinteressen geprägte Sicht auf die Ressourcenverteilung wird durch eine berufsübergreifende Gesamtsicht auf die Bedarfe und Ressourcensituation der Abteilung gelenkt.
- Es gibt eine zentrale Stelle, die die schnittstellenübergreifenden Gesamtprozesse der Abteilung in den Blick nimmt und für eine auf die Prozesserfordernis orientierte angemessene Verteilung der Ressourcen sorgt.

Die Funktion der Abteilungsleitung – insbesondere im Hinblick auf den besonders sensiblen Bereich der Personalausstattung und -disposition – kann selbstredend nur in enger Kooperation mit den Verantwortlichen der Expertensysteme wahrgenommen werden, die entsprechende regelmäßige Kommunikationsverfahren sicherstellen.

In der Konsequenz bedeutet dieses Strukturmodell auch eine Differenzierung bei den Führungsaufgaben. Die fachliche Führung verbleibt in den beiden Berufshierarchien: Chef-, Ober- und Assistenzarzt einerseits, Pflegewissenschaftliche Leitung, Bezugspflegende, Pflegefach- und Pflegeassistenzkräfte andererseits. Die disziplinarische Führung geht indes an die Abteilungsleitung im

Rahmen ihrer – auch personellen – Ressourcenverantwortung über. Es gibt durchaus gute Beispiele, dass eine Abteilungsleitung bspw. die Weiterbildungsplanung für Assistenzärzte zur hohen Zufriedenheit auch der ärztlichen Leitungskräfte organisiert.

Das operative Prozessmanagement ist patientennah einem *Kernteam,* bestehend aus Bezugsarzt und Bezugspflegende überantwortet (▶ **Abb. 9.1**). Sie tragen gemeinsam die Verantwortung über den gesamten Patientenaufenthalt rund um die Uhr von der Aufnahme bis zur Entlassung. Beide gestalten gemeinsam mit dem Patienten die tägliche Visite und gewährleisten, dass medizinische und pflegerische Fragen möglichst im direkten Kontakt mit dem Patienten geklärt werden. Zur Unterstützung des Kernteams stehen in beiden Berufsgruppen Ärzte bzw. Pflegende zur Verfügung, die insbesondere bei Abwesenheit des Kernteams die Versorgung gewährleisten. Zum *Behandlungsteam* gehören zudem weitere Experten, die Teilprozesse übernehmen: Konsiliar- und Liaisondienste, Sozialarbeiterinnen, Physiotherapeuten, Wundmanagerinnen usw.

Die Ziele der Erhöhung der Arbeitszufriedenheit von Ärzten und Pflegenden lassen sich durch die Neukonfiguration ihrer Arbeitsteilung erreichen. Ärzte bemängeln den großen Anteil an nichtmedizinischen Aufgaben (Merz und Oberlander, 2008) und mangelnde Unterstützung durch Pflegende (Hibbeler, 2011), während Pflegende mangelnde Anerkennung ihrer fachlichen Expertise und schlechte Erreichbarkeit der Ärzte beklagen (Hibbeler, 2011).

In der Abbildung 9.1 ist das kooperative Verhältnis schematisch dargestellt. Der Bezugsarzt ist auch im juristischen Sinne verantwortlich für die gesamte Patientenversorgung der ihm zugewiesenen Patienten *(Fallverantwortung)* und zuständig für das *Management der medizinischen Versorgung* – Planung, Durchführung und Überwachung von Diagnostik und Therapie. Die Bezugspflegende übernimmt die Funktion einer *Primary Nurse Case Managerin* (PNCM) (Ewers 2000, S.61), die sich in vier Aufgabenschwerpunkte aufteilt.

- In der Funktion der *PNCM* überwacht und steuert sie den gesamten Versorgungsprozess der zugewiesenen Patienten von der Aufnahme bis zu Entlassung. Sie hat dabei die jeweiligen diagnosebezogenen Grenzverweildauern ihrer Patienten im Blick. Sie stimmt sich in der täglichen gemeinsamen Visite eng mit dem Bezugsarzt ab und leitet selbständig alle erforderlichen Schritte für Überleitung oder Entlassung ein.
- Im *Medizinprozess* übernimmt sie erweiterte Aufgaben per Delegation. Im Interesse möglichst reibungsloser Prozesse sollten ihr dabei diagnostische und therapeutische Teilprozesse überantwortet werden und nicht lediglich einzelne Tätigkeiten wie bspw. Blutentnahmen. Die Spielräume sind bereits heute gegeben (z. B. Schmerz- und Wundmanagement) und werden sich in den nächsten Jahren weiter ausdehnen.[13]

---

13 Die »Richtlinie über die Festlegung ärztlicher Tätigkeiten zur Übertragung auf Berufsangehörige der Alten- und Krankenpflege zur selbständigen Ausübung von Heilkunde im Rahmen von Modellvorhaben« nach § 63 Abs. 3c SGB V vom 20. Oktober 2011 (Gemeinsamer Bundesausschuss, 2011) darf als Meilenstein betrachtet

- In einem Projektkrankenhaus wurden darüber hinaus Prozesse der präoperativen Vorbereitung und postoperativen Überwachung der Patienten den Pflegenden weitgehend selbständig übertragen. Zur Vermeidung von Medikationsfehlern übernehmen die Bezugspflegenden auch Aufgaben im Medikamentenmonitoring und sind befugt, entsprechende Laboruntersuchungen zu initiieren. Ärzte profitieren davon, da ihre Arbeit durch weniger Nachfragen, Anordnungen u. ä. gestört wird, und sie können im besten Teamsinne darauf vertrauen, dass Pflegende ihre fachliche Aufmerksamkeit auch auf die medizinische Versorgung ausdehnen.

- Der zweite Aufgabenbereich der Primary Nurse Case Managerin liegt im *Fallmanagement* und in der *Prozesskoordination,* die sie in enger Abstimmung mit dem Bezugsarzt wahrnimmt. Im regelmäßigen direkten Kontakt mit dem Patienten plant und überwacht sie den gesamten Prozess von Diagnostik, Behandlung und Pflege und sorgt damit maßgeblich für eine kontinuierliche Versorgung. Sie ist Hauptansprechpartnerin für alle an der Behandlung und Pflege beteiligten Berufsgruppen, plant und leitet Fallkonferenzen und ist Hauptbezugsperson für Angehörige. Sie koordiniert Aufnahmen und plant die Entlassungen. Zu ihren Aufgaben gehört die Prüfung und Überwachung von Tagesabläufen, Anordnungen, Befundeingängen sowie die ordnungsgemäße Dokumentation.

- Pflege hat sich in ihrer historischen Entwicklung relativ stark darüber definiert, nicht Teil der Medizin zu sein, sondern eine eigenständige Profession (z. B. Lorenz, 2000). Auch aus formalen juristischen Gründen wurde dabei jede begriffliche Nähe zur Medizin vermieden. Der *Pflegeprozess* ist Ausdruck dieser Andersartigkeit, indem Kernbegriffe wie Diagnostik und Therapie – vermeintliche Hoheitsgebiete der Medizin – durch »Informationssammlung«, »Planung und Durchführung von Pflegemaßnahmen« ersetzt werden. Bei genauer Betrachtung verschwinden indes die Unterschiede. Dem Medizin- und Pflegeprozess wohnt ein gleichartiger zielgerichteter Handlungsprozess inne, der – eigentlich nicht überraschend – den Grundfunktionen managerialen Handelns entspricht: Zielsetzung, Planung, Realisation und Kontrolle (Dahlgaard und Stratmeyer 2006b, S. 50ff). Voraussetzung ist allerdings, dass eine inhaltlich-konzeptionelle Beschreibung des pflegerischen Versorgungsauftrages besteht, die medizinisch-therapeutisches Handeln unterstützt und ergänzt. Medizin und Pflege werden so zu zwei sich gegenseitig ergänzenden Teilleistungen. Der eigenständige professionelle Arbeitsbereich der Pflege trachtet danach, die Patienten darin zu unterstützen, die durch Krankheit oder Pflegebedürftigkeit vorübergehend oder dauerhaft erlittenen Beeinträchtigungen zu bewältigen (z. B. Woog, 1998 und Lubkin, 2002).

---

werden, heilkundliche Aufgaben – im wenn auch noch sehr bescheidenen Maße – auf Pflegekräfte zu übertragen. Zwar werden in der Richtlinie Aufgaben genannt, die nach gängiger Praxis ohnehin oftmals von Pflegenden übernommen werden, aber dies erfolgte eben zumindest in einer juristischen Grauzone.

Im Rahmen eines umfänglichen Krankenhausprojekts zur Einführung des kooperativen Prozessmanagements wurde, dieser beschriebenen Intention folgend, eine grundlegende Revision des Pflegeprozesses vorgenommen. Die Pflegeanamnese wurde inhaltlich auf die Anforderungen der Krankheitsbewältigung, insbesondere von chronisch Kranken fokussiert. Die Ergebnisse der Anamnese münden analog zur Medizin in Pflegediagnosen ein (Heuwinkel et al. 2006). Pflegephänomene, die indes sehr eng im Zusammenhang mit medizinischer Diagnostik und Therapie stehen (bspw. Nahrungskarenz oder Immobilität nach einem chirurgischem Eingriff), werden dem Medizinprozess zugeordnet, was zu einer deutlichen Profilschärfung, Übersichtlichkeit und Entschlackung des von den Bezugspflegenden autonom zu verantwortenden Pflegeprozesses führt.

Die Erfahrung zeigt, dass die beschriebenen Rollenänderungen erhebliche Auswirkungen auf den Pflegedienst haben. Die Differenzierung der fachlichen Verantwortung für die Patientenversorgung mit eindeutiger Zuweisung von Führungsverantwortung an die Bezugspflegenden bedarf einer intensiven Begleitung des Teams und einer Absicherung über Formalisierungen (Stellen- bzw. Funktionsbeschreibungen).

9.3 Aufgaben der Krankenhausleitung

In diesem Abschnitt soll beleuchtet werden, welche Implikationen die Anwendung des kooperativen Prozessmodells im Krankenhaus für die Krankenhausleitung hat, welche Voraussetzungen geschaffen werden müssen und wie ein solcher Prozess unterstützt werden kann.

9.3.1 Kooperationsverbesserung als strategische Aufgabenstellung der Krankenhausleitung

Eine Kooperation zwischen Ärzten und Pflegenden im Krankenhaus wird seit Jahrzehnten praktiziert, kann aber nicht immer als bewährt bezeichnet werden. Eine Vielzahl von kritischen Entwicklungen, die bereits skizziert worden sind, treten immer wieder auf. Auch wenn einige Akteure diesen Zustand unbefriedigender Kooperation nach Jahren als offenbar unvermeidlich und zum Krankenhausalltag zugehörig empfinden, würde sich doch jeder »normale« Betrieb bei derartigen Kooperationsproblemen in seiner »Produktionsabteilung« daran machen, diesen Zustand nachhaltig zu verbessern. Schließlich haben diese Probleme wesentlichen Einfluss auf die Qualität und Effizienz der Prozesse sowie last not least auf die Arbeitszufriedenheit der Akteure.

Obwohl der Patient wie vielfach betont im Mittelpunkt der Bemühungen steht, reicht das allein offenbar nicht hin, um eine sachgerechte Zusammenarbeit zwischen Ärzten und Pflegenden sicherzustellen. Die Ausgangsbedingungen für eine Kooperation im medizinisch-pflegerischen Arbeitsprozess sind nicht einfach. Es bestehen deutliche Unterschiede zwischen der Organisation und Führung von Arzt- und Pflegedienst, die nachfolgend noch einmal kurz zusammengefasst werden (Dahlgaard und Stratmeyer 2006a, S. 14 ff.):

- In die Aufbauorganisation des Krankenhauses sind die Bereiche unterschiedlich eingebunden. Der ärztliche Dienst ist in Fachabteilungen untergliedert, die jeweils von einer einzelnen ärztlichen Leitung (Chefarzt) in Bezug auf die inhaltliche Verantwortung für die medizinische Versorgung relativ autonom geleitet werden. Der Pflegedienst dagegen wird übergreifend koordiniert und geführt; die Pflegedienstleitung bzw. die Pflegedirektorin ordnet den medizinischen Fachabteilungen Pflegepersonal zu.
- Auf diese Weise stehen dezentrale fachliche Verantwortung und zentrale Personaldisposition in einem dauerhaften Spannungsverhältnis, und das bei Prozessen, die unmittelbare Kooperation, Koordination und Kommunikation am Patienten erfordern.
- Entsprechend der zentralen Ausrichtung des Pflegebereichs sind die Verfahren des Personalmanagements im Pflegebereich relativ ausdifferenziert (z. B. bei der Personaleinsatzplanung und bei der Personalentwicklung). Der ärztliche Bereich dagegen weist einen relativ geringen Organisations- und Strukturierungsgrad auf (z. B. im Bereich Personaleinsatzplanung).
- Die Personalstärken auf Station sind von vornherein unterschiedlich. So arbeitet häufig eine Stationsärztin mit mehreren Pflegenden zusammen. Schon daraus ergeben sich Engpassprobleme hinsichtlich der Verfügbarkeit ärztlichen Know-hows bei der Patientenversorgung und Strukturprobleme der Sicherstellung einer ausreichenden Kommunikation, weil die Stationsärzte vielfach noch in andere Aufgabenstellungen eingebunden sind (z. B. Funktionsdiagnostik; Operationen).
- Arbeitszeiten und Dienstformen sind unterschiedlich, bisweilen auch die Einstellung zu Fragen der Arbeitszeit und der Dokumentation geleisteter Arbeitszeiten. In einigen medizinischen Fachabteilungen dokumentieren Ärzte nicht alle geleisteten Überstunden, während dies im Pflegebereich anders ist. – Es ist zu beobachten, dass sich die Einstellungen vieler jüngerer Ärzte zu Fragen der Arbeitszeitorganisation verändern und Anforderungen an verlässliche und familiengerechte Arbeitszeiten zunehmen.
- Schließlich tragen auch Statusunterschiede, Verdienstunterschiede, unterschiedliche Karrieremuster (z. B. Facharztweiterbildung als passagere Ausbildungsphase) und auch nicht kooperationsförderliche Einstellungen und Verhaltensweisen zu Konflikten zwischen den Berufsgruppen bei.

Derartige Kooperationsprobleme lassen sich nicht immer an objektiven Daten ablesen – weil diese häufig schlicht nicht erhoben werden. So hat das KoPM®-Zentrum in mehreren Projekten festgestellt, dass unnötige Doppelarbeiten bei der Datenerfassung in der Patientenaufnahme bestehen. Dieses Beispiel kann gut illustrieren, wie sich ungeklärte Zuständigkeiten im Prozess auf die Effizienz auswirken (Redundanz reduziert Effizienz), auf das Verhältnis zwischen Patient und Arzt/Pflegender (»Das hat mich doch schon der Arzt gefragt!«) und auf die Kooperation zwischen beiden (»Nun weiß ich es wieder nicht: Hat er das dem Patienten jetzt schon gesagt oder nicht?«).

Das Krankenhaus hat wenig Erfahrungen und wenig Tradition, mit Arbeitsstörungen unterhalb der CIRS (Critical Incident Reporting System)-Schwelle umzugehen. Daten (wie z. B. Umfang der Kritik an Arbeitszeitregelungen, Beschwerden; Fluktuation aufgrund des Kooperationsklimas) stehen nicht oder nur vereinzelt als Problemindikatoren zur Verfügung. Erhebungen von Wartezeiten z. B. sind nicht beliebt, sie gelten als der Versuch, *bad apples* zu identifizieren und Schuldige zu suchen. Dabei wären Daten eine gute Grundlage für eine unparteiische Systemanalyse, die auf dem gemeinsamen Wunsch beider Berufsgruppen beruht, ihre Kooperation zu verbessern.

Hier ist die strategische Verantwortung der Krankenhausleitung auf unterschiedliche Weise gefordert. Zum einen muss sie natürlich Indikatoren für »Problemabteilungen« definieren, mit deren Hilfe sich maßgebliche Kooperationsprobleme feststellen und im Anschluss beheben lassen. Am Horizont entsteht ein personalwirtschaftliches Frühwarnsystem, das den Führungskräften und der Krankenhausleitung Daten übermittelt, mit deren Hilfe sich das Ausmaß von Kooperationsproblemen abschätzen ließe.

Zum anderen geht es natürlich darum, Anlässe und Kapazitäten für eine Bearbeitung dieser Probleme bereitzustellen. Dabei geht es nicht nur um einzelne »Problemabteilungen«; alle medizinisch geleiteten Fachabteilungen können aufgrund der Praktizierung des KoPM®-Ansatzes Verbesserungen erreichen. Insofern ist durchaus geraten, mit Abteilungen zu beginnen, deren Leitungen (Leitende/r Ärztin/Arzt; Pflegerische Leitung) motiviert sind und gemeinsam übereinkommen, den Pfad der Kooperationsverbesserung zu beschreiten.

Im folgenden Abschnitt wird skizziert, wie ein derartiger Veränderungsprozess in einer Krankenhausabteilung initiiert und als Projekt durchgeführt werden kann.

9.3.2 Das Change-Projekt »Verbesserung der Kooperation« – Anforderungen und Empfehlungen

Das Ziel eines initiierten Veränderungsprojekts kann nicht nur darin bestehen, vorhandene Ineffizienz bei der Durchführung patientenbezogener Prozesse zu beseitigen. Das Thema der Kooperationsverbesserung mit Hilfe des KoPM®-Ansatzes bietet darüber hinaus größere Potenziale, die in Abschnitt 9.2.1 dargestellt worden sind:

- eine Entlastung des Arztdienstes durch Übernahme von patientennahen Funktionen durch hochqualifizierte Pflegende,
- eine Attraktivitätssteigerung des Pflegeberufes durch die Übernahme dieser komplexen Aufgaben sowie
- eine Verbesserung der Patientenorientierung durch einen definiert pflegerischen Versorgungsauftrag und eine Fallsteuerung aus einer Hand.

Mittlerweile ist die Durchführung von Projekten in vielen Krankenhäusern Alltag. Bei näherem Hinsehen sind allerdings nicht immer alle klassischen Merkmale eines effizienten Projektmanagements erfüllt. Deshalb werden im Folgenden spezifische Anforderungen an das Projektmanagement beschrieben, die mit der Durchführung von Kooperationsprojekten verbunden sind.

Die grundsätzliche Anlage eines Projekts

Um ein Veränderungsprojekt zur Kooperationsverbesserung gewinnbringend durchführen zu können, muss ein solches Projekt von eventuellen negativen Anmutungen entlastet werden. Es darf nicht der Eindruck erweckt werden, die Krankenhausleitung dränge *schlechte* Abteilungen zu einem Kooperationsprojekt. Vielmehr bietet das Projekt allen die Chance, die bestehende Kooperation zwischen Arztdienst und Pflege in einer Krankenhausabteilung weiter zu verbessern. Veränderungsprojekte können auf diese Weise ein positives Image erhalten, sodass sich Abteilungen und die Führungskräfte sowie die Mitarbeiterinnen beteiligen wollen.

Das Instrument des Projektmanagements vermittelt die Idee, dass derartige Aktivitäten eine zeitlich begrenzte, vorübergehende Unterstützung darstellen – eine Art Starthilfe oder auch Hilfe zur Selbsthilfe. Ansonsten ist die Optimierung von Arbeitsprozessen natürlich integraler Dauerbestandteil der Arbeit, ähnlich wie beim Qualitätszirkelansatz. Durch das Projekt wird ein Bewusstsein dafür geschaffen, dass eine initiative Verbesserung von Arbeitsprozessen in einem zeitlich begrenzten Verfahren ermöglicht und dies von der Krankenhausleitung unterstützt wird.

Die Herangehensweise bestünde darin, dass Krankenhausleitungen besondere Anreize für einzelne Abteilungen schaffen, etwas zur Verbesserung ihrer kooperativen Arbeitsorganisation zu tun – unabhängig vom Stand ihrer bisherigen Kooperationsfähigkeit. Die Organisationsform der Veränderung könnte durchaus in einem Wettbewerbsmodell bestehen, und Abteilungen können sich für die Durchführung eines Projektes bewerben (unter Angabe der Ziele, der beteiligten Akteure und der Ressourcen).

Unparteiische Diagnose und situationsadäquate Interventionen

Auch wenn [natürlich] die Beteiligten ein Vorverständnis über die vorhandenen Probleme der Kooperation und Potenziale der Verbesserung mitbringen, ist es sehr notwendig, eine Diagnosephase vorzuschalten, in der ein unparteiischer Blick auf den Stand der Kooperation zwischen Ärzten und Pflegenden geworfen wird.

Das KoPM®-Diagnoseinstrument in Form einer schriftliche Befragung von Ärzten und Pflegenden aller Hierarchieebenen der Abteilung (Dahlgaard und Stratmeyer 2006a, S. 61 ff.) liefert eine grundlegende Einschätzung der Kooperationsqualität in Bezug auf

- den Diagnostik-, Behandlungs- und Pflegeprozess,
- den Aufnahme- und Entlassungsprozess,
- das Ausmaß an Patientenorientierung,

145

- Informationsprozesse,
- Zuständigkeitsregelungen sowie
- den Stand der Kooperation und Führung

in der Abteilung. Das KoPM®-Diagnoseinstrument misst nicht den Grad der Kooperationsfähigkeit, sondern identifiziert einzelne Problembereiche, die besonders einer Verbesserung durch entsprechende Interventionen bedürfen. Die Veröffentlichung der Ergebnisse und gemeinsame Priorisierung der Handlungsfelder ist bereits vorbereitender Teil der Intervention. – Offene Punkte bzw. blinde Flecken werden durch ergänzende Interviews mit einzelnen Repräsentanten beider Berufsgruppen geklärt. Durch teilnehmende Beobachtungen können Prinzipien der Arbeitsteilung und Abläufe der Patientenversorgung ergänzend ausgewertet werden.

Ergebnis dieser Diagnosephase ist eine Stärken-Schwächen-Analyse, die die Ausrichtung und das gesamte Ausmaß des Optimierungsbedarfes erkennen lässt.

Professionelles Projektmanagement

An dieser Stelle wird nicht das Einmaleins des Projektmanagements erläutert[14], vielmehr geht es darum, auf einige Spezifika der Durchführung von Kooperationsprojekten aufmerksam zu machen:

- Eine strategische Einbindung des Veränderungsprojekts ist angeraten. Es geht nicht nur darum, eine Abteilung *in Ruhe vor sich hin* Verbesserungen der Kooperation entwerfen zu lassen. Die Krankenhausleitung muss einen förmlichen Projektauftrag erteilen und Ressourcen zur Verfügung stellen; die Ziele des Projekts werden in den Zusammenhang der Krankenhauszielsetzungen eingeordnet.
- Eine begleitende krankenhausinterne Öffentlichkeitsarbeit muss positive Ausstrahlungseffekte für die Abteilungen erzielen.
- Ausdruck dieser Unterstützung der Krankenhausleitung für das Veränderungsprojekt kann die Einrichtung einer Projektlenkungsgruppe sein, in der die fachliche Beurteilung von Projektinterventionen und -erfolg vorgenommen werden.
- Die Leitung des Projekts hat in jedem Fall eine Schlüsselfunktion für den Projekterfolg. Was läge näher, als der Verbesserung der Kooperation zwischen Ärzten und Pflegenden durch eine kollegiale Projektleitung Ausdruck zu geben, die aus einem Arzt (z. B. einem Oberarzt der Abteilung) und einer Pflegenden (z. B. der Pflegedienstleitung der Abteilung) besteht?

---

14 Vgl. z. B. die empfehlenswerten Darstellungen von Projektmanagement – Handbuch Angewandte Psychologie für Führungskräfte (Vetter 2013, S. 217-249) sowie Projektmanagement mit System – Organisation, Methoden, Steuerung (Kraus und Westermann, 2010).

- In diesem Zusammenhang muss das Kooperationsprojekt unbedingt von dem Eindruck befreit werden, dass man viel Zeit übrig haben müsse, wenn man sich daran beteiligen wolle. Umgekehrte Erfahrungen haben einige KoPM®-Krankenhausprojekte erbracht: Auch Ärzte bringen die Zeit für die Projektarbeit auf und arbeiten engagiert mit, wenn die Projektarbeit zweckmäßig organisiert ist und die Ärzte erkennen können, welche unmittelbaren Verbesserungsmöglichkeiten für *ihre* Arbeit das Projekt bringen kann.
- Anfang und Ende des Projekts haben hohen Symbolcharakter. »Sage mir, wie Du ein Projekt beginnst, und ich sage Dir, wie es endet.« Kurz gesagt wären entsprechende produktive Verstärkungen
  - ein offizieller Startschuss durch die Krankenhausleitung, der die Bedeutung des Projekts verdeutlicht,
  - eine projektbegleitende Öffentlichkeitsarbeit,
  - eine formative und summative Evaluation als konstitutiver Bestandteil der eigentlichen Projektarbeit und
  - eine Entschließung der Krankenhausleitung, wie mit dem Ergebnis der Projektarbeit umgegangen werden soll.

9.4 Ausblick

Der demografische Wandel führt schon heute zu großen Veränderungen hinsichtlich des Arbeitskräfteangebots für Krankenhäuser und so auch zur Suche nach effizienten Lösungsansätzen für die Gestaltung der medizinisch-pflegerischen Leistungsprozesse und einer Verbesserung der Teamarbeit in Krankenhausabteilungen.

Politische Reformbestrebungen greifen diese Thematik auf und versuchen beispielsweise über die Einrichtung eines Pflegestellenförderprogramms, mit dem die allgemeine Pflege dauerhaft gestärkt werden soll (Bundesministerium für Gesundheit, 2014), einen Steuerungsanreiz für Krankenhäuser zu setzen, damit diese die Erhöhung der Personalausstattung im Pflegedienst als Chance begreifen, mit geeigneten Organisationskonzepten eine Neukonfiguration der kooperativen Arbeitsteilung zu verknüpfen. Für eine solche Umsteuerung bietet das KoPM®-Modell einen geeigneten Organisationsrahmen. Dabei stehen die Kernprozesse der medizinischen und pflegerischen Versorgung im Vordergrund und werden zu einem integrierten Versorgungsprozess, der durch eine effektive und effiziente Zusammenarbeit beider Bereiche geprägt ist, verbunden. Als Zielsetzung wird eine Attraktivitätssteigerung des Pflegeberufes, eine Entlastung des Arztdienstes sowie eine Prozess- und Patientenorientierung angestrebt. Dazu bedarf es einer prozessorientierten Strukturorganisation, die Medizin und Pflege als sich ergänzende, gleichwertige Bereiche mit jeweils eigenen zu verantwortenden Leistungsbeiträgen verknüpft. Der neue Zuschnitt von Aufgaben – geprägt durch den Aufbau eines Expertensystems Pflege zum Management des Pflegeprozesses, einer Abteilungsleitung für die Organisation der Versorgungsprozesse durch Sicherstellung der erforderlichen Ressourcen, eines operativen Behandlungs- und insbesondere Kernteams bestehend aus dem Bezugsarzt als Fallverantwortlicher und der Primary Nurse Case Managerin als Koordinatorin des gesamten Versorgungsprozesses mit erweiterten Aufgaben – untersteht als strategische Aufgabenstellung der Krankenhausleitung.

Durch die Anlage eines Change-Projekts kann die Kooperationsqualität deutlich verbessert werden. Notwendig dafür sind zum einen die Sicherstellung der durchgängigen Unterstützung durch die Krankenhausleitung sowie besondere Anreize für einzelne Abteilungen für die Teilnahme an diesem Projekt. Ausgangspunkt für Veränderungsmaßnahmen ist eine zugrundeliegende Situationsanalyse z. B. durch das KoPM®-Diagnoseinstrument zur Einschätzung der Kooperationsqualität. In der Folge ist durch den Einsatz eines professionellen Projektmanagements eine nachhaltige, kooperative Struktur- und Prozessorganisation im Krankenhaus zu entwickeln, die so ausgestaltet ist, dass eine verbesserte Kooperation zwischen Ärzten und Pflegenden zu einer effizienteren stationären Krankenhausversorgung führt.

Es wurden in mehreren Krankenhäusern positive Erfahrungen zur Restrukturierung mit neuen Organisationsmodellen gesammelt und Kooperationsverbesserungen beispielsweise mit Hilfe des KoPM®-Ansatzes im Rahmen eines langfristig angelegten Organisationsentwicklungsprojekts umgesetzt. Dabei wurde festgestellt, dass sich zum einen die Arbeits- und Leistungsfähigkeit der Abteilungen durch abgestimmte, koordinierte, sich gegenseitig unterstützende Teamarbeit verbesserte und es zum anderen auch zu einer Erhöhung der Arbeitszufriedenheit des Personals kam.

Literatur

Antoni, C. H. (2010): Interprofessionelle Teamarbeit im Gesundheitsbereich. In: Zeitschrift für Evidenz, Fortbildung und Qualität im Gesundheitswesen (ZEFQ) 104: 18-24.

Bundesministerium für Gesundheit (2013): Wegweisende Modelle zur Weiterentwicklung der Pflege im Krankenhaus. (http://www.bundesgesundheitsministerium.de/fileadmin/¬dateien/Publikationen/Pflege/Broschueren/BMG_Weiterentwicklung_Pflege_8_2013.pdf, Zugriff 24.03.2015)

Bundesministerium für Gesundheit (2014): Eckpunkte der Bund-Länder-AG zur Krankenhausreform 2015.

Dahlgaard, K., Stratmeyer, P. (2006a): Kooperatives Prozessmanagement im Krankenhaus. Band 1: Das Konzept. Neuwied, Köln, München: Wolters Kluwer.

Dahlgaard, K., Stratmeyer, P. (2006b): Kooperatives Prozessmanagement im Krankenhaus. Band 2: Prozessorganisation. Neuwied, Köln, München: Wolters Kluwer.

Dahlgaard, K., Stratmeyer, P. (2006c): Kooperatives Prozessmanagement im Krankenhaus. Band 3: Struktur- und Leistungsorganisation. Neuwied, Köln, München: Wolters Kluwer.

Dahlgaard, K., Stratmeyer, P. (2007): Kooperatives Prozessmanagement im Krankenhaus. Band 4: Prozessmanagement. Neuwied, Köln, München: Wolters Kluwer.

Dahlgaard, K., Stratmeyer, P. (2008): Kooperatives Prozessmanagement im Krankenhaus. Band 6: Kooperation und Führung. Neuwied, Köln, München: Wolters Kluwer.

Dahlgaard, K., Stratmeyer, P. (2014): Wie Ärzte und Pflegende besser zusammenarbeiten. Forschungs- und Transfervorhaben »Entwicklung, Umsetzung und Evaluation eines kooperativen Organisationsmodells Pflege und Medizin im DRK-Krankenhaus Clementinenhaus Hannover (ECO: Expert Care Organization)«. Unveröffentlichter Evaluationsbericht. KoPM®-Zentrum der Hochschule für Angewandte Wissenschaften Hamburg.

Defila, R., Di Giulio, A. (1998): Interdisziplinarität und Disziplinarität. In: Obertz, J. H. (Hrsg.) Zwischen den Fächern-über den Dingen? Schriften der Deutschen Gesellschaft für Erziehungswissenschaften (DGfE).Opladen: Leske + Budrich.

Düsenberg, A. (2014): ECO-Konzeptelemente. In: Dahlgaard, K., Stratmeyer, P. (2014): Fallsteuerung im Krankenhaus. Effizienz durch Case Management und Prozessmanagement. Stuttgart: Kohlhammer. S. 105.

Ewers, M. (2000): Das angloamerikanische Case-Management: Konzeptionelle und methodische Grundlagen. In: Ewers, M., Schaeffer, D. (Hrsg.) Case Management in Theorie und Praxis. Bern: Huber. S. 53–90.

Gemeinsamer Bundesausschuss (2011): des Gemeinsamen Bundesausschusses über die Festlegung ärztlicher Tätigkeiten zur Übertragung auf Berufsangehörige der Alten- und Krankenpflege zur selbständigen Ausübung von Heilkunde im Rahmen von Modellvorhaben nach § 63 Abs.3c SGB V.(https://www.g-ba.de/downloads/62-492-600/¬ 2011-10-20_RL-63Abs3c.pdf, Zugriff 23.03.15)

Gottschschalk, J. (2014): Schlank und effizient. In: f&W 31.Jahrg., Heft 3/2014: 274-276.

Heuwinkel-Otter, A., Nürmann-Dulke, A., Matscheko, N. (2006): Menschen pflegen. Band. 2: Pflegediagnosen, Beobachtungstechniken, Pflegemaßnahmen. Heidelberg: Springer-Verlag.

Hibbeler, B. (2011): Ärzte und Pflegekräfte: Ein chronischer Konflikt. Deutsches Ärzteblatt 2011. 108(41). A-2138 / B-1814 /C-1794. (http://www.aerzteblatt.de/archiv/¬ 109162/Aerzte-und-Pflegekraefte-Ein-chronischer-Konflikt, Zugriff 23.03.2015)

Klaus, G., Westermann, R. (2010): Projektmanagement mit System- Organisation, Methoden, Steuerung. Wiesbaden: Gabler Verlag.

Lorenz, A. L. (2000): Abgrenzen oder zusammen arbeiten: Krankenpflege und die ärztliche Profession. Frankfurt/M.: Mabuse-Verlag.

Lubkin Morof, I. (2002): Chronisch Kranksein. Implikationen und Interventionen für Pflege- und Gesundheitsberufe. Bern u. a.: Verlag Hans Huber.

Merz, B., Oberlander, W. (2008): Berufszufriedenheit: Ärztinnen und Ärzte beklagen die Einschränkung ihrer Autonomie. Deutsches Ärzteblatt 2008; 105(7): A-322 / B-290 / C-286. (aerzteblatt.de/archiv/58963/Berufszufriedenheit-Aerztinnen-und-Aerzte-beklagen-die-Einschraenkung-ihrer-Autonomie, Zugriff 24.03.2015)

Passauer-Baierl. S., Baschnegger, H., Bruns, C., Weigl, M. (2014): Interdisziplinäre Teamarbeit im OP: Identifikation und Erfassung von Teamarbeit im Operationssaal, In: Zeitschrift für Evidenz, Fortbildung und Qualität im Gesundheitswesen (ZEFQ) 108: 293-298.

Roeder, N. (2010): Strukturierte Organisationsentwicklung. In: Debatin, J.F., Ekkernkamp, A., Schulte, B. (Hrsg.) S. 337 – 344.

Roeder, N., Klöss, T., Ruhl, S. (2012): Richtig positionieren. In: f&W 29.Jahrg., Heft 2/ 2012: 190-193.

SVR Sachverständigenrat zur Begutachtung der Entwicklung im Gesundheitswesen (2007): Kooperation und Verantwortung-Voraussetzungen einer zielorientierten Gesundheitsversorgung. Gutachten 2007 des Sachverständigenrats zur Begutachtung der Entwicklung im Gesundheitswesen.(http://www.svr-gesundheit.de/fileadmin/user¬ _upload/Gutachten/2007/Kurzfassung_2007.pdf, Zugriff 24.03.2015)

Statistisches Bundesamt (2014): Stationäre Krankenhauskosten 2013 auf 78,0 Milliarden Euro gestiegen, Pressemitteilung vom 11. November 2014 – 393/14. Wiesbaden.

Weigl, M., Müller, A., Angerer, P. (2012): Auswirkungen des demographischen Wandels- Analyse und Handlungsansätze am Beispiel eines Fachkrankenhauses. In: Gesundheitswesen 2012 74: 283 – 290.

Vetter, H. (2013): Projektmanagement. In: Steier, T., Lippmann, E. (Hrsg.) Handbuch Angewandte Psychologie für Führungskräfte Band 2. Berlin u. a.: Springer.

Woog, P. (1998): Chronisch Kranke pflege. Das Corbin-Strauss-Pflegemodell. Wiesbaden: Ullstein Medica.

10 Optimierung der sektorübergreifenden Kooperation am Beispiel der Geriatrie

Daisy Hünefeld, Ursula Gerling-Huesmann, Sibyll Rodde,
Jörg Blaesius und Joachim Hasebrook

10.1 Klinische und gesundheitsökonomische Bedeutung der sektorübergreifenden Kooperation

Im Vorwort zum »Weißbuch Geriatrie« (2010) wird festgestellt, dass die demografische Entwicklung der entscheidende Faktor bei der Patientenversorgung in Deutschland ist. Der Bundesverband Geriatrie prognostiziert bis 2020 einen Anstieg der stationären Geriatriefälle um 32 %. Wissenschaftliche Studien bestätigen, dass der Versorgungsbedarf von multimorbiden, älteren Patienten deutlich zunehmen wird: bis 2025 wird mit einem Anstieg der Morbiditätsrate von 5 % auf 15 % gerechnet (ZI-Studie, 2010). Der Anstieg der über 60-jährigen Patienten wird überproportional um 3,5 Millionen Fälle zunehmen, sodass dann zwei von drei Krankenhausbetten von über 60-jährigen belegt sein werden. Aktuellen Prognosen zufolge wird sich die derzeit noch bestehende Bettenüberkapazität ab 2020 umkehren, sodass bis 2030 bundesweit zusätzliche Versorgungskapazitäten von 3,7 % benötigt werden (Deloitte, 2014).

Eine der Herausforderungen in der Versorgung hochbetagter, mehrfacherkrankter Menschen ist die Kooperationsnotwendigkeit. Versorgung in der Geriatrie ist stets interdisziplinär angelegt, beruht auf einem multi-professionellen Team und umfasst Akutversorgung, Frührehabilitation im Krankenhaus, Rehabilitation sowie die ambulante Versorgung, die durch wohnortnahe, niedergelassene Ärzte erfolgt. Damit findet Geriatrie direkt an den Sektorengrenzen statt und steht mit ihrem Versorgungsansatz in deutlichem Kontrast zum Aufbau der allgemeinen Versorgungsstrukturen im deutschen Gesundheitswesen.

Vor diesem Hintergrund stellt der »*Krankenhausplan NRW 2015*«, der von der Deutschen Gesellschaft für Geriatrie als »Durchbruch für die Altersmedizin« gewertet wird, neben quantitativen Vorgaben zur Ausweitung der Bettenzahl vor allem qualitative Vorgaben in den Vordergrund[15]: diagnostische Screenings für Menschen ab dem 75. Lebensjahr in allen Fachabteilungen, eine engere Zusammenarbeit sich ergänzender medizinischer Fachbereiche und die Etablierung sektorübergreifender Versorgungsverbünde werden empfohlen[16].

---

15 http://www.dggeriatrie.de/presse-469/601-pm-vorbild-nrw-krankenhausplan-stellt-¬ weichen-fuer-eine-bessere-versorgung-aelterer-patienten
16 https://broschueren.nordrheinwestfalendirekt.de/broschuerenservice/mgepa/kran¬ kenhausplan-nrw-2015/1617

10.1.1 Nahtloser Übergang zwischen den Sektoren

Die vielfältigen Schnittstellen im deutschen Gesundheitssystem bergen ein großes Risikopotenzial für den betagten, multimorbiden Patienten. Dies gilt insbesondere am Übergang zwischen akutstationärer und ambulanter Versorgung.
Durch die starke Verkürzung der Krankenhausverweildauer werden Patienten
anders als vor Einführung des DRG-Systems mit komplexeren Problemen und
Bedarfen bei der Anschlussversorgung aus dem Krankenhaus entlassen.

Um den beschriebenen Schnittstellenproblemen zu begegnen, wurde 2007
mit dem Gesetz zur Stärkung des Wettbewerbs in der gesetzlichen Krankenversicherung (GKV-WSG) die Verpflichtung zur Vermeidung von Risiken an den
Übergängen zwischen dem stationären und ambulanten Sektor gesetzlich verankert. Das Recht der Patienten auf ein Versorgungsmanagement (§ 11 Abs. 4
SGB V) und das in dem wenige Jahre später folgenden Gesetz zur Verbesserung
der Versorgungsstrukturen in der gesetzlichen Krankenversicherung (GKV-
VStG) formulierte Recht auf ein Entlassmanagement (§ 39 Abs. 1 SGB V)
schaffen eine wichtige Voraussetzung für eine Verbesserung der Versorgungssituation am Übergang zwischen »stationär« und »ambulant«.

10.1.2 Sektor- und fachübergreifende Kooperation und Kommunikation

Der Sachverständigenrat zur Begutachtung der Entwicklung im Gesundheitswesen forderte in seinem Sondergutachten 2012 die Gestaltung der Schnittstellen
und damit die Koordination und Integration von (akut-)stationärer und ambulanter Versorgung zu verbessern (Sachverständigenrat zur Begutachtung der
Entwicklung im Gesundheitswesen, 2012). Aufgabe der Ärzte ist es, eine kontinuierliche medizinische Behandlung des Patienten beim Übergang vom akutsta-
tionären in den weiterbehandelnden Sektor zu gewährleisten. Insbesondere die
Weiterbehandlung von Patienten mit umfangreichen Versorgungserfordernissen
bedingt eine Zusammenarbeit von Leistungserbringern sowohl inter-sektoral
(ambulant/stationär) als auch intra-sektoral (z. B. zwischen Haus- und Facharz-
ten) und geht mit einem hohen Koordinationsaufwand und Informationsbedarf
zwischen mit- bzw. weiterbehandelnden Kollegen einher.

Eine sektor- und fachübergreifende Zusammenarbeit ist angesichts vielfälti-
ger geriatrischer Symptome, die ältere Menschen als vermeintliche »Nebendiagnosen« bei Aufnahme in ein Krankenhaus mitbringen, unerlässlich. Bei der
Verbesserung der sektorübergreifenden Kommunikation zur Sicherstellung von
Versorgungskontinuität spielt beispielsweise die sektorübergreifende Arzneimit-
teltherapie eine herausgehobene Rolle. Ein weiterer bedeutsamer Aspekt ist die
ansteigende Prävalenz von Begleiterkrankungen wie Demenz und Diabetes
(Klauber et al. 2015). So leiden alte Menschen häufig an kognitiven Einschränkungen oder Demenz. Dies ist jedoch bei der stationären Aufnahme nicht immer bekannt. In der Folge entstehen nicht selten gravierende Probleme während
des Behandlungsverlaufs: Wenn Abläufe und Strukturen nicht auf die besondere Hilfebedürftigkeit der Menschen mit Demenz abgestimmt sind, besteht ein

sehr hohes Risiko, während eines stationären Aufenthaltes Komplikationen zu erleiden (Gurlit & Möllmann, 2014). Dies zeigt erneut, wie wichtig für diese Patientengruppe eine zeitnahe und umfassende Kommunikation zwischen allen an der Behandlung Beteiligten im ambulanten und stationären Sektor ist.

Für das ärztliche und pflegerische Team bedeutet dies darüber hinaus, dass nicht die akute Erkrankung allein sondern auch zusätzlich spezifische, altersbezogene (patho-)physiologische Veränderungen beachtet werden müssen. Nur so können wesentliche Informationen zu individuellen Problemen, Fähigkeiten, Ressourcen und zur Lebenssituation der Patienten erfasst und frühzeitig mit in den Behandlungs- bzw. Betreuungsverlauf einbezogen werden. Dieser umfassende Blick erlaubt es, bereits bei Aufnahme in ein Krankenhaus das poststationäre Umfeld entsprechend vorzubereiten und zu gestalten (Schilder, 2014; Köller, 2014).

10.1.3 Ganzheitlicher Behandlungsansatz

Aus den geschilderten Herausforderungen ergibt sich ein zwingend notwendiger ganzheitlicher Behandlungsansatz. Um diesen zu gewährleisten ist eine Qualifikation und Sensibilisierung aller an der Behandlung alter Menschen Beteiligten erforderlich, unabhängig davon, ob sie in einer geriatrischen Fachabteilung arbeiten. Die zunehmende und frühzeitige Spezialisierung der ärztlichen Aus- und Weiterbildung steht einer umfassenden Versorgung alter Patienten jedoch entgegen. Dies erklärt unter anderem, wie es trotz korrekter Einweisungsdiagnose und auf diese Diagnose optimal abgestimmte Behandlung oft nicht zum erwarteten Behandlungsergebnis kommt. So können Komplikationen, die aufgrund von Multimorbidität – den vermeintlichen »Nebendiagnosen« – im Behandlungsverlauf entstehen, das Gesamtergebnis deutlich verschlechtern und zu dauerhaft eingeschränkter Lebensqualität sowie erhöhter Mortalität führen.

In Akutkrankenhäusern kommt es so nicht selten zu falschen oder verzögerten Behandlungen mit gravierend negativen Auswirkungen auf das Behandlungsergebnis dieser Patientenklientel (Griffiths et al., 2013). Oftmals kann die Entstehung solcher problematischer Behandlungsverläufe verhindert werden, wenn frühzeitig ein ganzheitlicher Therapieansatz verfolgt wird. Dazu gehört auch, dass alle Beteiligten für sich erkennen, dass das Management von Behandlungsprozessen Bestandteil von Medizin und Pflege ist. Dies erfordert neben der Anpassung organisatorischer und räumlicher Gegebenheiten jedoch ebenso eine besondere Ansprache der Patienten, mehr Zuwendung sowie eine Medikation nicht nur im Hinblick auf die primär führende Erkrankung, sondern unter Berücksichtigung aller Komorbiditäten.

10.1.4 Fachkundige spezialisierte Behandlung

Solch ein ganzheitlicher Behandlungsansatz kann nur gelingen, wenn alle an den strategisch wichtigen Stellen eingesetzten Mitarbeiter konsequent geschult und für die besonderen Bedürfnisse dieser vulnerablen Patientengruppe sensibilisiert sind. Die spezifische Vulnerabilität hochbetagter Patienten erfordert eine fachkundige, spezialisierte Behandlung: Dies ist insbesondere bei Menschen mit Demenz der Fall, deren Verhaltensweisen von Pflegenden häufig als belastend empfunden werden (Griffiths et al., 2013), z. B. durch Weglauftendenzen der Patienten, herausforderndes Verhalten oder Ablehnung von Maßnahmen wie Waschen (Isfort et al., 2014). Besonderes Augenmerk sollte daher generell dem Erkennen von kognitiven Beeinträchtigungen der Patientengruppen im Stationsalltag gelten. Häufig werden Menschen ohne vordiagnostizierte Demenz erst im Rahmen von pflegerischen Maßnahmen auffällig, weil sie orientierungslos und von den für sie intransparenten Strukturen im Krankenhaus überfordert sind. Nur wenn frühzeitig festgestellt wird, dass Patienten an Orientierungsstörungen und eingeschränkter Gedächtnisleistung oder gar einer Demenz leiden, können in der weiteren Behandlung und Therapie folgenschwere Fehler vermieden und Stressoren für die Behandler reduziert werden (Angerhausen, 2009; Mavundla, 2000).

10.2 Anspruch versus Realität

10.2.1 Defizite der Qualifizierungsprogramme

Die Ergebnisse des Pflege-Thermometers 2014 des Deutschen Instituts für Pflegeforschung, dip (Isfort et al., 2014), weisen auf die hohe Notwendigkeit von fachbezogener geriatrischer Fortbildung hin: drei Viertel der bundesweit über 1.800 befragten Stations- und Abteilungsleitungen geben an, dass sie eine Weiterbildung ihrer Mitarbeiter im Themenbereich Demenz für notwendig ansehen. Die Ergebnisse des Pflege-Thermometers 2014 zeigen, dass Krankenhäuser auf steigende Zahlen und Anforderungen älterer Patienten konzeptionell unzureichend vorbereitet sind, die Personalausstattung in der Pflege als nicht angemessen angesehen wird und Probleme in der pflegerischen Versorgungsqualität älterer Patienten gesehen werden.

Bisher durchgeführte Qualifizierungsmaßnahmen haben in der Regel Angebotscharakter und werden oft von interessierten Kollegen bzw. Einrichtungen mit geriatrischem Schwerpunkt in Anspruch genommen. Häufig werden aber gerade diejenigen Institutionen nicht erreicht, die in einem besonderen Maße von Schulungen profitieren könnten. Vor dem Hintergrund der seit langem bekannten Fakten zur demografischen Entwicklung und den prognostizierten Konsequenzen für Akutkrankenhäuser ist bemerkenswert, dass bisher nur wenige Kliniken dieses Thema konsequent verfolgen. Es besteht daher die Gefahr, durch sehr spezifische Weiterbildungsmaßnahmen, die im Einzelnen hervorragend konzipiert sind und mit viel persönlichem Engagement durchgeführt werden, diejenigen klinischen Einrichtungen, die bisher noch nicht die Relevanz des Demografie-Themas für sich erkannt haben, auch in Zukunft nicht zu erreichen. Erfahrungen beim Hospitationsprogramm im St. Franziskus-Hospital Münster zeigten zudem, dass die alleinige Weiterbildung einer Berufsgruppe zu kurz greift, weil nur berufsübergreifend tatsächliche Veränderungen in der Versorgungssituation erreicht werden konnten (Gurlit et al., 2012).

Eine nachhaltige Verbesserung der interdisziplinären und sektorübergreifenden Versorgung alter Menschen ist daher an die konsequente Fort- und Weiterbildung aller beteiligten Akteure innerhalb und außerhalb der Geriatrie gebunden und wird nur dann eintreten, wenn neben Ärzteschaft und Pflege auch alle relevanten Leitungs- und Managementebenen ausreichend qualifiziert sind, um notwendige inhaltliche und strukturelle Veränderungen zu erkennen und verwirklichen zu können.

10.2.2 Unzureichende Vernetzung und sektorübergreifende Kooperation

Trotz der bestimmenden Rolle älterer Patienten in der zukünftigen medizinischen Versorgung mangelt es nach wie vor an Systematisierung in der gesamten geriatrischen Versorgungskette von Diagnose, Therapie, Rehabilitation und Nachsorge sowie pflegerischer Betreuung. »Unter den Bedingungen des demografischen Wandels sind vor allem die geriatrischen Versorgungsangebote vielerorts noch zu wenig vernetzt (...). Zum Teil sind sie noch zu wenig ausgeprägt, um den besonderen Anforderungen einer älter werdenden Gesellschaft gerecht werden zu können. Zum Teil fehlt das Überleitungs- und Entlassungsmanagement.« (Krankenhausplan NRW 2015)

Durchgängige Behandlungsleitlinien der Arbeitsgemeinschaft der Wissenschaftlichen Medizinischen Fachgesellschaften e. V. (AWMF) zur Ausgestaltung des interdisziplinären Schnittstellenmanagements für die sektorübergreifende, ärztliche und pflegerische Versorgung geriatrischer Patienten gibt es derzeit noch nicht. Hierdurch fehlen unter anderem Instrumente zur Steuerung dieser Patienten durch das Gesundheitssystem, was dazu führt, dass Patienten sowie Angehörige eine unzureichende Unterstützung bei der Behandlung im Alter haben. So sind Betroffene häufig nicht hinreichend über die diversen Angebote informiert bzw. werden nicht in optimale Versorgungsangebote gesteuert.

10.2.3 Fehlende Harmonisierung sozialrechtlicher Regelungen

Den praktischen Ansätzen zur sektorübergreifenden Koordinierung und Vernetzung stehen die Hemmnisse der unterschiedlichen sozialrechtlichen Regelungen und den damit verbundenen Finanzierungsregelungen diametral entgegen. Insbesondere gilt dies für die gesetzlichen Vorgaben im fünften und elften Sozialgesetzbuch (SGB V und SGB XI). Eine Harmonisierung wäre eine grundlegende Voraussetzung für die Regelung einer Finanzierung von sektorübergreifenden Leistungen.

10.2.4 Defizite in der (technischen) Vernetzung

Das Sondergutachten 2012 zum »Wettbewerb an der Schnittstelle zwischen ambulanter und stationärer Gesundheitsversorgung« des Sachverständigenrats zur Begutachtung der Entwicklung im Gesundheitswesen fordert zur Sicherstellung der Versorgungskontinuität ein sektorübergreifendes Schnittstellenmanagement auf Basis von »Elektronischen Patientenakten« (EPA). Laut IT-Report Gesundheit 2013 verfügen aber nur 23 % der befragten Krankenhäuser darüber; Angaben im Hinblick auf sektorübergreifende Lösungen für den ambulanten Bereich fehlen völlig. Weniger als 10 % der Krankenhäuser verfügen über weiterführende Systeme wie CPOE (Computerized Physician Order Entry) und CDSS (Clinical Decision Support System). Auch hier ist der ambulante Bereich vollständig ausgenommen (Hübner et al., 2013). In Deutschland fehlen vielfach die Rahmenbedingungen für eine bessere Nutzung von IT-Potenzialen, etwa durch fehlende Telematik-Infrastruktur und Unterfinanzierung der Krankenversorger. Insbesondere die elektronische Kommunikation zwischen niedergelassenen Ärzten und Krankenhäusern ist schlecht ausgebaut.

Es gibt jedoch schon seit Jahren einige technische Umsetzungen als sogenannte »Decision Support Software« z. B. bei Demenzerkrankungen (vgl. Turner et al., 2003). Mittlerweile sind erste kommerzielle Anbieter auf dem Markt, die Systeme zur Entscheidungsunterstützung in Kliniken und Arztpraxen mit patientennahen Systemen verbinden, z. B. Datenerfassung durch Pflegekräfte an mobilen Endgeräten oder vom Patienten zu tragende Messgeräte. Diese Projekte sind wichtige Bausteine, greifen jedoch für eine individualisierte, patientenzentrierte geriatrische Versorgung zu kurz. Wesentliche Ursachen dafür sind:

- Der Datenaustausch erfolgt »krankenhauszentriert«, indem meist ein zentraler Akutversorger (z. B. Universitätsklinikum) eine Austauschplattform für ambulante Versorger (z. B. Hausarztpraxen) in der Region zur Verfügung stellt.
- Die Dateneingabe und -haltung erfolgt stets mehrfach (z. B. im Praxissystem und in der Cloud), eine echte Vernetzung der Systeme im Sinne der Schaffung von System- und Datenschnittstellen findet nicht statt.
- Die Vernetzung erfolgt als reiner Datenaustausch und nicht als evidenzbasierte Steuerung und Unterstützung durch Behandlungspfade.
- Bestehende Definitionen von Leitlinien und Pfaden liegen in Formaten vor, die nicht unmittelbar technisch abgebildet werden und damit z. B. nicht als Grundlage von entscheidungsunterstützenden IT-Systemen dienen können.

10.3 Ansätze für eine sektorübergreifende Kooperation und Vernetzung

Dreh- und Angelpunkt für den Kooperationserfolg in der Versorgung geriatrischer Patienten ist die interdisziplinäre und berufsgruppenübergreifende Kooperation, für die regionale Netzwerke die geeignete Basis bilden. Das Versorgungsangebot muss sich aus regional vorgegebenen Strukturen und Einzugsbereichen der Gesundheitsversorgung ergeben. Überregionale und sektorübergreifende Verbundstrukturen haben dabei integrative Funktionen, insbesondere:

- Ersatz für fehlende oder unzureichende Rahmenbedingungen der Patientenversorgung

- Annäherung, Vertrauensbildung und Konsensbildung der Akteure im Netzwerk
- Forums- und Innovationsfunktion in gemeinsamen Handlungsfeldern
- Erfahrungsaustausch und Wissenstransfer

Diese integrativen Funktionen können nur dann nachhaltig erfüllt werden, wenn alle Akteure beteiligt sind, die in der altersmedizinischen Versorgung eine wichtige Rolle spielen. Dazu gehören Krankenhäuser, Reha-Einrichtungen, Ärztenetze, Alten- und Pflegeheime, ambulante Dienste, Krankenversicherungen, kassenärztliche Vereinigung und Hochschulen.

10.3.1 Der Qualitätsverbund Geriatrie Nord-West-Deutschland e.V. als Beispiel sektorübergreifender Kooperation

Der Qualitätsverbund Geriatrie Nord-West-Deutschland (QVG NWD) e. V. hat sich die sektorübergreifende Qualitätssicherung in der geriatrischen Versorgung zum Ziel gesetzt. Zu den inzwischen 40 Mitgliedern (Stand März 2015) des QVG NWD gehören im *stationären* Bereich Krankenhäuser ohne geriatrische Versorgungseinheit, Krankenhäuser mit Akutgeriatrie und geriatrischen Rehabilitationseinheiten, »reine« geriatrische Reha-Einrichtungen, Gerontopsychiatrien und Altenpflegeeinrichtungen. Der *ambulante* Bereich weist Ärztenetzwerke und ambulante Pflegedienste, den Verein »Alter und Soziales« sowie den Caritasverband Hamm auf. Mehr als 450.000 Patienten werden pro Jahr durch diese Mitgliedseinrichtungen allein stationär versorgt. Damit ist der Verbund seit Gründung im Dezember 2013 mit damals 15 Mitgliedern in kurzer Zeit zu einem der derzeit größten Geriatrieverbünde Deutschlands angewachsen. Seine Ziele sind:

- Verbesserung der Verzahnung verschiedener Versorgungsstrukturen im Gesundheitswesen durch verbindliche Kooperationsstrukturen,
- Sicherstellung und Weiterentwicklung einer qualitativ hochstehenden, vernetzten geriatrischen Versorgung,
- Sensibilisierung für Probleme des geriatrischen und des dementiell erkrankten Patienten,
- kooperative Weiterentwicklung von Kenntnissen und Fertigkeiten innerhalb des Verbundes (Know-how-Transfer) sowie
- Optimierung der Kommunikation in der Behandlungskette.

Ein wesentlicher Leitgedanke bei allen Überlegungen ist die Betrachtung der Strukturen und Prozesse aus Sicht der Patienten bzw. deren Angehörigen. Zweck des QVG NWD ist die Sicherstellung und Weiterentwicklung einer qualitativ hochstehenden, vernetzten geriatrischen Versorgung. Dazu sollen tragfähige Versorgungsstrukturen in »horizontaler« und »vertikaler« Richtung geschaffen bzw. vorhandene Strukturen miteinander vernetzt werden. Die Schirmherrschaft über den QVG NWD hat Frau Dr. Regina Klakow-Franck, unparteiisches Mitglied des Gemeinsamen Bundesausschusses, übernommen.

10.3.2 Aufbau des Qualitätsverbundes Geriatrie als Verein

Mit Gründung des Vereins Ende 2013 gelang es, eine träger- und konfessionsübergreifende Kooperation zu initiieren. Mittlerweile umfasst der Verbund 40 Einrichtungen aus 17 verschiedenen Trägerschaften und 9 Regionen (▶ Abb. 10.1).

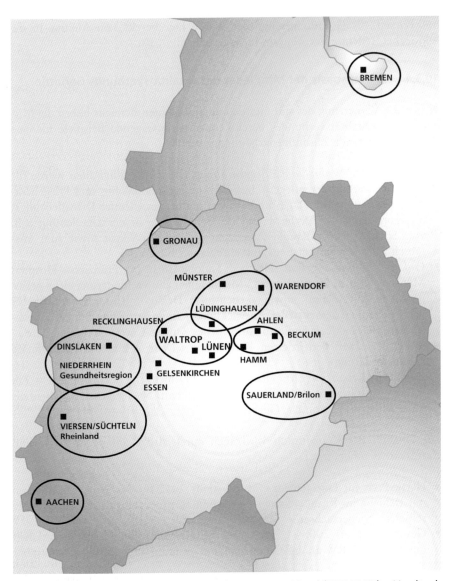

Abb. 10.1: Qualitätsverbund Geriatrie Nord-West-Deutschland (QVG NWD) e. V. mit seinen regionalen Netzwerken (Stand März 2015)

157

10.3.3 Integration des ambulanten Sektors

Der QVG NWD geht über das im Krankenhausplan NRW 2015 formulierte Strukturkonzept insofern hinaus, als dass neben der geforderten engen formalen Zusammenarbeit mit dem ambulanten Sektor eine unmittelbare Einbindung ambulanter Versorgungsstrukturen in den Qualitätsverbund und seine Entscheidungsstrukturen erfolgt. Mit der Aufnahme der beiden Ärztenetze, Hausärzteverbund Münster und Praxisnetz Warendorfer Ärzte mit allein über 100 Praxen, als Gründungsmitglieder wurde hier bereits von Anfang an die sektorübergreifende Verzahnung vorangetrieben.

10.3.4 Wissensbasis der Mitglieder des Qualitätsverbunds Geriatrie

Neben der Vernetzung des stationären und ambulanten Bereichs haben die Mitglieder des Qualitätsverbundes bereits einige herausragende Beispiele für eine sektorübergreifende Zusammenarbeit umgesetzt:

- *Übergreifende Wohn- und Pflegeberatung*: Für die Region Ahlen wurde für die Verbesserung der pflegerischen Versorgung eine Wohn- und Pflegeberatung geschaffen. Die IT-gestützte Koordination bestehender Dienstleistungsangebote dient der Verbesserung der Schnittstelle in der Überleitung z. B. vom Sozialdienst im Krankenhaus zum ambulanten Sektor sowie zum Austausch zwischen Sanitätshaus und ambulanter Pflege.
- *Online-Schulungsangebote*: Dr. med. Simone Gurlit (St. Franziskus-Hospital Münster) ist u. a. Projektleiterin »Maßnahmen zur Verhinderung eines perioperativen Altersdelirs« sowie »Leuchtturm Demenz: Risiko Operation bei vorbestehender demenzieller Entwicklung«, finanziert vom Bundesministerium für Gesundheit und Co-Autorin des Online-Curriculums »Geriatrie« sowie der CME-Zertifizierten Fortbildung »Delir – Eine Interdisziplinäre Herausforderung«.
- *Der alte Mensch im OP*: »Patienten mit Demenz im Krankenhaus – Ein Schulungsprogramm der Alzheimer Gesellschaft Niedersachsen« (ebenfalls unter Mitwirkung von Dr. Gurlit).

Die Qualität der Kooperation wird auch durch Auszeichnungen, Preise und Zertifikate deutlich, u. a.:

- Hertie-Preis für Engagement und Selbsthilfe 2012 für das Projekt »Patienten mit Demenz im Krankenhaus – Ein Schulungsprogramm der Alzheimer Gesellschaft Niedersachsen.«
- Gesundheitspreis 2008 (1. Preis) des Ministeriums für Arbeit, Gesundheit und Soziales NRW an das Geriatrie-Team im Franziskus-Hospital Münster

10.3.5 Arbeitsstruktur im QVG NWD

Die Grundlage der Netzwerkarbeit bildet der klare Organisationsaufbau mit Festlegung von Aufgaben, Kompetenzen und Verantwortlichkeit, die in der Satzung des Vereins festgelegt wurden. Die Verbundarbeit im QVG NWD erfolgt in nachkommenden Strukturen: Die Mitglieder des Vorstandes sind ganz gezielt Sektor-, berufsgruppen-, träger- und konfessionsübergreifend zusammengesetzt. Ein Lenkungsausschuss, bestehend aus dem Vorstand und jeweils zwei Vertretern der Regionalnetzwerke, koordiniert die laufende Arbeit. Um die Zusammenarbeit vor Ort optimal zu gestalten, sind regionale Netzwerkkonferenzen und Qualitätszirkel eingerichtet worden. Daneben wurden überregionale Arbeitsgruppen eingerichtet, die sich mit Querschnittsthemen befassen.

Ausgehend von der Ankerfunktion der beteiligten Mitgliedskrankenhäuser werden regionale Geriatrie-Netzwerke aus- bzw. aufgebaut. Hierzu kooperieren alle Akteure, die an der medizinischen Versorgung, Pflege und Betreuung älterer Menschen beteiligt sind. Die regionalen Netzwerke werden wiederum unter dem Dach des Qualitätsverbundes zusammengeführt. Ziel ist es, einen Rahmen zu schaffen, damit die Konzepte nachhaltig umgesetzt werden können.

10.4 Erste Ergebnisse

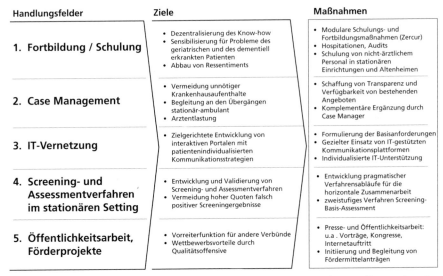

Handlungsfelder	Ziele	Maßnahmen
1. Fortbildung / Schulung	• Dezentralisierung des Know-how • Sensibilisierung für Probleme des geriatrischen und des dementiell erkrankten Patienten • Abbau von Ressentiments	• Modulare Schulungs- und Fortbildungsmaßnahmen (Zercur) • Hospitationen, Audits • Schulung von nicht-ärztlichem Personal in stationären Einrichtungen und Altenheimen
2. Case Management	• Vermeidung unnötiger Krankenhausaufenthalte • Begleitung an den Übergängen stationär-ambulant • Arztentlastung	• Schaffung von Transparenz und Verfügbarkeit von bestehenden Angeboten • Komplementäre Ergänzung durch Case Manager
3. IT-Vernetzung	• Zielgerichtete Entwicklung von interaktiven Portalen mit patientenindividualisierten Kommunikationsstrategien	• Formulierung der Basisanforderungen • Gezielter Einsatz von IT-gestützten Kommunikationsplattformen • Individualisierte IT-Unterstützung
4. Screening- und Assessmentverfahren im stationären Setting	• Entwicklung und Validierung von Screening- und Assessmentverfahren • Vermeidung hoher Quoten falsch positiver Screeningergebnisse	• Entwicklung pragmatischer Verfahrensabläufe für die horizontale Zusammenarbeit • zweistufiges Verfahren Screening-Basis-Assessment
5. Öffentlichkeitsarbeit, Förderprojekte	• Vorreiterfunktion für andere Verbünde • Wettbewerbsvorteile durch Qualitätsoffensive	• Presse- und Öffentlichkeitsarbeit: u.a . Vorträge, Kongresse, Internetauftritt • Initiierung und Begleitung von Fördermittelanträgen

Abb. 10.2: Handlungsfelder und überregionale Arbeitsgruppen des Qualitätsverbundes Geriatrie Nord-West-Deutschland zur sektorübergreifenden Kooperation.

Zu Beginn der sektorübergreifenden Zusammenarbeit im QVG wurden in regionalen Workshops Themenbereiche festgelegt, die in der jeweiligen Region zu einer Verbesserung der Versorgung hochbetagter Menschen beitragen können.

Darüber hinaus wurden über eine orientierende Befragung der Niedergelassenen weitere Themenfelder identifiziert, bei denen ein hoher Handlungsbedarf besteht. Daraus abgeleitet haben sich fünf überregionale Arbeitsgruppen etabliert (► **Abb. 10.2**).

Als ein Ergebnis der konzeptionellen Arbeit dieser Arbeitsgruppen hat der Verbund folgende drei übergeordnete Programme aufgelegt:

1. Systematische Qualifizierung von Mitarbeitern: kurzfristig umzusetzende Maßnahme zur Sensibilisierung und Schaffung von Verständnis für die Probleme geriatrischer und dementiell erkrankter Patienten und zur Professionalisierung der medizinischen und pflegerischen Betreuung dieser Patienten,
2. Sektorübergreifendes Case Management: mittelfristig umzusetzende Maßnahme zur Begleitung der Patienten an den Übergängen von stationärer und ambulanter Betreuung, Vermeidung unnötiger Krankenhaus- und Heimaufenthalte und zur Arztentlastung,
3. Digitale Vernetzung langfristiges Projekt (Förderung ist beantragt), um interaktive Portale mit patientenindividualisierten Kommunikationsstrategien zu schaffen.

Im ersten Schritt wird der Fokus auf die *systematische Qualifizierung* von Mitarbeitern gelegt. Diese kann im QVG NWD aufgrund der bereits bestehenden Netzwerkstruktur sowohl sektor- als auch berufsgruppenübergreifend erfolgen und umfasst die Analyse des aktuellen Bildungsbedarfs, das Erstellen von Fortbildungskonzepten, Neu- bzw. Nach- Qualifizierung sowie die Entwicklung und der Einsatz von angemessenen Evaluationsinstrumenten für Bildungscontrolling und medizinische Outcome-Messung.

Durch die Aufbaustruktur im QVG NWD können sowohl die Akteure der verschiedenen Sektoren als auch die verschiedenen Professionen miteinander und voneinander lernen. Neben der Qualifikation von Experten ist ein wesentliches Ziel, die Sensibilisierung für die besonderen Erfordernisse in der Versorgung von älteren Menschen zu Beginn der beruflichen Tätigkeit. Hierzu wurden spezifische verbindliche Lerninhalte für Mitarbeiter in der Pflegeausbildung aber auch für Ärzte zu Beginn ihrer Weiterbildung definiert.

Eine nachhaltige Verbesserung der Versorgungsqualität und -kontinuität kann in besonderem Maße durch das *Case Management* unterstützt werden. Aufbauend auf den bestehenden Ansätzen und etablierten regionalen Case Management-Strukturen ist ein Konzept entwickelt worden, welches bestehende Angebote und Strukturen für den Patienten und seine Angehörigen vernetzt und ergänzt. Über kurze Wege und möglichst einen Ansprechpartner soll die Koordination von Leistungen unterschiedlicher Anlaufstellen erfolgen. Bei Bedarf ergänzt der Case Manager gezielt durch ein aufsuchendes Angebot die Versorgung vor Ort. Dies unterstützt Patienten und Angehörige und stellt nicht zuletzt eine Entlastung von Niedergelassenen, insbesondere der Hausärzte dar. Das Case Management kann in Verbindung mit den bereits vorhandenen Strukturen und Unterstützungsangeboten helfen, damit geriatrische Patienten möglichst lange ein selbstbestimmtes Leben in den eigenen vier

Wänden führen können. Insbesondere Demenzkranke können vom Case Management profitieren. Studien belegen, dass diese Patienten häufiger Infektionen, Frakturen und ernährungsbedingte Störungen erleiden, die zu Krankenhauseinweisungen und -aufenthalten führen, was bei frühzeitiger und bedarfsgerechter Versorgung oft vermeidbar gewesen wäre (Pinkert & Holle, 2012).

Die bisherigen Erfahrungen in analogen Projekten haben gezeigt, dass in Abhängigkeit von den bereits vorhandenen Strukturen und Netzwerken die Ansatzpunkte für ein Case Management in den einzelnen Regionen sehr unterschiedlich sind, so auch in den regionalen Geriatrie-Netzwerken des QVG NWD. Das Rahmenkonzept Case Management muss daher jeweils individuell angepasst werden. Mit dem Ziel der Sicherung der Nachhaltigkeit des Projekts wurden Vertreter der unterschiedlichen ambulanten Versorgungsangebote, Kassenärztliche Vereinigung sowie die Kostenträger bereits während der Konzeption des Case Managements mit in die Überlegungen eingebunden.

Um eine hochwertige Versorgung in dem komplexen Gesundheitssystem sicherzustellen, ist eine patientenindividualisierte Kommunikationsstruktur auf Basis interaktiver Portale im Sinne einer *IT-Vernetzung* zwischen den verschiedenen Beteiligten zukünftig notwendig. Diese soll nicht in Konkurrenz zu bestehenden bzw. im Aufbau befindlichen Strukturen stehen, sondern spezifische Anforderungen des QVG NWD einbringen. Der QVG NWD hat hierzu in einer ersten Projektskizze u. a. die verbindliche Definition von Standards für die sektor- und berufsgruppenübergreifende Informationsübermittlung und -verfügbarkeit bei der Krankenhausaufnahme und -entlassung aufgezeigt, die in Projekte zur E-Health-Entwicklungen münden sollen. Ferner werden *Screening- und Assessmentverfahren* für geriatrische Patienten von einer Arbeitsgruppe des QVG NWD evaluiert und für die Alltagssituation der Krankenhäuser angepasst. Hinzu kommen überregionale *Öffentlichkeitsarbeit* und die *Initiierung und Begleitung von Förderanträgen.*

10.5 Ausblick

Dem QVG NWD ist es bereits innerhalb des ersten Jahres seines Bestehens gelungen, interdisziplinäre und strategiegeleitete Kooperationen sowohl im stationären als auch im ambulanten Bereich zwischen den regionalen Netzwerken zu schaffen. Der Verbund hat eine qualitätsverbessernde Zusammenarbeit beispielsweise in den Bereichen Fortbildung/Schulung, Case Management, IT-Vernetzung, Screening- und Assessmentverfahren im stationären Setting initiiert und gewährleistet deren Weiterentwicklung. Komplementäre Fähigkeiten werden gebündelt und ein Mehrwert durch Transfer von Know-how generiert. Dadurch können die Strukturen und Funktionsweisen des QVG NWD als Vorbild für vergleichbare Lösungsansätze in anderen Regionen dienen. Die Aufgabe des Bundes, der Länder und der Kostenträger liegt in der Behebung struktureller Hemmnisse und Schaffung geeigneter Rahmenbedingungen zur Erleichterung der Etablierung solcher sektorübergreifender Kooperationen. Es handelt sich dabei um eine Zukunftsaufgabe ersten Ranges für alle Verantwortlichen in der Gesundheitsversorgung.

Literatur

Angerhausen, S. (2009). Projekt »Blickwechsel – Nebendiagnosen Demenz". Gemeinnützige Gesellschaft Soziale Projekte mbH. Wuppertal.

Audimoolam, S., Nair, M., Gaikwad, R. & Qing, C. (2005). The role of clinical pathways in improving patient outcomes. Dalhousie University, Dept. of Computer Science, Working Paper.

Bell, J., Stigant, M. (2008). Validation of a fibre-optic goniometer system to investigate the relationship between sedentary work and low back pain. International Journal of Industrial Ergonomics, 38(1), 934-941.

Burdorf, A., Windhorst, J., Beek, A.J., van der Molen, H., van der Swuste, P.H.J.J. (2007). The effect of mechanised equipment on physical load among road workers and floor layers in the construction industry. International Journal of Industrial Ergonomics, 37, 133-143.

Bundesverband Geriatrie e. V. (2010). Weißbuch Geriatrie. Stuttgart. Kohlhammer.

Deloitte Health Care-Studie (2014). Deutsches Ärzteblatt, 5, 16.

DiStasi, L.L., Marchitto, M., Antoli, A., Bacchino, T., Canas, J.J. (2010). Approximation of on-line mental workload index in ATC simulated multitasks. Journal of Air Transport Management, 16, 330-333.

Ferry, C., Fitzpatrick, A., Long, P., Levi, C., O'Bishop, R. (2004). Towards a safer culture: clinical pathways in acute coronary syndromes and stroke". Medical Journal of Australia, 180, 92-96.

Gnanambal, S., Thangaraj, M. (2010). Research directions in semantic web on healthcare. International Journal of Computer Science and Information Technologies, 1 (5), 449-453.

Griffiths A., Knight A., Harwood R. & Gladman J.R.F. (2013). Preparation to care for confused older patients in general hospitals: a study of UK health professionals. Age and Ageing, 43(4), 521-7.

Gurlit, S., Möllmann, M. (2012). Der alte Mensch im OP. Praktische Anregungen zur besseren Versorgung und Verhinderung eines perioperativen Altersdelirs. Ministerium für Gesundheit, Emanzipation, Pflege und Alter. Düsseldorf.

Gurlit, S., Thiesemann, R., Wolff, B., Brommer, J., Gogol, N. (2012). Caring for people with dementia in general hospitals: an education curriculum from the Alzheimer's Society of Lower Saxony, Germany. Zeitschrift für Gerontologie und Geriatrie, 46 (3), 222-5.

Histon, J.M., Hansman, R.J. (2008). Mitigating complexity in air traffic control: The role of structure-based abstractions. MIT International Center for Air Transportation. Cambridge: Massachusetts Institute of Technology.

Hübner, U., Sellemann, B., Frey, A. (2007). IT-Report Gesundheitswesen: Schwerpunkt integrierte Versorgung. Schriftenreihe des Niedersächsischen Ministeriums für Wirtschaft, Arbeit und Verkehr. Hannover.

Hübner, U., Liebe, J., Egbert, N., Frey, A. (2013). IT-Report Gesundheitswesen: Schwerpunkt IT im Krankenhaus. Universität Osnabrück.

Iliffe, S., Davies, N., Vernooij-Dassen, M., van Riet, J., Sommerbakk, R., Mariani, E., Jaspers, B., Radbruch, L., Manthorpe, J., Maio, L., Haugen, D., Engels, Y. (2013). Modelling the landscape of palliative care for people with dementia: a European mixed methods study. BMC Palliative Care.

Isfort, M .; Klostermann, J.; Gehlen, D., Siegling, B. (2014): Pflege-Thermometer 2014. Eine bundesweite Befragung von leitenden Pflegekräften zur Pflege und Patientenversorgung von Menschen mit Demenz im Krankenhaus. Deutsches Institut für angewandte Pflegeforschung e. V. (dip), Köln.

Klauber, J., Geraedts, M., Friedrich, J., Wasem, J. (2015). Krankenhaus-Report 2015: Schwerpunkt: Strukturwandel Schattauer.

Küttner, T., Hülsemann, J.L., Lakomek, H.-J., Roeder, N. (2007). Klinische Behandlungspfade in der Inneren Medizin. Köln : Dt. Ärzte-Verlag.

Küttner T., Wiese, M., Roeder, N. (2005a). Klinische Behandlungspfade – Teil 1: Hohe Qualität zu niedrigen Kosten – ein unlösbarer Zielkonflikt. Pflegezeitschrift, 3, 176-179.

Küttner, T., Wiese, M., Roeder N. (2005b). Klinische Behandlungspfade – Teil 2: Der Pfad ist das Ziel – und eine optimierte Entwicklungsmethodik. Pflegezeitschrift, 4, 252-256.

Kuijer, W., Brouwer, S., Reneman, M.F., Dijkstra, P.U., Groothoff, J.W., Schellekens, J. M., Geertzen, J.H. (2006). Matching FCE activities and work demands: An explorative study. Journal of occupational rehabilitation, 16 (3), 459-473.

Mad, P., Johanson, T., Guba, B., Wild, C. (2008). Systematischer Review zur Ergebnismessung der Wirksamkeit klinischer Pfade. HTA-Projektbericht, 16. Wien: Ludwig-Boltzmann Institut.

Magnusson, M.S. (2000). Discovering hidden time patterns in behavior: T-patterns and their detection. Behavior Research Methods, Instruments & Computers, 32, 93-110.

Mavundla, T. (2000). Professional nurses´ perceptions of nursing mentally ill people in a general hospital setting. Journal of Advanced Nursing, 32 (6), 1528-69.

Ministerium für Gesundheit, Emanzipation, Pflege und Alter (2013). Krankenhausplan NRW 2015. Düsseldorf.

Ozbolt,, J. (1999). Personalised health care and business success: can informatics bring us to the promised land?. Journal of the American Medical Informatics Association, 6, 368-373.

Peleg, M., Kantor, R. (2003). Approaches for guideline versioning using GLIF. Stanford: AMIA Symposium Proceedings, 509-511.

Pinkert, C., Holle, B.Z., (2012). People with dementia in acute hospitals. Literature review of prevalence and reasons for hospital admission. Gerontol Geriatr, 45(8), 728-34.

Roeder, N. (2003). Klinische Behandlungspfade: Erfolgreich durch Standardisierung. Bessere Zusammenarbeit, klare Verantwortlichkeiten, Kostentransparenz und mehr Qualität. Der Urologe, Ausg. A, Vol. 42, 4, 599-601.

Rotter, T., Kinsman, L., James, E.L., Gothe, H., Willis, J., Snow, P., Kugler, J. (2010). Clinical pathways: effects on professional practice, patient outcomes, length of stay and hospital costs. Cochrane Database of Systematic Reviews (DOI: 10.1002/14651858.CD006632.pub2).

Sachverständigenrat zur Begutachtung der Entwicklung im Gesundheitswesen (2012). Wettbewerb an der Schnittstelle zwischen ambulanter und stationärer Gesundheitsversorgung. Bonn, Sondergutachten.

Schilder, M. (2014). Geriatrie. Pflege fallorientiert lernen und lehren, Kohlhammer. Stuttgart.

Turner, S., Iliffe, S., Downs, M., Bryans, M., Wilcock, J., Austin, T. (2003). Decision support software for dementia diagnosis and management in primary care: relevance and potential. Aging and Mental Health, 7(1), 28-33.

Vandecasteele, S., Kurella, T. (2014). A patient-centered vision of care for ESRD: dialysis as a bridging treatment or as a final destination? Journal of the American Society of Nephrology, 25(8), 1647-51.

ZI-Studie (2010). Auswirkungen der demografischen Entwicklung auf die MGV – Ergebnisse einer Projektion. Zentralinstitut für die Kassenärztliche Versorgung.

163

11 Zukunftsplan Medizin – Medizin und Management fokussieren sich gemeinsam auf das Kerngeschäft

Konrad Rippmann

11.1 Einleitung

Innovative Klinikvorstände haben erkannt, dass sie Patienten in ihren Krankenhäusern zwar *exzellente klinische Leistungen, Medizintechnik des 21. Jahrhunderts und hochwertige Serviceleistungen* anbieten – aber im Kerngeschäft Medizin oft noch in den *Abläufen und der Kultur des 19. Jahrhunderts* verharren.

Eines ist klar: Der Modernisierungsprozess der Krankenhäuser muss beim klinischen Kerngeschäft ankommen.

Die Grundlage hierfür: Die Entwicklung einer Strategie in enger Abstimmung zwischen Klinikleitung und allen Chefärzten, die die medizinische Wettbewerbsfähigkeit und die wirtschaftliche Machbarkeit in Einklang bringt – und zwar sowohl aus der Perspektive jeder einzelnen Abteilung als auch im Kontext des gesamten Krankenhausunternehmens. *Gelingen kann dies nur durch die enge Kommunikation und die motivierende Einbindung der Ärzte von Anfang an.*

11.2 Zukunftsplan Medizin

Ziel und Ergebnis ist ein »Zukunftsplan Medizin«, welcher das Leistungsportfolio definiert und mit den entsprechenden Maßnahmen zur Zielerreichung, wie Optimierung und Modernisierung von Prozessen und Strukturen, in Einklang bringt. Basis hierfür sind medizinische Kompetenz und Expertise der Ärzte.

Bei Konzeption und Umsetzung können dazu die Erfahrungen auch aus nicht-medizinischen Wirtschaftsbereichen hilfreich sein. In anderen Branchen werden Technologien und moderne Methoden bei Prozessmanagement, Arbeitsteilung und Kommunikation bereits seit langem eingesetzt. In der Krankenhauswelt stellen sie aber ein vergleichsweise hohes Innovationspotenzial dar und können den Kliniken interessante Perspektiven eröffnen:

1. Angebot einer Medizin von hoher Qualität und Attraktivität für die Patienten, verbunden – bei erfolgreicher Etablierung eines unverwechselbaren Leistungsprofils – mit der Chance zur Bildung einer Medizin-Marke.
2. Für die Mitarbeiter Erhalt und Weiterentwicklung von Arbeitsplätzen, mit denen sie sich identifizieren können und an die sie sich langfristig binden wollen: *»Nicht mehr, sondern anders arbeiten«.*

Im Zusammenspiel ergänzen sich diese beiden Aspekte zu den entscheidenden Erfolgsfaktoren und damit zum wesentlichen Beitrag zur Zukunftssicherung des gesamten Krankenhauses.

11.3 Die Kernfragen

Medizinisch-technischer Fortschritt, Transparenz von Kosten und Qualität, zunehmende Patientensouveränität: Der Wettbewerb wird intensiver – und für das Kerngeschäft Medizin ergeben sich klare Fragestellungen:

- Welche Leistungen sind finanziell die »Bringer«?
- Welche Leistungen haben einen negativen Deckungsbeitrag?
- Wie hoch sind die Verluste bei diesen Leistungen?
- Wo lassen sich Kosten reduzieren, ohne die Qualität zu vermindern?
- Wie lässt sich das Leistungsportfolio optimieren, ohne »Rosinen zu picken«?
- Wie lassen sich Abläufe zu strukturierten Behandlungslösungen weiterentwickeln?
- Welche (baulichen) Strukturen werden für die zukünftigen Leistungen benötigt?
- Welche innovativen Techniken können die Strukturierung unterstützen? Gibt es evtl. Erfahrungen aus anderen Branchen?
- Was muss Bestandteil des eigenen Kerngeschäfts Medizin bleiben?
- Was kann mit/durch Systempartner/n besser und effizienter geleistet werden?
- Wie sieht das medizinische Leistungsspektrum in 5 Jahren aus?

Für das Management sind die Fragen offensichtlich – aber wie kann die Diskussion um eine nachhaltige Leistungs- und Prozessorientierung *mit den Ärzten* geführt werden, ohne dass es zur »Antikörperbildung« und damit zur Ablehnung kommt?

Oft wird aus einem Austausch von Sichtweisen auf Leistungen und Ressourcen ein Schlagabtausch zwischen Medizin und Management, statt Motivation bestimmen Stagnation und ein Gefühl der *Analyse-Paralyse* die Entwicklung.

11.4 Methode und Vorgehensweise

In einem ersten Schritt ist daher zu klären: » *Wissen, was man wissen möchte!* «
Das Prinzip bestimmt die Vorgehensweise:

1. Fachlicher Input der Kliniken/der Ärzte über einen moderierten Prozess und auf Basis eines strukturierten Templates.
2. Herstellen und Plausibilisierung einer gemeinsamen Datenbasis (Ist-Leistungsanalyse) und einer gemeinsamen Sicht auf Stärken und Schwächen, sowie Chancen und Risiken für die Abteilung (SWOT-Analyse)

3. Gewichtung und Positionierung der Behandlungslösungen prospektiv in einem 5-Jahres-Portfolio, nach klinisch-strategischer Relevanz sowie nach ökonomischer Auswirkung

4. Ergebnis:
   - Eine transparente und akzeptierte strategische Leistungsentwicklung im abgestimmten Leistungsportfolio, sowohl auf der Ebene jeder einzelnen Abteilung als auch für das Gesamtportfolio des Krankenhauses.
   - Gemeinsame Empfehlungen für strukturelle, personelle und prozessuale Maßnahmen, um das Leistungsportfolio zu sichern.
   - Als »Nebenprodukt« dazu konkrete Hinweise auf (Kosten-)Optimierungs-Potenziale, die kurzfristig zu heben sind – *Quick Wins*.

Die strukturierte Schrittfolge zum Medizinischen Masterplan – einfach, zügig und transparent. Das Ziel ist klar: keine endlose „Strategiefindung", sondern Reduzierung der Komplexität und Beschleunigung der Entscheidungsprozesse.

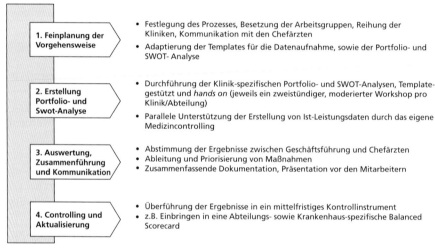

Abb. 11.1: Vorgehensweise

11.4.1 Input der Mediziner

Ausgangspunkt ist – neben den klinik- und leistungsspezifischen Analysedaten aus dem medizinischen Controlling – der qualifizierte Input der Ärzte und die strukturierte Erfassung ihrer fachspezifischen Positionen und Perspektiven. Dies erfolgt aber nicht als »Wunschkonzert«, sondern entlang eines definierten Templates, welches ggf. auf spezielle Anforderungen und Fragestellungen eines Medizinischen Zukunftsplans hin angepasst wird. Die folgende Tabelle zeigt ein Beispiel für das Template, welches Grundlage für den ersten Workshop mit einer spezifischen Abteilung ist. Idealerweise wird das Template im Vorfeld des Workshops mit den Klinikern an den jeweiligen Chefarzt versandt, um ihm und seinen Mitarbeitern eine systematische Vorbereitung auf den Workshop zu ermöglichen.

Tab. 11.1: Template Ärzte-Workshop

Perspektive	Differenzierung	Planungs-zeitraum 5 Jahre	Kommentar
Medizinische Leistungsentwicklung	• Art (ambulant, tagesklinisch, stationär) • Jeweils Anzahl gesamt • Top 10		
Medizinische Qualitätsentwicklung	• Infektionsstatistik • Klinik-Mortalität • CIRS-Auswertung • Spezielle Ergebnisse (z. B. Anastomosen-Insuffizienzen bei gastrointestinalen OPs, Re-Stenose nach interventioneller Kardiologie, etc.)		
Fort- und Weiterbildung, ggf. Forschung	• Spez. Lehrveranstaltungen • Externe Fortbildungen • Forschungsschwerpunkte		
Personelle Entwicklung	• Art (medizinisch und nicht-medizinisch) • Zahl • Qualifikation		
Strukturelle Entwicklung	• Räumliche Ressourcen • Apparative Ressourcen		
SWOT-Analyse	• Strengths/Stärken • Weaknesses/Schwächen • Opportunities/Chancen • Threats/Risiken • Wettbewerbssituation • Alleinstellungsmerkmale		

Neben der Erfassung der ärztlichen Experten-Position im Template und der Analyse der Ist-Leistungsdaten durch das medizinische Controlling werden als dritte Säule des Zukunftsplans das 5-Jahres-Medizin-Portfolio und das Finanz-Portfolio erstellt.

11.4.2 Portfolio-Analyse

Durch eine Portfolio-Analyse wird Kenntnis über das vorhandene Leistungsspektrum erlangt und die Bedeutung der einzelnen »Medizinischen Leistungen« für den Erfolg der Klinik bewertet. Eine Portfolio-Analyse basiert auf den Vorstellungen eines freien Markts und ist daher auf die Entscheidungsprozesse eines Krankenhauses als Teil einer regulierten Gesundheitswirtschaft hin anzupassen, ohne die Chance für einen neuen, unternehmerischen Blick auf das

167

Leistungsgeschehen einer Klinik zu mindern. Finanzielle und medizinische Betrachtungsweisen werden dabei gleichberechtigt zur Entwicklung handlungsrelevanter Perspektiven herangezogen.

Einbringen der Medizinischen Leistungen jeder einzelnen Klinik in eine Portfolio-Betrachtung

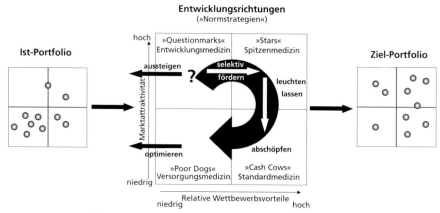

Abb. 11.2: Portfolio-Analyse

Es gibt verschiedene Techniken einer Portfolio-Analyse, die hier genutzte basiert auf der Variante der Boston Consulting Group (BCG) und wurde für die Anwendung im medizinischen Kontext weiterentwickelt. Zum Beispiel wurden Bezeichnungen und Inhalte der vier Felder neu definiert: In Bezug auf medizinische Leistungen erscheint es z. B. nicht angemessen, von »Poor Dogs« oder »Cash Cows« zu sprechen.

In der klinischen Definition werden daraus »Versorgungsmedizin« und »Standardmedizin«. »Stars« beschreiben die »Spitzenmedizin«, die klinischen »Leuchttürme« einer Abteilung. Die »Questionmarks« sind Leistungen, deren Perspektive noch unsicher ist: Als »Entwicklungsmedizin« umfassen sie Angebote von Groß- und Universitätskliniken, die mit Innovation und Forschung und damit einer erst kurzen Marktpräsenz verbunden sind.

Zu den Überbegriffen kommen inhaltlich detaillierte Beschreibungen. Diese unterstützen Verständnis, Akzeptanz und Anwendbarkeit durch die Ärzte, ohne dass hierfür tiefergehende ökonomische Kenntnisse erforderlich wären.

Aus ärztlicher Sicht erscheint es zunächst schwer nachvollziehbar, warum Leistungen einem der Felder zugeordnet werden. Da dieser Schritt aber von großer Bedeutung für die Herausbildung differenzierter Portfolios ist, werden die Felder inhaltlich in möglichst enge Beziehung zum medizinischen Leistungsalltag gebracht.

Tab. 11.2: Medizinisches 4-Felder-Portfollio

Entwicklungsmedizin (Questionmarks)	... sind Medizinische Leistungen, die • bereits etabliert sind, • ein hohes, bereits als gesichert eingestuftes Wachstumspotenzial haben, • von großem, öffentlichem oder wissenschaftlichem Interesse sind und • einen attraktiven Deckungsbeitrag II aufweisen.
Versorgungsmedizin (Poor Dogs)	... sind Medizinische Leistungen, die • rückläufig sind, • wenig öffentliches oder wissenschaftliches Interesse haben und • einen deutlich negativen Deckungsbeitrag II aufweisen.
Spitzenmedizin (Stars)	... sind Medizinische Leistungen, die • bereits etabliert sind, • ein hohes, bereits als gesichert eingestuftes Wachstumspotenzial haben, • von großem, öffentlichem oder wissenschaftlichem Interesse sind und • einen attraktiven Deckungsbeitrag II aufweisen.
Standardmedizin (Cash Cows)	... sind Medizinische Leistungen, die • hochfrequent sind, • aber kaum Wachstumspotenzial haben, • von großem, öffentlichem Interesse sind und • einen günstigen oder nur leicht negativen Deckungsbeitrag II aufweisen.

Für die Analyse eines Leistungsportfolios werden die Medizinischen Leistungen zuerst definiert und dann hinsichtlich ihrer Merkmale/Ausprägungen bezüglich der Perspektiven »Relativer Wettbewerbsvorteil« und »Marktattraktivität« bewertet.

Im medizinischen Kontext werden unter der Perspektive »Marktattraktivität« folgende Merkmale/Ausprägungen analysiert:

• Fallzahlentwicklung/Bedarfsentwicklung (Demografie, Epidemiologie)
• Bedarfsstrukturen im Einzugsgebiet (Versorgungsgebiet)
• Bedeutung für Patienten und Zuweiser
• Erzielbarer Erlös/Deckungsbeitrag
• Öffentliches/politisches Interesse
• Akademische Relevanz/Wissenschaftliches Interesse
• Wettbewerbssituation (z. B. alternative Versorgungsangebote)
• Technologiesprünge
• (ggf. spezifische Parameter ergänzen)

Der »Relative Wettbewerbsvorteil« subsumiert im medizinischen Kontext in der Analyse folgende Parameter:

169

- Regionale/Sektorale Marktanteile (% der durchgeführten Leistungen im Versorgungsbereich)
- Positionierung in der überregionalen Versorgung (insbesondere bei Spezialleistungen)
- Anbietervorteil
  - Erlös-/Kostenvorteil
  - Wissenschaftliches und/oder Öffentliches Interesse
- Kritische Fallzahlen (Mindestmengen)
- Patientenvorteil
  - Ruf/Image – Qualität der Versorgung (Prozess-, Struktur-, Ergebnisqualität)
  - Verweildauer
  - Zeitliche/Örtliche Nähe zum Wohnort
- Kompetenz und Zuweiser-Vorteil
  - Qualität der Medizin
  - Qualität und Kultur der Zusammenarbeit
- (ggf. spezifische Parameter ergänzen)

11.4.3   Handlungsoptionen

Für jedes der vier Felder werden Handlungsoptionen angeboten, die auf ein ausgewogenes Leistungsportfolio abzielen, um kurzfristig aber auch auf Dauer ein erfolgreiches Agieren der Klinik zu ermöglichen. Die Beispiele dienen lediglich der Veranschaulichung und stellen keine konkreten Empfehlungen dar.

Handlungsoptionen für die Spitzenmedizin/»Stars«

- Investitionen in Ausstattung und Personal
- Förderung steigender Fallzahlen
- Produktivitätserhöhung durch Konzentration und Vernetzung
- Standardisierung der Behandlungsabläufe, des Einsatzes von Medizinprodukten (auch Arzneimitteln) und Medizintechnik
- auf keinen Fall:
  - ungesteuertes Wachstum ohne Aussicht auf Zusatzerlöse
  - ungezielte Spezialisierung
    (Beispiele: Transplantationen; Laborleistungen aus dem Bereich der Molekularen Onkologie,...)

Handlungsoptionen für die Standardmedizin/»Cash Cows«

- Kontinuierliche Entwicklung von Personal und Services/Ausstattung
- Stabilisierung der hohen Fallzahlen
- auf keinen Fall:

- durch große Investitionen intensiviertes Wachstum
  (Beispiel: Leistungen aus der Interventionellen Kardiologie; Bereiche der
  Magen-Darm-Chirurgie,...)

Handlungsoptionen für die Entwicklungsmedizin/»Questionmarks«

- Selektives Vorgehen: Fördern oder reduzieren (evtl. durch Kooperation mit
  externen Partnern)
- Regelmäßiges Überprüfen der Entwicklungsrichtung: Star oder Poor Dog?
- auf keinen Fall:
  - ungezielte Förderung und Intensivierung der Fallzahlen
    (Beispiel: Bisher unter Studienbedingungen eingesetzte, onkologische The-
    rapien,...)

Handlungsoptionen für die Versorgungsmedizin/»Poor Dogs«

- Konzentration auf die Kernkompetenz
- Organisatorische und räumliche Konzentration zur Minderung der Kosten
- Prozessoptimierung
- Kooperation mit (nicht-stationären) Anbietern
- auf keinen Fall:
  - Ausweiten
  - Festhalten an Leistungen, die andere besser und/oder günstiger anbieten
    können
    (Beispiel: Diabetologische Leistungen; Stationäre Aufnahme onkologischer
    Patienten ohne onkologische Therapie,...)

11.4.4 Entscheidungsgrundlage: Medizin- und Finanzportfolio

Um sowohl medizinische Einschätzungen als auch die Kosten/Erlös-Situation
bei den strategischen Überlegungen zum Portfoliomanagement zu berücksichtigen, führt der Zukunftsplan Medizin das medizinische Portfolio auf Basis der
Beurteilung der Klinikleitungen und der Führungsteams mit dem Finanzportfolio auf Basis der Deckungsbeitragsrechnung für die strategische Betrachtung
des Leistungsgeschehens des Krankenhauses zusammen. Um eine möglichst
vollständige Erfassung der leistungsbezogenen Kosten zu ermöglichen, wird für
das Finanzportfolio auf den Deckungsbeitrag II zurückgegriffen.

Zwischen medizinischen und Finanzportfolios kann es durchaus deutliche
Diskrepanzen geben. Einerseits sind wichtige Leistungsbereiche zu unspezifisch
für eine DB II-basierte Bewertung. Andererseits können unter den Gesichtspunkten der Komplexität und besonderen Kompetenz als Spitzenmedizin einge-
stufte Leistungen einen z. T. hoch negativen Deckungsbeitrag aufweisen (meist
schon im DB I auf Grund hoher Kosten für Verbrauchsmaterialien oder Im-
plantate), sodass sie im Finanzportfolio als »Questionmarks« eingeordnet wer-

den. Gerade für diese Leistungsgruppe lohnt sich eine detaillierte Kostenbetrachtung, um Ansätze für eine DB-Verbesserung zu identifizieren. Diesbezügliche Maßnahmen können ein breites Spektrum umfassen, von z. B. Änderungen beim medizinischen Verbrauch bis hin zu grundsätzlichen Initiativen mit dem Ziel einer Neubewertung im DRG-System sein.

Um Diskrepanzen zwischen Medizin und Ökonomie nicht zu verwischen und den Blick auf mögliche Bedarfe zur Optimierung des Leistungsauswahl selbst, bzw. der zur Erbringung der Leistungen notwendigen Prozesse und Ressourcen (Personal, Strukturen), nicht zu verstellen, werden medizinische und Finanzportfolios strukturell und grafisch unterschiedlich dargestellt.

Das folgende Beispiel zeigt die Ergebnisse für die neurochirurgische Abteilung einer Universitätsklinik: Der »Zukunftsplan Medizin« wird zusammengefasst im medizinischen 5-Jahres-Portfolio der Klinik und dient als Richtschnur für die zukünftige Ausrichtung der Abteilung. Dazu tritt die Perspektive des Finanzportfolios. Hier werden im IST die Leistungen anhand ihrer jeweiligen Menge und Deckungsbeiträge visualisiert, wirtschaftliche Stärken und Schwächen im Portfolio werden auch für Nicht-Ökonomen sofort transparent.

Ergebnisbeispiel: Neurochirurgie

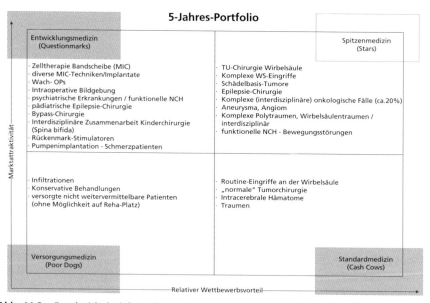

Abb. 11.3: Ergebnisbeispiel Medizinisches 5-Jahres-Portfolio Neurochirurgie

Im nächsten Schritt der strategischen Leistungsplanung werden die daraus gewonnenen Erkenntnisse in den Zukunftsplan Medizin überführt. Dieser enthält meist mittel- bis langfristig wirksame Ziele und Maßnahmen – aber gerade die Finanzanalyse gibt oft Hinweise auf konkrete Korrekturbedarfe. Diese zu erkennen und sofort wirksame Maßnahmen aus ihnen herzuleiten, gibt dem Zukunftsplan Medizin auch eine kurzfristige Perspektive mit den Chancen für Quick Wins: Auch dies erhöht die Akzeptanz und Glaubwürdigkeit in der Interaktion zwischen Medizin und Management.

Beispiel Neurochirurgie: *Cash Cow* **Bandscheiben-OP ist ein** *Poor Dog...*

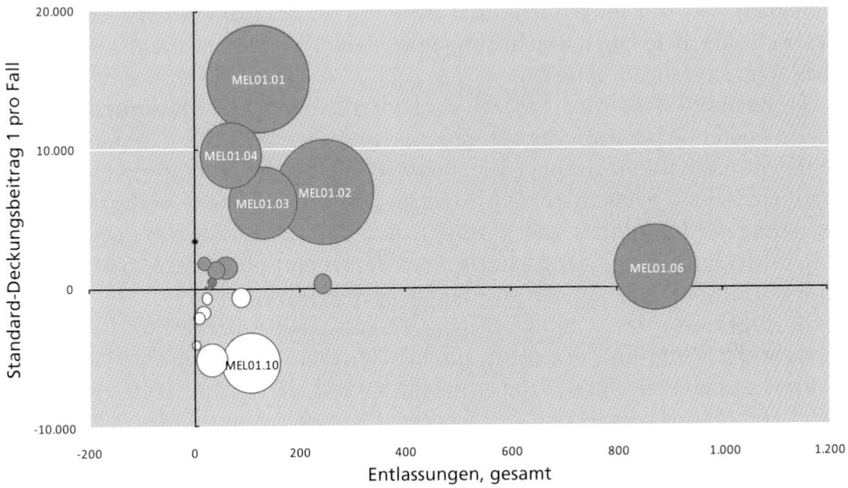

Abb. 11.4: Ergebnisbeispiel Finanzportfolio Neurochirurgie

Das Beispiel der Neurochirurgie zeigt ein wirtschaftlich durchweg positives Finanzportfolio – mit einem wesentlichen Ausreißer: Die Leistung »Bandscheiben-OPs«, üblicherweise eine der »Cash Cows« im Portfolio einer Neurochirurgie, ist hier deutlich negativ (MEL 01.10, ► **Abb. 11.4**).

Der Hinweis führte zu einer weitergehenden Analyse – und wies als Grund für den negativen Deckungsbeitrag eine überdurchschnittlich lange präoperative Verweildauer aus, in 50 % der Fälle war sie sogar länger als zwei Tage.

Dies wurde durch die klinische Praxis verursacht, »Bandscheiben« als relativ unkomplizierte Eingriffe OP-planerisch in die »Lücken« des OP-Programms einzufügen – was zu häufigen Verschiebungen des Eingriffs, teilweise über mehrere Tage führte. Dadurch kam es nicht nur zu finanziellen Verlusten, auch die Patientenzufriedenheit war entsprechend eingeschränkt, wie in Befragungen nachgewiesen wurde. Der Zukunftsplan Medizin griff das Thema auf und konnte damit durch eine sofort umgesetztes optimierte OP-Planung und ein verbessertes Fallmanagement den Weg zu einem Quick Win bahnen.

11.5   Zukunftsplan Medizin: Nachhaltigkeit sichern

Schwachpunkte strategischer Leistungsplanung sind typischerweise ihre geringe Verbindlichkeit und Nachhaltigkeit. Der Zukunftsplan Medizin vermeidet dies, indem die von Medizin und Management gemeinsam gewonnenen Ergebnisse und Schlussfolgerungen in einen mittel- bis langfristig wirksamen Planungshorizont überführt werden. Dies kann nur gelingen, wenn wiederum einfache, allen Beteiligten zugängliche und transparente Methoden eingesetzt werden. Der Zukunftsplan Medizin nutzt hierzu die Balanced Scorecard, ein Instrument, welches sich den Beteiligten erschließt, ohne dass alle über profundes ökonomisches Wissen verfügen müssen.

Die Balanced Scorecard hat sich deshalb als operatives Messinstrument bewährt, weil es die strategische Planung mit einfachen und klar definierten Sichtweisen in Verbindung bringt. Die finanzielle Perspektive ergibt sich aus der kontinuierlichen, gemeinsam von Medizin und Management praktizierten Beobachtung der Leistungen und des effizienten Einsatzes der Ressourcen.

Die Messung der Zufriedenheit von Patienten, Einweisern und anderen Kooperationspartnern definiert die Kundenperspektive.

Die Ergebnisse des kontinuierlichen Verbesserungsprozesses im Bereich der klinischen Abläufe und der medizinischen Qualität werden in der Prozessperspektive zusammengefasst. Und schließlich wird die zukunftssichernde Lern- und Entwicklungsperspektive des Krankenhausunternehmens daran gemessen, welche Wirksamkeit Maßnahmen zur Unterstützung motivierter und zielorientiert qualifizierter Mitarbeiter entwickeln.

Der Vorteil der Balanced Scorecard im Medizinischen Zukunftsplan liegt damit in der nachhaltigen Verknüpfung von längerfristigen Unternehmensstrategien und unterjährigen operativen Steuerungsprozessen, z. B. im Rahmen des Controllings von Zielvereinbarungen. Dazu werden neben finanziellen Dimensionen auch Kennzahlen zur Planung und Messung von »weichen« Erfolgspotenzialgrößen einbezogen und berücksichtigt.

Es kann nicht genug betont werden: Für den Einsatz der Balanced Scorecard im klinischen Kontext ist wiederum die nachhaltige Einbeziehung der Ärzte und die kontinuierliche Akzeptanz durch diese Berufsgruppe der Erfolgsfaktor. Dafür müssen drei wesentliche Voraussetzungen erfüllt sein:

- Erstens – »Wissen, was man wissen möchte«, d. h. die einheitliche und eindeutige, von allen verstandene und akzeptierte Definition der Kenngrößen.
- Zweitens – ein Berichtswesen von hoher Qualität, d. h. klare Verantwortlichkeiten, präzise Bündelung der Informationen und zeitnahe Berichte.
- Drittens – und am wichtigsten: die von Medizin und Management gemeinsam getragene Vorstellung von Zielwerten, über das Tagesgeschäft hinaus.

11.6   Ergebnisse

Gelingt das Zusammenspiel der Entscheider, bedeutet dies einen klaren Wettbewerbsvorteil gegenüber anderen Anbietern in der Krankenhauslandschaft, wo sich viel zu oft Klinik und Ökonomie in ihren Zielen und Vorgehensweisen antagonisierend begegnen.

Treten sich beide Seiten positiv gegenüber, können sich Quick Wins und nachhaltige Auswirkungen kombinieren und zur Erfolgsgeschichte werden, wie das schon erwähnte Beispiel der Universitätsklinik zeigt. Neben den genannten Ergebnissen wurden dort z. B. realisiert:

Klinik für Neurochirurgie:

- Veränderung der präoperativen Fallsteuerung
- Optimiertes OP-Management
- Einsparungen im 1. Jahr: 1,5 Mio. €

Hautklinik:

- Reduzierung stationärer Kapazitäten ohne Leistungs- und Qualitätsverlust
- Hohes personelles Einsparpotenzial
- Innovative integrierte extra- und intramurale Leistungsprozesse zur Versorgung chronischer Wunden
- Einsparungen: 750.000 €

Weitere Ergebnisse:

- Optimierte Klinikstruktur im Zentrum für Innere Medizin
- Etablierung eines Comprehensive Cancer Center
- Integriertes konservatives und operatives Herz- und Gefäßzentrum
- Konzeption einer innovativen Struktur entlang einer »Endoskopie-Straße«

Fazit Zukunftsplan Medizin:

Betroffene werden zu Beteiligten, Beteiligte werden zu Treibern.
- + Nachhaltige Leistungs- und Erlösorientierung, Partizipation der Leistungsträger.
- + Planungssicherheit für kapitalintensive Struktur-Entscheidungen.
- + Know-how-Input (auch aus anderen Branchen) zur Strukturierung der Behandlungslösungen.
- + Ergebnisse für Sofort-Maßnahmen zur Prozessoptimierung, Motivation der Ärzte.

Literatur

Hellmann, W. , Rippmann, K. (Hrsg.) (2007): Erfolgsfaktoren für marktorientiertes Fusionsmanagement in der Gesundheitswirtschaft. Heidelberg: Economia.

Lohmann, H. (2012): Das Krankenhaus neuer Prägung. In: Holzer, E., Offermanns, G., Hauke, E. (Hrsg.) Patientenperspektive – Ein neuer Ansatz für die Weiterentwicklung des Gesundheitssystems. facultas.wuv Universitätsverlag.

Lohmann, H., Debatin, Prof. J. F. (2012). Neue Ärzte braucht das Land? Innovationsbaustelle Ärzteausbildung Deutschland. Heidelberg medhochzwei.

Rippmann, K. (2005): Die Leistungssteuerung erfolgt durch geplante Behandlungsabläufe und Behandlungsstufen. In: Vetter, U. (Hrsg.) Leistungsmanagement im Krankenhaus: G-DGR´s. Heidelberg: Springer.

Rippmann, K. (2009): Medizin im Zentrum des Wettbewerbs. In: Lohmann, H., Wehkamp, K-H. (Hrsg.) Systempartnerschaften in der Gesundheitswirtschaft: Die Digitale Industrialisierung der Medizin. Heidelberg: Economia

Rippmann, K. (2012): Medizinischer Masterplan- Quick Wins und Sanierungserfolg im ersten Jahr. Berlin. Vortrag Hauptstadtkongress Medizin und Gesundheit.

12 Zukunftsgestaltung der Medizin im Klinikum Augsburg

Alexander Schmidtke

12.1 Das Klinikum Augsburg

Das Klinikum Augsburg zählt mit 1731 Betten (Stand 31.12.2014), jährlich 248.000 Patienten – davon rund 75.000 stationär – sowie 5541 Mitarbeitern zu den größten Krankenhäusern in Deutschland. Durch umfassende Sanierungsmaßnahmen wurde die Wirtschaftlichkeit des kommunalen Großkrankenhauses verbessert: Folge war, dass 2011, 2012 und 2013 jeweils ein ausgeglichenes Betriebsergebnis erzielt werden konnte. Im Jahr 2014 konnte ein ausgeglichenes kassenwirksames Betriebsergebnis erreicht werden. Durch die Entwicklung eines Masterplans Medizin lässt sich der Bedarf an Krankenhausleistungen des Einzugsgebiets mit zwei Millionen Bürgern antizipieren. Auf dieser Basis wird das Leistungsportfolio schrittweise an die Herausforderungen der Zukunft angepasst. Es wurde außerdem im Rahmen einer baulichen Generalsanierung die Infrastruktur für eine optimale und moderne Patientenversorgung geschaffen.

12.2 Sanierungsmaßnahmen

Das Klinikum Augsburg verbindet in über 40 Kliniken, Instituten und Medizinischen Zentren nahezu alle Fachrichtungen der Medizin unter einem Dach. Das kommunale Großkrankenhaus wird der einzige Maximalversorger im Regierungsbezirk Schwaben sein.

Gründe für die Sanierung:

- In den vergangenen zehn Jahren hatte das Klinikum jährlich rund 390 Millionen Euro Erträge aus Krankenhauserlösen sowie Investitionsförderungen erwirtschaftet und zugleich insgesamt rund 100 Millionen Euro Schulden aufgebaut.
- Allein 2009 belief sich das Defizit auf knapp 19 Millionen Euro.

Vor diesem Hintergrund beschloss der Verwaltungsrat, der sich aus Vertretern der Träger des Klinikums, also aus Stadt und Landkreis Augsburg zusammensetzt, eine wirtschaftliche Sanierung einzuleiten. Ziel war es, das Klinikum in kommunaler Trägerschaft weiterzuführen.

Sanierungsmaßnahmen im Einzelnen:

- Einsparungen im Einkauf von medizinischem Sachbedarf, die durch die Zusammenarbeit mit Einkaufsgemeinschaften erzielt wurden.
- Senkung der Baunebenkosten durch Insourcing der Bauabteilung um rund fünf Prozent.
- Abbau von Personal im Verwaltungsbereich konnte durch Ablaufoptimierung und Aufgabenzusammenführung umgesetzt werden, während zugleich die Servicequalität stieg.
- Gezielter Abbau von Personal in der Patientenbetreuung.
- Verhinderung betriebsbedingter Kündigungen, die in anderen Krankenhäusern während der Sanierungsphase ausgesprochen werden mussten.
- Outsourcing konnte leider nicht vermieden werden. So musste die betriebseigene Wäscherei geschlossen werden; die hohen Investitionen in eine völlig veraltete Technik wären finanziell nicht zu stemmen gewesen. So wird dieser Bereich an eine Privatfirma vergeben. Betriebsbedingte Kündigungen gab es aber nicht, die Kollegen wurden, gemäß eigener Vorstellungen, in andere Bereiche versetzt. Service-Betriebe wie die Küche sind nach wie vor Teil des Kommunalunternehmens. Lediglich auslaufende Stellen wurden – wenn möglich – nicht neu besetzt. Die Administration wurde um rund 50 Vollkraftstellen reduziert.

12.3 Strukturell-medizinische Veränderungen

Zugleich wurden strukturell-medizinische Veränderungen vorgenommen: Die Einrichtung einer *interdisziplinären Station* gleicht die Schwankungen in der Belegung einzelner Fachbereiche aus. Dies schafft Kapazitäten, um eine ungewollte Verlegung von Patienten in andere Krankenhäuser zu vermeiden und generiert gleichzeitig zusätzliche Erlöse infolge einer gesteigerten Auslastung.

Eine aus eigenen Mitteln finanzierte *Intermediate Care Unit* schafft neue Versorgungskapazitäten für Patienten, die einer intensiven Betreuung bedürfen. Im medizinischen Masterplan werden weitere Veränderungen im Versorgungsbedarf der Patienten berücksichtigt, um darauf basierend die Generalsanierung an den Patientenversorgungsprozessen sowie einer optimierten Betriebsorganisation auszurichten. Insbesondere die Versorgung von älteren und/oder multimorbiden Patienten ist hier von großer Bedeutung. Seit 2008 werden ältere Patienten mit einer akuten Verletzung in einer Versorgungseinheit für integrierte Traumatologie im Alter (VITA) der Klinik für Unfall-, Hand- und Wiederherstellungschirurgie behandelt. Die VITA verfolgt ein interdisziplinäres, ganzheitliches Konzept zur Patientenbetreuung. Die unfallchirurgische Therapie des Akutproblems wird in ein umfassendes geriatrisches, stabilisierendes Gesundheitsmanagement integriert. Die Station nimmt jedes Jahr rund 900 geriatrische Patienten mit einer führenden Erkrankung oder Verletzung des Bewegungsapparates sowie einem Alter über 70 Jahren und mindestens zwei relevanten Begleiterkrankungen (z. B. Diabetes mellitus, Herz- oder Niereninsuffizienz, Morbus Parkinson etc.) auf.

Die Refinanzierung der Mehrkosten für zusätzliches Personal in der Patienten-versorgung (Ärzte, Pflegekräfte, Pflegehilfskräfte und/oder Physiotherapeuten) erfolgt über die *geriatrisch-frührehabilitative Komplexbehandlung*. Aufgrund aktueller Annahmen, dass sich bis 2050 die Anzahl der Patienten über 75 Jahren mehr als verdoppeln wird, müssen Krankenhäuser ihr Angebot bereits jetzt darauf ausrichten. Im Jahr 2012 wurden daher zusätzliche Strukturen zur besseren Versorgung internistischer multimorbider Patienten am Klinikum Augsburg geschaffen. Eine IV. Medizinische Klinik bietet als allgemein-internistische Klinik unter anderem auch für multimorbide Patienten ein entsprechendes Angebot an umfassender Diagnostik und Therapie. Internisten behandeln als »Generalisten« insbesondere auch ältere Patienten, bei denen eine stationäre Aufnahme zwar dringend geboten ist, jedoch eine spezifische Zuordnung in Fachgebiete wie z. B. Gastroenterologie oder Kardiologie nicht möglich ist.

Darüber hinaus wurden zahlreiche Patienten nach einer umfassenden Diagnostik in der Notaufnahme in andere Krankenhäuser verlegt, wenn Bettenkapazitäten fehlten. Ergebnis: Nun können die allgemein-internistischen Patienten direkt von der Notaufnahme in die IV. Medizinische Klinik verlegt und somit auch die Erlöse für die Patienten vollständig abgerechnet werden. Die Bettenbelegung in den spezialisierten internistischen Kliniken ist besser planbar, da ihnen möglichst keine allgemein-internistisch erkrankten Notfallpatienten zugewiesen werden. Damit können diese Kliniken ihre Behandlungsfelder in Gastroenterologie, Kardiologie oder beispielsweise Onkologie im Hinblick auf elektives Patientenpotential ausbauen. Durch die geplant gesteigerte Auslastung können nicht nur zusätzliche Erlöse generiert, sondern auch vorhandene Ressourcen gezielt eingesetzt werden.

Parallel zu jenen Maßnahmen, die zu direkten Erlössteigerungen oder Kosteneinsparungen führten, galt es, *zusätzliche Controlling-Instrumente* aufzubauen und zu etablieren. So wurde ein stringentes Kostencontrolling entwickelt und ein modernes Führungsinformationssystem installiert, welches Transparenz über Leistungen, Kosten und Erlöse als Grundlage für eine gezielte Steuerung des Unternehmens herstellt.

Diese und weitere Maßnahmen hatten zur Folge, dass das Klinikum Augsburg 2011, 2012 und 2013 jeweils mit einem positiven Betriebsergebnis abschließen konnte. Im Jahr 2014 wurde ein ausgeglichenes kassenwirksames Betriebsergebnis erzielt. Seit 2009 hat sich das Jahresergebnis bis 2013 um rund 19 Millionen Euro verbessert und hat Bestand – entgegen des Trends im Krankenhausmarkt und trotz erheblicher Finanzierungslücken im Gesundheitswesen.

12.4 Masterplan Medizin – Generalsanierung und Vernetzung als Erfolgsfaktoren

Um diesen Erfolg langfristig sichern zu können, müssen das medizinische Portfolio, die medizinische und pflegerische Organisation sowie die Infrastruktur an die Herausforderungen der kommenden Jahre angepasst werden. Der erste

Schritt des Masterplans zur Modernisierung des Klinikum Augsburg war eine detaillierte Bedarfsermittlung von Krankenhausleistungen unter Berücksichtigung der regionalen demografischen Entwicklung, des medizinisch-technischen Fortschritts und der Wettbewerbsstruktur der nächsten Jahre. Daraus konnte eine Leistungs- und Kapazitätsprognose als Basis für die Generalsanierung erstellt werden.

Bis zum Jahr 2025 soll das Klinikum Augsburg in insgesamt fünf Bauphasen mit über 40 einzelnen Bauabschnitten modernisiert werden. Alle Baumaßnahmen tragen zur Ausrichtung der Prozesse am Patienten bei. Im ersten Bauabschnitt erfolgten bereits die technischen Vorwegmaßnahmen sowie der Neubau der zentralen Sterilgutversorgung. In den weiteren Bauabschnitten wird unter anderem der Zentrale Operationsbereich saniert, eine neue Kinderklinik Augsburg I Mutter-Kind-Zentrum Schwaben gebaut sowie ein Zentrum für Intensivmedizin mit 140 Intensiv- und Intermediate-Care-Betten errichtet. Des Weiteren wird das Zentralgebäude mit rund 1700 Betten komplett modernisiert.

Die Sanierung des Klinikums folgt dem »Green-Hospital-Gedanken«: Teil der Baumaßnahme ist deshalb die energetische Gebäudeoptimierung mit dem Ziel einer deutlichen Unterschreitung der geforderten Werte der Energieeinsparverordnung. Außerdem werden umweltfreundliche Materialien verwendet, die zugleich eine »Wohlfühl-Atmosphäre« für Patient und Personal schaffen sollen.

Jede einzelne Bautätigkeit führt zudem zu einer qualitativen und/oder wirtschaftlichen Verbesserung. Der Freistaat Bayern fördert den Masterplan am Klinikum Augsburg mit 300 Millionen Euro. Flankierend stellt er 50 Millionen Euro für den herausgehobenen Bedarf an medizinisch-technischer Ausstattung bereit.

Die Investitionen in das Klinikum wirken sich jedoch nicht nur am Standort Augsburg positiv aus, sondern entfalten durch zahlreiche Kooperationen ihre Wirkung im ganzen Regierungsbezirk Schwaben. Neben Krankenhäusern zählen auch niedergelassene Ärzte oder Rettungsdienste zu den Netzwerk-Partnern. Beispielhaft seien die Teleradiologie oder das Schlaganfall-*Netzwerk TESAURUS* genannt.

Allein in den derzeit 17 TESAURUS-Partnerkliniken in Südwestbayern werten Neurologen aus dem Klinikum bei rund 500 Fällen pro Jahr (Tendenz steigend) CT-Bilder aus Partnerkrankenhäusern aus. Insbesondere Krankenhäuser ohne 24-Stunden-Dienst nehmen auch die teleradiologische Anbindung an das Klinikum in Anspruch. Quer durch Schwaben und Oberbayern mit Entfernungen zwischen 15 und 150 Kilometern werden dabei CT-Bilder von Patienten übertragen, um deren Behandlung zwischen den Fachärzten des Klinikums und der Partnerklinik zu besprechen. Die hohe Erfahrung mit Telemedizin gab auch den Ausschlag, die Region Augsburg im Rahmen der Initiative »Aufbruch Bayern« des Freistaats Bayern als Modellregion für telemedizinische Projekte auszuwählen. Das Ziel des auf drei Jahre angelegten und mit zwei Millionen Euro ausgestatteten Vorhabens ist eine hochwertige Patientenversorgung auch abseits der Zentren. Durch Telemedizin profitieren auch Patienten aus dem ländlichen Raum von der Hochleistungsmedizin am Klinikum Augsburg. Ein erstes Projekt aus dem Jahr 2012 ist die Vernetzung von Rettungsdiensten mit dem Interventionszentrum am Klinikum: Es ermöglicht die elektronische Übertragung der EKG-Kurve eines Herzinfarktpatienten vom Rettungswagen auf die Intensivstation. Durch diese Technik können ca. 30 Minuten für den Herzinfarktpatienten gewonnen werden, die entscheidende Auswirkungen auf den weiteren Behandlungs- und Krankheitsverlauf haben können. Ein zweites Projekt aus dem Jahr 2013 ist das telemedizinische Pilotprojekt »Emergency Angel«, bei dem die Anbindung der Rettungswagen vorerst in der Region Augsburg, später in ganz Bayern an eine Notaufnahme verbessert wird. Über Tablet-PC und einer darauf installierten Applikation sollen die strukturierte Voranmeldung sowie die elektronische Patientendokumentation ausgeführt werden und zu mehr Versorgungsqualität führen. Die Daten werden im Rettungswagen erfasst und via UMTS verschlüsselt an die Notaufnahme übertragen. Anhand der elektronischen strukturierten Voranmeldung erkennt das Team der Notaufnahme sofort, welche Maßnahmen notwendig sind, bevor der Notfallpatient im Klinikum Augsburg eintrifft.

Weitere Kooperationsprojekte wurden zwischen dem Klinikum und anderen Krankenhäusern etabliert. Entsprechende Modelle wirken sich positiv auf die Wirtschaftlichkeit aus. Die gemeinsame Nutzung von modernen und teuren Geräten erhöht die Auslastung und damit die Wirtschaftlichkeit. Der krankenhausübergreifende Einsatz der personellen Ressourcen lässt sich ebenfalls optimieren, was in Hinblick auf den Fachkräftemangel bei Ärzten und Pflegekräften einen entscheidenden Vorteil darstellt. Trotz mehrjähriger Kooperationsbemühungen des Klinikums erfordert die Vielzahl der Gesundheitseinrichtungen auf dem Markt gerade heute ein strukturiertes Vorgehen, um den Patienten über Sektorengrenzen hinweg möglichst optimal zu versorgen.

12.5 Weiterentwicklung der Organisationsstrukturen

Die Leitungsstruktur des Klinikum Augsburg wurde analog zu den Strukturen anderer Universitätskliniken weiterentwickelt. So gibt es seit 2014 einen dreiköpfigen Vorstand. Zuvor wurde das Klinikum von einem Alleinvorstand geführt. Neben einem Finanz- und Strategievorstand als Vorstandsvorsitzendem wurden ein Ärztlicher Vorstand sowie eine Pflegevorständin etabliert, die für jeweils ihren Ressort verantwortlich zeichnen. Der Finanz- und Strategievorstand verantwortet die nachhaltige wirtschaftliche Konsolidierung sowie die strategische Weiterentwicklung des kommunalen Großkrankenhauses und koordiniert die Aufgaben des Gesamtvorstands. Bei finanziellen Entscheidungen hat der Vorstandsvorsitzende ein Vetorecht im Interesse des wirtschaftlichen Geschäftsgangs und der strategischen Gesamtkonzeption.

Auch die Aufbauorganisation wurde durch die Etablierung eines *Zentrumsmanagements* modifiziert. Dies dient der organisatorisch-administrativen Steuerung der Kliniken und Institute. Es bildet das Bindeglied zwischen den traditionellen Säulen Ärzte, Pflege und Administration und führt diese in einer Funktion zusammen. Dank einer direkten Anbindung an den Vorstand entstehen kurze Informations- und Entscheidungswege. Dies führt zu einer schnelleren Umsetzungsgeschwindigkeit und verbesserten Transparenz von Entscheidungen.

Langfristige Planungen

Neben der Aufbauorganisation hat die Unternehmensleitung auch zahlreiche *Projekte zur Optimierung der Ablauforganisation* initiiert und abgeschlossen. So hat beispielsweise die Weiterentwicklung des Case Managements hin zu einer stationsübergreifenden Patientensteuerung die stationäre Verweildauer gesenkt, den Service für Einweiser mit zentralen Telefon-Hotlines verbessert und die Stationen übergreifende Belegungssteuerung optimiert. Die dadurch realisierte schnelle, verlässliche und zeitnahe Terminvergabe steigerte die Zufriedenheit von Patienten und Zuweisern.

Ein weiteres Großprojekt zur Unterstützung der Ablauforganisation ist die *Digitalisierung des Klinikums*. Innerhalb der nächsten sechs Jahre ist eine weitgehende Realisierung des digitalen Krankenhauses geplant. Grundlage für die Digitalisierung ist die Definition von Prozessstandards. Diese müssen im nächsten Schritt in den Anwendungsprogrammen entsprechend implementiert werden. So können Aufgaben, die heute aufwendig manuell erledigt werden, künftig automatisiert ablaufen. Dies setzt Kapazitäten frei und erleichtert Arbeitsabläufe. Darüber hinaus verspricht die Digitalisierung mehr Sicherheit und Qualität. Für die Digitalisierung sind Netzwerke und Hardware zu modernisieren, um die Datenmengen in der benötigten Geschwindigkeit zur Verfügung stellen zu können.

12.6 Universitätsklinikum als Perspektive

Durch die zahlreichen Sanierungs- und Modernisierungsmaßnahmen, die das Klinikum in eine wirtschaftlich solide Lage versetzt haben, konnte auch die Perspektive zum »Universitätsklinikum Augsburg« eröffnet werden, nachdem die Bayerische Staatsregierung die wirtschaftliche Sanierung und bauliche Modernisierung als Grundvoraussetzungen dafür definiert hatte. Ein wichtiger Meilenstein zum Universitätsklinikum wurde bereits umgesetzt: Ende 2011 wurde der Kooperationsvertrag zur Gründung eines Universitären Zentrums für Gesundheitswissenschaften am Klinikum Augsburg – »UNIKA-T« – geschlossen. Gemeinsam mit der Ludwig-Maximilians-Universität München, der Technischen Universität München und der Universität Augsburg sowie mit Zustimmung des Bayerischen Staatsministeriums für Wissenschaft, Forschung und Kunst wurde die Einrichtung von drei Lehrstühlen beschlossen. 2013 wurden die Lehrstühle für Health Care Operations/Health Information Management und für Umweltmedizin eingerichtet und besetzt. Die Einrichtung und Besetzung des Lehrstuhls für Epidemiologie erfolgte im Jahr 2014.

Neben den internen Anstrengungen zur Konsolidierung des Klinikum Augsburg waren die politischen Rahmenbedingungen erfolgsentscheidend. Die Träger, namentlich Stadt und Landkreis Augsburg, haben signifikante Weichenstellungen eingeleitet und auch unpopuläre Entscheidungen in der Sanierungsphase vollumfänglich mitgetragen. Das Management kann die Modernisierung mit viel Handlungsspielraum verwirklichen und unterliegt nicht den Zwängen tagesaktuellen politischen Interesses. Diese Handlungsfreiheit und Spielräume sind ein wichtiger Erfolgsfaktor für den Sanierungs- und Modernisierungsprozess eines kommunalen Großkrankenhauses.

13 Facharzt-Mangel trifft Facharzt-Wandel – Herausforderung Personalbindung

Juliane Hecke, Jürgen Hinkelmann, Daniel Forthaus, Thomas Volkert und Klaus Hahnenkamp

Krankenhäuser stehen angesichts des demografischen Wandels der Bevölkerung und des Ärztemangels vor der Herausforderung, hochqualifiziertes Personal zu gewinnen und zu binden. Auch Unternehmen anderer Branchen erleben eine ähnliche Entwicklung und sehen den Einsatz hochqualifizierter Fachkräfte als zentralen Wettbewerbsfaktor an. Da die erforderlichen Änderungen im Krankenhaussektor bislang nicht erforscht wurden, haben sich eine Best Practice-Studie (Hackl et al. 2013) sowie das Forschungsprojekt »FacharztPlus« zum Ziel gesetzt, besonders innovative, branchenübergreifende Lösungen aus der Praxis zu identifizieren und diese individuell angepasst auf den Krankenhaussektor zu übertragen. Die Vorgehensweisen und Ergebnisse der Forschung sollen eine Art Leitfaden für die Umsetzung von Maßnahmen zur Bindung von Fachärzten ergeben. Die größten Herausforderungen und komplexesten Bedingungen zur Entwicklung von Lösungsansätzen sind in Universitätskliniken zu finden, weshalb sich diese für ein Forschungsprojekt besonders eignen.

13.1 Facharztmangel an Universitätskliniken

Universitätskliniken haben einen Dreifachauftrag zu erfüllen: Sie sollen Fachärzte qualifizieren, medizinische Lehre und Forschung sicherstellen und eine hochspezialisierte Maximalversorgung erbringen. Dies alles geschieht im Kontext des Facharztmangels, der sich in einem Wandel vom Arbeitgeber- zum Bewerbermarkt äußert: Während in den 1990er Jahren ein Überangebot an Ärzten vorhanden war und seitens der Kliniken keine besondere Notwendigkeit für die aktive Rekrutierung oder Bindung von Fachärzten bestand, sind heute rund 5.500 Arztstellen in Krankenhäusern unbesetzt. Bis zum Jahr 2019 werden sich Ersatz- und Mehrbedarf auf 30.000 Stellen summieren. »Mittlerweile bewirbt sich nicht mehr der Arzt um eine Position im Krankenhaus, sondern das Krankenhaus um einen Arzt« (Hahnenkamp et al. 2013a). Die Situation wird sich noch weiter verschärfen, weil einerseits die Patienten im Schnitt älter und kränker werden und weil andererseits Fachärzte in kleineren Kliniken, im Ausland oder außerhalb der kurativen Medizin attraktivere Arbeitsbedingungen finden können und daher die Universitätskliniken verlassen.

Die Erwartungen an die Arbeitsbedingungen sind generationenspezifisch: Während für die Baby-Boomer (Geburtsjahrgänge bis 1962) Überstunden noch zum normalen Alltag gehör(t)en, hat für die Generation Y (1983-1995), aus der aktuell der Nachwuchs für die hochqualifizierten Fach- und Führungspositionen im Krankenhaus rekrutiert werden könnte, die Vereinbarkeit von Beruf und Familie eine besonders hohe Priorität (Hahnenkamp et al. 2013b). Hinzu kommt, dass mittlerweile mehr als zwei Drittel der Studienanfänger im Fach Humanmedizin Frauen sind (Autorengruppe Bildungsberichterstattung 2012) und besondere Anforderungen an die Vereinbarkeit von Beruf und Familie stellen. Prognosen zufolge müssen daher bis zum Jahr 2019 über 10.000 neue Teilzeitstellen geschaffen werden.

Die bislang durchgeführten Personalmaßnahmen im Krankenhaus fokussieren vor allem auf Mitarbeiter der Generation X und weisen Nachholbedarf z. B. im Bereich der Führung, Unternehmenskultur und Laufbahnentwicklung auf (Hasebrook et al. 2014).

Der Wandel an Universitätskliniken hin zu einer längerfristigen Erwerbsbiografie des ärztlichen Personals hat begonnen, ist aber nicht schnell und nachhaltig genug, um den Herausforderungen zu begegnen. Um hochqualifizierte Mitarbeiter zu binden, ist ein qualitativer Sprung in den Arbeits- und Fortbildungsbedingungen erforderlich. Dafür ist ein nachhaltiger Innovationsprozess notwendig, der Lösungsansätze auch außerhalb des Gesundheitsbereichs einbezieht, um aus Erfahrungen und Fehlern anderer Branchen lernen zu können. Es bedarf ganzheitlicher Lösungsansätze, die über Einzelmaßnahmen hinausreichen.

13.2 Das BMBF-Projekt »FacharztPlus«

Das Universitätsklinikum Münster (UKM) mit seiner Klinik für Anästhesiologie, operative Intensivmedizin und Schmerztherapie (im Folgenden »Klinik«) und die Managementberatung zeb mit ihrem Bereich zeb.Health Care führen gemeinsam das vom Bundesministerium für Bildung und Forschung (BMBF) geförderte Projekt »FacharztPlus« im Förderrahmen »Betriebliches Kompetenzmanagement im demografischen Wandel« durch.

Ziel des Projekts FacharztPlus ist es, geeignete Maßnahmen zu identifizieren, um Fachärzte nach Abschluss ihrer fünf- bis sechsjährigen Weiterbildung für einige weitere Jahre an die Klinik zu binden. Hierzu soll insbesondere die Eignung von karrierebegleitenden Zusatzqualifizierungen und einer an Lebensphasen orientierten, kompetenzbasierten Arbeitsorganisation ermittelt werden. Im Einzelnen geht es um:

- *Flexiblere und individuellere Arbeitsorganisation für Lebensarbeitsperspektiven:* Flexible, auch kurzfristig anpassbare, Dienstpläne zur Entlastung des ärztlichen Personals werden entwickelt und dafür methodische und technische Hürden z. B. durch Simulation von Personalszenarien und elektronische Tauschbörsen überwunden. Die Anforderungen an eine auf den spezifischen Bedarf der Einsatzplanung in Universitätskliniken zugeschnittene Personalsoftware werden formuliert und vorhandene Softwarelösungen daraufhin untersucht.

185

- *Lebenslange Zusatzqualifizierung für attraktivere Karrieren:* Die Weiterbildung zum Facharzt wird attraktiver, strukturierter und planbarer gestaltet, ein hieran anschließendes, bisher nicht existentes »Facharztcurriculum« z. B. auf Basis selbstgesteuerten Lernens wird konzipiert.
- *Kompetenzbasierte Einsatzplanung zur Kombination von medizinischer Versorgung und ärztlicher Zusatzqualifizierung:* Die Nutzung und Erlangung besonderer Kompetenzen, z. B. bei Anästhesien von Säuglingen, wird durch den Aufbau einer Einsatzplanung mit Erfassung von Kompetenzgruppen und -stufen gesteuert; dadurch werden vorhandene Kompetenzen optimal genutzt und die Zusatzqualifizierung gezielter geplant.

Zur Erreichung der Ziele werden mit Hilfe der Managementberatung zeb Vergleiche mit anderen Branchen mit Fachkräftemangel vorgenommen und Lösungskonzepte für den Krankenhaussektor entwickelt. Die einzelnen Maßnahmen werden auf ihre Übertragbarkeit hin untersucht und bei Erfolgsaussichten in der Klinik für Anästhesiologie, operative Intensivmedizin und Schmerztherapie des UKM pilothaft umgesetzt und evaluiert. Maßnahmen mit positiven Wirkungen werden bei den Umsetzungspartnern (Universitätsmedizin Greifswald, Universitätsklinik Rostock, RWTH Aachen) und weiteren ausgewählten Kliniken des UKM ebenfalls pilotiert.

13.3   Analyse der Ausgangssituation

Zur Analyse der spezifischen Ausgangssituation wurden zu Projektbeginn durch zeb leitfadengestützte Interviews mit Ober- und Fachärzten der Klinik durchgeführt. In den ca. anderthalbstündigen, anonymisiert ausgewerteten Gesprächen wurden Stärken und Schwächen der Klinik sowie Verbesserungswünsche in den Bereichen der Arbeitsorganisation, Führung und Personalentwicklung erfragt. Die Interviews wurden als sogenannte »generative Dialoge« geführt, d. h. als ideengenerierende Gespräche, die die Herausforderungen der Klinik transparent machten und die Grundlage für die weitere Projektarbeit legten. Neben diesen knapp 50 Interviews mit Ober- und Fachärzten wurden zudem Weiterbildungsassistenten aus verschiedenen Jahrgängen und das Pflegepersonal der Klinik in die Status quo-Analyse einbezogen und mit ähnlichen Fragestellungen interviewt. Ziel dieser Ausweitung war es, die Ausgangssituation aus weiteren Perspektiven beleuchten zu können und zusätzliche Optimierungsansätze und Erwartungen anderer Dienstarten und Berufsgruppen sichtbar zu machen.

Die Interviews setzten sich dabei aus offenen Fragen, gebundenen Fragen und »Repertory Grids« zusammen. Diese wurden über die unterschiedlichen Befragungsrunden hinweg zu einem Standard-Interviewpaket für die Status Quo-Analyse zur Facharztebindung weiterentwickelt:

In den *offenen Fragen,* die den größten Anteil der Gespräche einnahmen, wurden insgesamt 2.000 qualitative Einzelaussagen aufgenommen. In der Auswertung wurden diese Nennungen nach Themen, positiven und negativen Aussagen sowie Berufsgruppen/Dienstarten geordnet. Durch dieses Vorgehen konnte unter anderem das in Abbildung 13.1 dargestellte Stärken-Schwächen-Profil der Klinik aus Sicht von Fachärzten erstellt werden, welches Klinik-spezifische Handlungsbedarfe aufzeigt. Offene Fragen führen zu einer umfangreichen Informationsgenerierung mit freien Assoziationen, sind jedoch aufwendig in der Auswertung.

	Top-Aussagen Fachärztinnen und Fachärzte
1	Hohe Arbeitsverdichtung
2	Breites Spektrum an Fällen
3	Gute Zusammenarbeit (Hierarchien)
4	Fehlende Karriereperspektiven
5	Gute Zusammenarbeit mit der Pflege
6	Geringerer Verdienst (vergleichsweise)
7	Gute Zusammenarbeit mit techn. Dienst
8	Klinik als „Dienstleister"
9	Personalmangel
10	Kollegialität und Teamklima

☐ Positive Aussage (Bleibegrund)

■ Negatives Aussage (Wechselgrund)

Abb. 13.1: Stärken-Schwächen-Profil von Fachärzten

Zur Quantifizierung wesentlicher Aspekte der Mitarbeiterbefragung wurden *gebundene Antwortformate* eingesetzt. Die Messung der Mitarbeiterzufriedenheit erfolgte bei bestimmten Themen mit Hilfe des Net Promoter Score (NPS). Dabei handelt es sich um eine Kennzahl aus der Marktforschung, die die Weiterempfehlungsabsicht von Kunden bezogen auf Produkte und Dienstleistungen misst. In der Status quo-Analyse des Projekts FacharztPlus wurde mithilfe des NPS die Attraktivität der Klinik im Hinblick auf die Facharztweiterbildung und die Arbeit als Facharzt ermittelt. Die Gesprächspartner gaben dabei auf einer Skala von 0 bis 10 an, wie stark sie das jeweilige Item weiterempfehlen würden. Die Werte 9 und 10 charakterisierten dabei die sogenannten »Promotoren«, die das abgefragte Item aktiv weiterempfehlen, Werte von 0 bis 6 kennzeichnen »Kritiker«, die die Weiterbildung bzw. die Arbeit an der Klinik nicht weiterempfehlen würden. Der NPS wurde anschließend aus der Differenz von Promotoren und Kritikern in Prozent berechnet.

Ein weiteres gebundenes Antwortformat aus der Markforschung, das auf das Projekt übertragen wurde, ist das Semantische Differenzial. Das semantische Differenzial dient der Bewertung eines Untersuchungsgegenstandes mithilfe zweier polar verteilter Eigenschaften, d. h. auf einer Skala zwischen zwei Begriffspaaren. Durch die Auswertung der erhobenen Daten ergeben sich Polaritätenprofile. Für das Projekt FacharztPlus wurde mithilfe dieses Instruments die »Unternehmenskultur« der Klinik über acht polare Paare, z. B. »zentral vs. dezentral«, abgefragt und für die verschiedenen Berufsgruppen vergleichbar ge-

187

macht. Die gebundenen Fragen ermöglichen eine standardisierte, vergleichbare Erhebung und Auswertung.

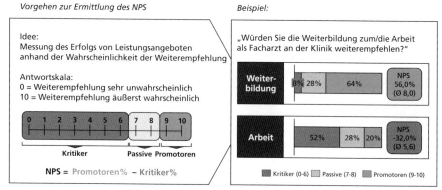

Abb. 13.2: Net Promoter Scores von Fachärzten

Eine weitere Methode der Marktforschung, die bei der Erhebung der Ausgangssituation zum Einsatz kam, ist eine Mischung aus qualitativer und quantitativer Datenerhebung durch sogenannte *Repertory Grids*, die durch den US-amerikanischen Psychologen George A. Kelly entwickelt wurden. Zugrunde liegt eine »Theorie persönlicher Konstrukte«, die besagt, dass Menschen ihre Umwelt durch Vergleich von »Teil« und »Gegenteil« (z. B. groß vs. klein) sowie »gut« und »schlecht« (Valenz) einordnen. Mithilfe dieser Methodik wurde im Projekt FacharztPlus die individuelle Sicht der Fachärzte, Assistenzärzte und des Pflegepersonals auf ihr Arbeitsumfeld erhoben. Dazu klassifizierten die Gesprächspartner in einem ersten Schritt jeweils zwei Kombinationen von Berufsgruppen bzw. Organisationsbereichen (»z. B. »Ärzteteam« vs. »Pflegeteam«) als gleich oder ungleich. In einem zweiten Schritt wurden die Befragten gebeten, diese Gemeinsamkeit bzw. Ungleichheit zu benennen (z. B. »kollegial« vs. »unkollegial«). Aus den daraus entstandenen gegensätzlichen Polen wurden anschließend Skalen gebildet, auf denen die Interviewpartner die o. g. Elemente nach »gut« (kollegial) und »schlecht« (unkollegial) einordneten. Die gesamte Erhebung und Auswertung erfolgte mit Softwareunterstützung und macht die unterschiedlichen Einstellungen der befragten Berufsgruppen zu ihrer eigenen Arbeit und zum Arbeitsumfeld transparent. Ein wesentlicher Vorteil dieser Technik gegenüber vorgegebenen Fragebögen und Skalen ist das Zurückgreifen auf individuelle Bewertungsdimensionen.

Zur Anreicherung und Validierung der in den Interviews erlangten Erkenntnisse zur Ausgangssituation der Klink erfolgte außerdem eine Erhebung klinikinterner Leistungs- und Personalstrukturdaten. Dass es sich bei der erhobenen Klinik-individuellen Ausgangssituation nicht um einen Einzelfall handelt, wird derzeit durch einen erneuten Perspektivenwechsel geprüft: Im Anschluss an die klinikbezogene Analyse wurden externe Analysen initiiert, um Vergleichsdaten zu erhalten. Dazu gehören eine Befragung ehemaliger Fachärzte der Klinik zu ihrer jetzigen und damaligen Arbeitssituation sowie eine deutschlandweite Erhebung von Leistungs- und Strukturdaten an den Anästhesieabteilungen der Universitätskliniken.

13.4 Lösungsentwicklung und Ausblick

Im Anschluss an die Analysephase werden derzeit mögliche Lösungskonzepte entwickelt, die insbesondere branchenübergreifende Best-Practices und Austausche auf projekteigenen und externen Veranstaltungen einbeziehen. Unter anderem wird eine Anforderungs- und Marktanalyse für Software zur Personaleinsatzplanung durchgeführt, die die Basis einer flexibilisierten und kompetenzbasierten Arbeitsorganisation bilden kann. In diesem Kontext werden außerdem Lösungskonzepte zur Erhebung der individuellen Kompetenzen und des Entwicklungsbedarfs erarbeitet. Als Handlungsfeld aus der Analysephase wird auch die Neustrukturierung der Mitarbeitergespräche aufgegriffen.

Das Projekt FacharztPlus stellt eine einzigartige Kombination aus der Erforschung von Arbeits-, Einsatz- und Lernbedingungen für (Universitäts-)Kliniken und andere Branchen dar, die im Bereich Schicht-, Bereitschaftsdienste und Personalqualifikation vergleichbare Anforderungen haben. Wichtiger Bestandteil des Projekts FacharztPlus ist ein kontinuierlicher Austausch mit Branchenvertretern, Wissenschaftlern und externen Institutionen und Unternehmen. Weitere aktuelle Informationen und Kontaktmöglichkeiten sind auch unter www.fach¬arztplus.info zu finden.

Literatur

Autorengruppe Bildungsberichterstattung (Hrsg.) (2012): Bildung in Deutschland 2012. Ein indikationsgestützter Bericht mit einer Analyse zur kulturellen Bildung im Lebenslauf. Bielefeld: Bertelsmann.

Hackl B, Hasebrook J, Heitmann C, von Schirach C (2013): Best Practices zur Gewinnung und Bindung hochqualifizierter Mitarbeiter. Münster.

Hahnenkamp K, Brinkrolf P, Wenning M, Hasebrook J (2013a): Weiterbildung: Wandel der Werte und Wissensvermittlung, In: Anästhesiologie und Intensivmedizin; 48: S. 714-720.

Hahnenkamp K, Hasebrook J, Brinkrolf P (2013b): Generationswechsel und Wertewandel: Anforderungen an Personal- und Organisationsentwicklung im Krankenhaus. In: Zygmunt M, Ekkernkamp A, Metelmann HR, Klinkmann H (Hrsg.): Sektoren- und grenzüberschreitende Gesundheitsversorgung – Risiken und Chancen, Medizinisch Wissenschaftliche Verlagsgesellschaft, Berlin, S. 111-122.

Hasebrook J, von Schirach C, Heitmann C (2014): Gesundheitswesen in der Demographiefalle: Was können Krankenhäuser von anderen Branchen lernen? Ergebnisse einer branchenübergreifenden Studie zu generationsspezifischen Maßnahmen bei der Gewinnung und Bindung von hochqualifizierten Fachkräften. In: das Krankenhaus, 06/2014.

189

14 Strategische Neuausrichtung der Frankfurter Rotkreuz-Kliniken

Marion Friers und Martin Camphausen

14.1 Einleitung: Optimierung durch gezieltes Veränderungsmanagement

Der Erfolg eines Krankenhauses entscheidet sich an seiner Wettbewerbsfähigkeit. Auch wenn sich Krankenhäuser hierin nicht von anderen Unternehmen unterscheiden, entsteht im Krankenhauswesen durch die kritische Finanzierungssituation ein schwer wiegender Reformdruck.

Personalkosten sind tarifvertraglich festgeschrieben und steigen zusammen mit den Qualitätsanforderungen stetig an, während Ertragsmöglichkeiten politisch reguliert und eher rückläufig sind. Über Wachstum und Mehrleistung ist der wirtschaftliche Erfolg nur schwer sicherzustellen. Hinzu kommen der demografische Wandel und ein eklatanter Fachkräftemangel, weshalb der »War for Talents« im Krankenhauswesen seit Langem Realität ist.

In diesem Spannungsfeld werden Krankenhäuser nur durch gezieltes Veränderungsmanagement Verbesserungen erwirken können. Ziel muss sein, durch Transparenz und Klarheit die Flexibilität, Effizienz und Reaktionsfähigkeit der Organisationen zu erhöhen und zugleich das Engagement der Mitarbeiter zu fördern. Vor der Aufgabe stand auch der Frankfurter Rotkreuz-Kliniken e. V., bevor ein umfassender Veränderungsprozess eingeleitet wurde.

14.2 Führungskompetenz im Fokus: Aufbau moderner Managementstrukturen

Die Frankfurter Rotkreuz-Kliniken gehören zu den wenigen Häusern, die in Vereinsform geführt werden. Die Entscheidung, diese Rechtsform beizubehalten, spiegelt die Tradition der Häuser wider und symbolisiert das Fundament: die Frankfurter Schwesternschaften vom Roten Kreuz, die ebenfalls in Form von Vereinen verfasst sind. Im Zuge der Veränderungsprozesse zeigte sich die Notwendigkeit, eine strategische Neuausrichtung anzustreben, sich den Erfordernissen einer modernen Unternehmensführung anzupassen und ein unternehmensspezifisches Corporate Governance-System aufzusetzen.

Die bekannte »Führungs-Trias im Krankenhaus« – Verwaltung, Pflege, Medizin – und das von einem charismatischen Klinikdirektor patriarchalisch geführte System wurde ersetzt durch dialogorientierte Führung in Form eines Leitungskreises.

Im Leitungskreis von Bestand bleibt die Geschäftsführung Medizin. Da die Frankfurter Rotkreuz-Kliniken trotz drei renommierter Hauptabteilungen Orthopädie, Kardiologie und Gefäßchirurgie im Schwerpunkt ein Belegkrankenhaus sind, geht es bei dieser Aufgabe um die Koordination und Integration der niedergelassenen Ärzte. Wesentlich ist vor allem die fachliche Bewertung des Leistungsangebots, immer auch in Hinblick auf die Marktsituation.

Der Geschäftsführungsbereich Finanzen wurde erweitert um den Bereich »Strategie«. Darin wird die Überzeugung sichtbar, dass es bei der Unternehmensführung im Krankenhaus immer auch um die strategische Ausrichtung und um eine Zielplanung gehen muss. Das Monitoring politischer Entwicklungen hat in diesem Zusammenhang besondere Relevanz, da es sich im Krankenhaus um ein politisch reguliertes Marktsegment handelt. Da es um die Steuerung des Unternehmens geht, sind in diesem Bereich auch die Controlling-Instrumente weiterzuentwickeln.

Als weitere Neuerung wurde die Geschäftsführung Pflege, Personal & Kommunikation etabliert. In diesem Bereich geht es um die Operationalisierung der strategischen Unternehmensziele. Die Geschäftsführung handelt ressourcenorientiert und verantwortet den Aufbau und die Weiterentwicklung der unternehmerischen Ressourcen. Damit verbunden ist eine permanente Organisationsentwicklung, Prozessoptimierung und Steuerung der Humanressourcen. Das Augenmerk liegt hier auf den Themenbereichen Weiterentwicklung und Innovation. Besonders zentral ist dies in der Pflege. Es geht um die Sicherstellung der professionellen Pflege und um Wissenstransfer und den Einbezug pflegewissenschaftlicher Erkenntnisse. Angegliedert ist eine Pflegeschule, die sich im Sinne einer strategischen Personalentwicklung zu einem Weiterbildungszentrum für Pflegeberufe entwickeln wird.

Wenn es um die Operationalisierung strategischer Ziele in der Patientenversorgung geht, dann ist auch der Bereich der Wirtschafts- und Versorgungsdienste angesprochen. Diese sind ebenfalls der Geschäftsführung zugeordnet. Gesteuert und verantwortet wird darüber hinaus in diesem Bereich die Positionierung des Unternehmens durch interne und externe Unternehmenskommunikation.

14.3 Heterogene Kompetenzstruktur – eine Verantwortlichkeit

Der Kern des Leitungskreis-Managementmodells besteht in der gemeinsamen Verantwortung für das Unternehmensergebnis. Es geht immer um die intensive Verschränkung von Unternehmensbereichen. Dieses Prinzip wird in Folge auch auf die Berufsgruppen und Abteilungen übertragen. Sie wurden für ein optimales Schnittstellenmanagement und die Suche nach gemeinsamen Lösungen geöffnet – gesteuert von Führungskräften mit tatsächlicher Führungsverantwortung.

Allein die neuen Arbeitsweisen der Geschäftsführung führten in den Frankfurter Rotkreuz-Kliniken zu einem Veränderungsprozess mit Konsequenzen für die gesamte Unternehmensorganisation. Die Aufbau- und Ablauforganisation des Unternehmens stand mit dem Ziel zur Disposition, über Berufsgruppen hinweg vernetzt und ergebnisorientiert zu arbeiten und zugleich die Transparenz und Effizienz zu erhöhen. Ein Auftrag, der bis heute in der Umsetzung ist und durch ein aktives Qualitätsmanagement begleitet wird.

Diese Strukturveränderung hat zunächst auch Abwehrmechanismen der Mitarbeiter hervorgerufen. Nicht selten haben sie diese Veränderungen als Kritik empfunden und als mangelnde Wertschätzung für die bisherige Leistung im Unternehmen fehlinterpretiert. Dies erforderte eine intensive Begleitung der Veränderungsdynamik, welche insbesondere durch die Unternehmensbereiche Personal und Unternehmenskommunikation vollzogen wurde.

14.4 Katalysator der Veränderung: Führungskräfteentwicklung

Um einen Veränderungsprozess im Unternehmen erfolgreich steuern zu können, ist die Kompetenz der Führungskräfte entscheidend, und ihre Entwicklung ist der Katalysator der Veränderung. Hier folgte man der Überzeugung, dass gute Führung nachhaltige Veränderung im Unternehmen überhaupt erst möglich macht. Dahinter steht die Haltung, die Mitarbeiter als »Kunden« zu begreifen. In Zeiten des erkennbaren Fachkräftemangels ein Erfolgskriterium für das gesamte Unternehmen. Die bekannten »industriell geprägten Klassenkämpfe« zwischen Geschäftsführung und Betriebsrat können mit diesem Verständnis überwunden werden. Eine Geschäftsführung, die ihre Mitarbeiter als »Kunden« erkennt, stärkt die Beratungsfunktion des Betriebsrats und entwickelt gemeinsame Lösungen durch offene Kommunikation.

Die Komplexität des Veränderungsprozesses in den Frankfurter Rotkreuz-Kliniken stellte die Führungskräfte vor neue Herausforderungen. Vielfach dominiert in Krankenhäusern bis heute ein Führungsverständnis, das sich auf die »Abarbeitung« operativer Aufgaben, das »am Laufen halten« des Betriebs und die Einteilung der Arbeitsleistung der Mitarbeiter beschränkt. Daneben sind die Führungskräfte selbst stark in das operative Geschäft eingebunden und werden ihrer Führungsaufgabe »nebenbei« gerecht. Führungskräfte im Krankenhaus verfügen in der Regel über mehr Fachexpertise als Führungsexpertise.

Die Steuerung des »Change« erfordert aber Führungskräfte mit ausgeprägten Führungskompetenzen und mit Gestaltungswillen. Ziel ist es, in multiprofessionellen Teams abteilungsübergreifend Lösungen in Projektmanagementstrukturen zu entwickeln, um die Flexibilität und Innovationsfähigkeit der Organisation zu erhöhen. Voraussetzung hierfür ist echte Führungsverantwortung. Für diese neue Rolle müssen Führungskräfte begeistert werden. Eng damit verbunden ist die Einigkeit über die Ausgestaltung der Führung. Im Team haben Geschäftsführung und Abteilungsleiter verbindliche Führungsleitlinien erarbeitet, als Maßstab für den Umgang miteinander und mit den nachgeordneten Mitarbeitern.

Mittels Führungskräfteentwicklung werden Talente und Kompetenzen gefördert. Neben der Vermittlung von Führungsinstrumenten sollten authentische

Führungspersönlichkeiten entwickelt werden. Das Programm startete mit einem Berufsprofiling zur besseren Einschätzung der Kompetenzprofile. In Form von persönlichen Einzel-Coachings und regelmäßigen Führungsseminaren in Gruppen werden individuelle Stärken als auch Teamstärken herausgearbeitet.

In diesem Zusammenhang wurden gezielt Feedbackmechanismen zur Entwicklung der Führungskräfte und Mitarbeiter eingeführt. In 2015 erfolgte zur Überprüfung der Mitarbeiterzufriedenheit eine Mitarbeiterumfrage. Über 50 % der Mitarbeiter haben an dieser Umfrage teilgenommen. Die Geschäftsführung wertet dieses Ergebnis als Zeichen einer Vertrauenskultur. Zur Überprüfung der Führungsleistung folgt ein 360°-Feedback, dem sich zunächst die Geschäftsführung stellt. Auf diese Weise soll eine intensive Feedback-Kultur gefördert werden.

14.5 Eine neue Rolle für das Personalmanagement

Der Veränderungsprozess in den Frankfurter Rotkreuz-Kliniken ist – wie jeder Change – nur mit den Mitarbeitern möglich. Neben der Führungskräfteentwicklung rücken das lebensphasenorientierte Personalmanagement und die Personalentwicklung in den Fokus. Es geht um die Entwicklung eines echten Human Ressource Management. Auch oder gerade für ein relativ kleines Krankenhaus ist die Qualifizierung von Mitarbeitern entscheidend für die Qualität der Leistung.

Ziel der Personalabteilung ist es, eine Service- und Beratungseinheit für Mitarbeiter, Führungskräfte und Geschäftsführung zu werden und zugleich die Mitarbeiterorientierung des Unternehmens auszubauen. Vor dem Hintergrund des bestehenden Fachkräftemangels ist dieses Verständnis entscheidend für den wirtschaftlichen Erfolg sowie für den Aufbau einer Arbeitgebermarke. Von Anfang an war es erklärtes Ziel, ein attraktives Profil als Arbeitgeber aufzubauen. Unternehmenskommunikation und Personalmanagement arbeiten hier Hand in Hand. Auch an dieser Stelle erwies es sich als Vorteil, beide Bereiche in einer Geschäftsführungsposition zusammenzuführen und den Markenbildungsprozess durch die Unternehmenskommunikation dauerhaft zu begleiten.

Sichtbarstes Zeichen dieser Arbeit ist das aufgebaute Angebot zur besseren Vereinbarkeit von Beruf & Familie. Zu diesem Zweck wurde ein Büro für Familienservice eingerichtet. Die Einführung eines betrieblichen Gesundheitsmanagements und der Aufbau eines Demografiemanagements ist außerdem in der Konzeptionsphase.

14.6 Arbeiten ist bunt: Mitarbeiter bestimmen Arbeitgebermarke und Kampagne

Beim Aufbau einer Arbeitgebermarke geht es immer auch darum, Mitarbeiter zu authentischen Botschaftern des Unternehmens zu machen. Voraussetzung hierfür ist die gemeinsame Entwicklung des Markenkerns und die Stärkung der Ergebnisse durch interne Kommunikation.

Die hohe Identifikation mit dem Unternehmen und der familiäre Umgang fanden ihren Höhepunkt im Claim »Teamgeist erleben«, der ebenso die selbstbewusste Haltung am Ende des Markenbildungsprozesses widerspiegelt wie er eine Einladung für Bewerber, Patienten und Beobachter ist.

Dies sollte in allen Kommunikationsinstrumenten mittels multimedialer Vielfalt, Persönlichkeit und Farbenfreude besonderen Ausdruck finden, um sich von anderen Häusern abzuheben. Dialog statt Steuerung heißt der neue Leitsatz der Kommunikation in den Frankfurter Rotkreuz-Kliniken. Social Media-Präsenzen bei Facebook, XING und YouTube sind Sinnbild für diese Neuerung, der sich bisher wenige Krankenhäuser stellen.

Eine Kampagne im On- und Offline-Bereich macht dieses veränderte Wesen der Kliniken sichtbar. Eine Kampagnen-Microsite mit freundlichen Farben und Infographics-Elementen wirkt auf der Desktop-Version genauso wie in der mobilen Responsive-Benutzung und erzielt Aufmerksamkeit gerade für ein jüngeres Publikum. Zudem wurde ein Image-Video gedreht, bei dem Mitarbeiter aller Berufsgruppen zeigen, dass sie im Zusammenspiel stark sind. Die kreativen Impulse gingen von den Mitarbeitern aus und knapp 25 % der Mitarbeiter waren an den Dreharbeiten beteiligt. Eine lokale Außenwerbungsoffensive mit Mitarbeitern als Testimonials wurde ebenfalls gestartet und in mehreren Phasen in der Stadt Frankfurt präsentiert.

14.7 Personalmarketing in der Kommunikationsabteilung

Bei den beschriebenen Maßnahmen geht es immer auch um Personalrekrutierung. In den Frankfurter Rotkreuz-Kliniken liegt das Rekrutierungsmarketing daher nicht länger im Bereich des Personalmanagements, sondern vollständig im Bereich Unternehmenskommunikation. Personalmarketing aus einem Guss aufzubauen ist hier das Ziel. Sowohl klassische Rekrutierungsinstrumente als auch die Ansprache über Social Media sowie die Arbeitgeberkampagne sind Ergebnisse dieser Arbeit.

Es folgt ein strukturiertes Bewerbermanagement, inklusive dem Aufbau eines Bewerberpools. Die Bewerbungsgespräche werden direkt von den Führungskräften geführt. Sie entscheiden darüber, ob Fachlichkeit und Persönlichkeit des Bewerbers in das Team passen. Die Personalabteilung steht beratend und juristisch zur Seite. Wie die Grenzen unterschiedlicher Abteilungen durchbrochen werden, wird hier besonders sichtbar.

Das Onboarding der ausgewählten Mitarbeiter obliegt der Personalabteilung. Dabei wird besonders Wert auf die Vermittlung der Corporate Identity gelegt. Die Etablierung einer strukturierten Willkommenskultur vermittelt zugleich die Unternehmenskultur selbst. Dies soll die Identifikation des Mitarbeiters erhöhen und die Mitarbeiterbindung vom ersten Tag an stärken.

14.8   Veränderung bleibt Herausforderung

Die Managementstruktur muss zum Unternehmen passen, was auch für Krankenhäuser gilt. In den Frankfurter Rotkreuz-Kliniken hat man mit dem skizzierten Managementmodell eine Struktur gefunden, die passend ist und es ermöglicht, abteilungsübergreifend zu arbeiten. Auf diese Weise kann auf externe Veränderungen schneller reagiert werden – ein großer Vorteil, gerade in einem politisch regulierten Marktumfeld.

Verantwortung an Führungskräfte und Teams zu übergeben und Vertrauen in die Mitarbeiter zu setzen, ist ein wesentliches Element dieser Managementstruktur. Damit verbunden ist ein beachtlicher struktureller wie idealer Veränderungsprozess, der für alle Führungskräfte und Mitarbeiter eine große Herausforderung war und ist. Die Leidenschaft, tradierte Strukturen zu pflegen, ist gerade in Krankenhäusern besonders ausgeprägt. Daher war es an vielen Stellen hilfreich, Führungskräfte aus anderen Branchen zu gewinnen. Für die Unternehmensführung bleibt es Aufgabe, die Veränderung strukturiert zu begleiten und transparent zu machen.

Als Ergebnis des Prozesses kann festgehalten werden: Wandel erfordert Investition und bedeutet Risiko. Gemeint ist hier vor allem die Investition in Mitarbeiter und Führungskräfte. Wesentlich ist aber auch eine intensive Kommunikationskultur sowie das Verständnis, nur als Team den Unternehmenserfolg herbeiführen zu können. Gerade nach der Etablierung des Leitungskreis-Managementmodells war dies eine der zentralen Aufgaben – und ist es mit ganz unterschiedlichen Perspektiven bis heute.

Der Weg war nicht einfach, aber ihn zu beschreiten hat sich gelohnt. Die Stärke der Frankfurter Rotkreuz-Kliniken liegt im Engagement der Mitarbeiter. Die Zufriedenheit der Beschäftigten steigert deren Bindung, Produktivität und Flexibilität. Die Stellenbesetzungen sind erfolgreich; in den Funktionsbereichen der Pflege gibt es keine Vakanzen. Deutlichstes Zeichen ist jedoch der wirtschaftliche Erfolg, der ganz ohne Personalkostenreduzierung auskommt. Der einfachste Weg der Sanierung ist eben nicht immer der nachhaltigste. Die Identifikation der Effizienzressourcen in den Prozessen und die permanente Optimierung der Strukturen bleibt ebenso Aufgabe wie der Aufbau einer Vertrauenskultur. Oder anders gesagt: Veränderung bleibt Herausforderung.

15 Schwarze Zahlen sind möglich – aber die Strategie muss stimmen

Richard Kreutzer

Das deutsche Gesundheitssystem zählt zu den besten und auch modernsten im internationalen Vergleich. Doch die Entwicklungen der jüngsten Vergangenheit haben gezeigt, dass sich alle Beteiligten des Gesundheitssektors weiterentwickeln müssen, damit dies in Zukunft so bleibt. Die deutschen Kliniken stehen vor zahlreichen Herausforderungen: Gesundheitsreformen, Belange der Krankenkassen, Anforderungen an Technik und Infrastruktur und die Notwendigkeit, gutes Fachpersonal zu gewinnen. Dabei darf man unser wichtigstes Ziel, die Patienten qualitativ hochwertig zu behandeln und zu pflegen, nicht aus den Augen verlieren. Doch wie können Kliniken diesen verschiedenen Interessen gerecht werden? Wie können sie die unterschiedlichen Ansprüche erfüllen und positiv in die Zukunft blicken – und dabei auch noch schwarze Zahlen schreiben?

Eine Patentlösung gibt es leider nicht, denn jede Klinik ist individuell, und ebenso spezifisch sollte eine langfristige Strategie ausgearbeitet werden. Die Lahn-Dill-Kliniken erarbeiten im 5-Jahres-Rhythmus gemeinsam mit allen relevanten Führungskräften eine strategische Zielplanung. Diese wird regelmäßig evaluiert. Um eine größtmögliche Akzeptanz der Zielplanung zu erreichen, ist es entscheidend, dass die Entwicklung gemeinsam erfolgt und nicht top-down angeordnet wird.

15.1 Hochwertige Medizin in vertrauter Umgebung

Die Lahn-Dill-Kliniken sind ein Klinikverbund in Mittelhessen. Zu ihm zählen die Standorte Wetzlar, Braunfels und Dillenburg. Das Klinikum Wetzlar-Braunfels ist Akademisches Lehrkrankenhaus der Justus-Liebig-Universität Gießen und Haus der Schwerpunktversorgung mit über 650 Betten. Das Krankenhaus Dillenburg ist Haus der Regelversorgung mit rund 260 Betten. In Summe werden im Verbund jährlich über 40.000 Patienten von rund 2.000 Voll- und Teilzeitkräften stationär behandelt. Der Zusammenschluss der drei Einrichtungen hat es ermöglicht, Synergien zu nutzen und in Mittelhessen eine wohnortnahe medizinische Versorgung auf höchstem Niveau zu etablieren. Fallzahlen, Casemix und Mitarbeiterzahlen sind seither stetig gestiegen. Die Lahn-Dill-Kliniken schreiben seit 2003 kontinuierlich schwarze Zahlen.

Im Mittelpunkt des Handelns der Lahn-Dill-Kliniken steht das Verständnis $P+M+I=W$. Dieses sagt aus, dass die Wirtschaftlichkeit (W) des Klinikverbunds abhängig davon ist, wie zufrieden die Patienten (P) und die Mitarbeiter (M)

Schweregradentwicklung (Casemix) seit 2008

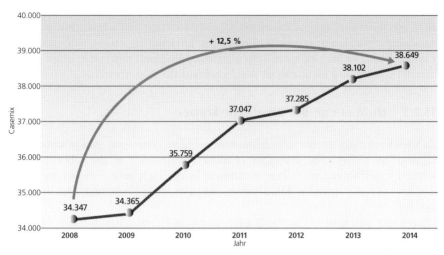

Abb. 15.1: Entwicklung des Casemixes an den Lahn-Dill-Kliniken

sind, sowie welche innovativen Projekte umgesetzt bzw. in welche Projekte investiert (I) werden.

Als moderner Gesundheitsversorger halten die Lahn-Dill-Kliniken GmbH Anteile an unterschiedlichen Gesellschaften, die unter anderem Leistungen für das Mutterunternehmen erbringen. Insgesamt hat die Lahn-Dill-Kliniken GmbH fünf Tochtergesellschaften mit unterschiedlichen Schwerpunkten.

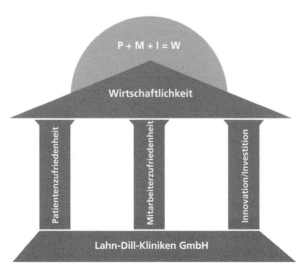

Abb. 15.2: P+M+I=W ist die Formel, die das Handeln der Lahn-Dill-Kliniken bestimmt

197

15.2   Auf die Plätze – fertig – los?

Parole: schwarze Zahlen. Auf die Plätze – fertig – los? Es braucht sicher nicht allzu viel Fantasie, um zu erkennen, dass es nicht so einfach ist. Für die Entwicklung einer langfristigen Strategie, die letztendlich erfolgreich umgesetzt werden kann, bedarf es einer systematischen Bestandsaufnahme, einer detaillierten Planung und nicht zuletzt der Akzeptanz der Mitarbeiter.

15.2.1   Nicht nur an der Oberfläche kratzen

Zahlreiche Faktoren müssen betrachtet werden, um eine maßgeschneiderte Strategie zu entwickeln. Dabei ist es nicht ausreichend, an der Oberfläche zu kratzen – zielführend ist es nur, wenn man in die Tiefe geht. Sowohl die externen als auch die internen Einflüsse müssen sorgfältig betrachtet und bewertet werden.

So muss unter anderem das hochdynamische Wirtschaftsumfeld in die Betrachtung mit einbezogen werden. Hierunter fällt unter anderem die Frage nach der Entwicklung des Vergütungssystems. Betrachtet werden müssen außerdem die Konsolidierung und Konzentration von Trägern, die zu Marktmacht und Kostensenkungspotenzialen führen und insbesondere kleineren und mittleren Organisationen ein sehr differenziertes Zukunftsszenario abverlangen. Kostensteigerungen in unbekannter Höhe für Personal, Energie und Gebäude, aber auch für Innovationen in Medizin und Pflege müssen berücksichtigt werden.

Ebenso ist bei der strategische Planung zu berücksichtigen, wie sich die Bevölkerungsstruktur und die ärztliche Abdeckung im niedergelassenen Bereich im Einzugsgebiet verändern werden und welche Schlüsse daraus zu ziehen sind.

Elementar ist es natürlich, auch eine interne Bestandsaufnahme zu machen: Welche Leistungsangebote werden vorgehalten? Wie sieht der Deckungsbeitrag aus? Wie sind die Mitbewerber aufgestellt? In welchen Bereichen kann man sich von den Mitbewerbern abgrenzen?

Ein weiterer äußerst relevanter Punkt ist die Zufriedenheit von Mitarbeitern, Patienten und Einweisern. Was läuft gut? Wo gibt es Verbesserungspotenzial?

Die Bestandsaufnahme wurde bei den Lahn-Dill-Kliniken zusammen mit den Führungskräften aus den medizinischen, pflegerischen und administrativen Bereichen mit externer Unterstützung im Jahr 2012 für die Jahre 2013 bis 2017 erstellt und diskutiert. Gemeinsam wurden eine Strategie, Meilensteine und ein konkreter Maßnahmenplan entwickelt. Teamwork ist an dieser Stelle von besonderer Bedeutung, da dadurch die Akzeptanz der Maßnahmen innerhalb der Abteilungen deutlich gesteigert wird. Dieser Prozess dauerte mehrere Monate an und endete in einem umfangreichen Konzept für die strategische Weiterentwicklung der Lahn-Dill-Kliniken.

15.2.2 Die Strategie

P + M + I = W: Dies sollte weiter die Basis für eine erfolgreiche Zukunft der Lahn-Dill-Kliniken sein und entsprechend weiter entwickelt werden.

Aufbauend darauf wurde eine Strategie entwickelt, die bis 2017 stringent verfolgt und weiterentwickelt werden soll. Diese beinhaltet unter anderem folgende Meilensteine:

Um das Ziel zu erreichen, die Lahn-Dill-Kliniken als *medizinischen Gesamtversorger* der Region Lahn-Dill weiter zu etablieren, ist es geplant, sich zunehmend mit den *niedergelassenen Ärzten* in der Region zu vernetzen und ein belastbares Vertrauensverhältnis aufzubauen. Um dies zu erreichen sollen relevante Projekte mit niedergelassenen Ärzten initiiert werden.

Zudem soll das vorhandene *Leistungsangebot der Lahn-Dill-Kliniken ausgebaut* und das Potenzial einzelner Fachabteilungen weiter ausgeschöpft werden.

Neue Leistungsbereiche sollen außerdem mit Hilfe vorhandener Strukturen und entsprechend dem Marktangebot der Region aufgebaut werden.

Ein essenzieller Bestandteil der künftigen Aktivitäten wird der externe wie auch interne *Ausbau der Arbeitgeberattraktivität* sein. So sollen strategische Maßnahmen umgesetzt werden, um die Mitarbeiter als Markenbotschafter der Lahn-Dill-Kliniken zu gewinnen. Dies beinhaltet auch den Ausbau der Führungs- und Unternehmenskultur.

Ein zusätzlicher wichtiger strategischer Baustein wird es sein, das Unternehmen weiter zu *expandieren* und sinnvolle Möglichkeiten für ein externes Wachstum zu ermitteln.

Die strategische Weiterentwicklung soll dabei verstärkt innerhalb der *Kommunikation* flankiert begleitet werden.

15.2.3 Die Maßnahmen

Aus der Strategie heraus wurden über 60 Einzelmaßnahmen entwickelt. Die wichtigsten Maßnahmen beziehen sich für die Lahn-Dill-Kliniken auf das Verhältnis zu einweisenden Ärzten, den Ausbau des Leistungsspektrums und der Arbeitgeberattraktivität sowie die Expansion des Unternehmens.

Einweiserverhältnis verbessern

Um das Vertrauensverhältnis zu niedergelassenen Ärzten weiter auszubauen, wurden z. B. folgende konkrete Maßnahmen beschlossen:

- Etablierung eines gemeinsamen Fort- und Weiterbildungsangebots der Ärzte der Lahn-Dill-Kliniken und der niedergelassenen Ärzte in der Region.
- Verbesserung der telefonischen Erreichbarkeit der Klinik-Ärzte durch Einführung zentraler Rufnummern, unter denen ein Facharzt erreichbar ist.
- Umstellung der Datenübermittlung von Arztbriefen an niedergelassene Ärzte von der manuellen Methode, z. B. Brief oder Fax, auf den elektronischen

Weg via IT. Ziel ist es nicht nur, die Datenübermittlung deutlich zu beschleunigen und Kosten zu sparen, sondern auch Fehler in der Datenübermittlung und -zuordnung zu vermeiden.

- Sicherstellung der ambulanten Versorgung in ländlichen Regionen durch Übernahmen von Arztpraxen, die trotz längerer Suche keinen Nachfolger finden. Voraussetzung dafür ist, dass die niedergelassenen Ärzte im Einzugsgebiet der Praxis die Aufrechterhaltung des Praxisstandorts wünschen.

Leistungsangebot ausbauen und ergänzen

Die Analyse der internen Strukturen wie auch die Marktanalyse haben ergeben, dass es sinnvoll ist, das vorhandene Leistungsangebot der Lahn-Dill-Kliniken auszubauen und um neue Bereiche zu ergänzen.

Folgende bereits bestehende Bereiche sollten ausgebaut und die Expertise der Mitarbeiter weiter genutzt werden:

- Endoprothetik
- Gastroenterologie
- Geriatrie
- Gefäßmedizin
- Gynäkologie und Geburtshilfe
- Handchirurgie
- Herzmedizin
- Neurologie (Stroke Unit)

Zudem sollen neue Angebote das Leistungsspektrum der Lahn-Dill-Kliniken ergänzen:

- Zentrum für Atmungsstörungen (Schlaflabor und Weaning-Station) am Standort Dillenburg
- Adipositas-Zentrum am Klinikum Wetzlar

Ausbau Arbeitgeberattraktivität

In den vergangenen Jahren wurden zahlreiche Maßnahmen an den Lahn-Dill-Kliniken umgesetzt, um die Attraktivität als Arbeitgeber zu verbessern. So werden unter anderem einmal jährlich Mitarbeitergespräche durchgeführt. Diese verfolgen die Ziele, die Zusammenarbeit und Kommunikation zu verbessern, Leistung und Motivation zu fördern, die Arbeitszufriedenheit zu erhöhen und individuelle Entwicklungsmöglichkeiten aufzudecken. Neue Mitarbeiter lernen bei einem Einführungstag die Strukturen und die Leitungskräfte des Unternehmens kennen. Weiterhin haben die Lahn-Dill-Kliniken ein umfangsreiches Angebot im Bereich des Betrieblichen Gesundheitsmanagements. Für Eltern gibt es die Möglichkeit, ihre Kinder im betriebseigenen Kindergarten betreuen zu lassen. Geöffnet ist diese montags bis freitags von 6–20 Uhr sowie bei Bedarf an den Wochenenden.

Doch in Zeiten des Fachkräftemangels müssen Kliniken im Bereich der Mitarbeiterbindung und -gewinnung noch innovativere Wege beschreiten, um attraktiv für die Mitarbeiter zu bleiben oder zu werden. Einen wichtigen Beitrag hierzu leisten zielgerichtete Personalentwicklungsmaßnahmen.

Darum sollte ein – auf die Lahn-Dill-Kliniken zugeschnittenes – berufsgruppen-, standort- und hierarchieübergreifendes Weiterbildungsprogramm entwickelt werden. Insbesondere folgende Ziele sollen durch das Weiterbildungsprogramm erreicht werden:

• Weiterbildung der Mitarbeiter im netzwerkorientierten Prozessmanagement.
• Verbesserung der internen Kommunikation (Geschäftsführung ↔ Mitarbeiter, Mitarbeiter ↔ Mitarbeiter).
• Verbesserungspotenziale innerhalb des Unternehmens erkennen.
• Entwicklung von Projektideen zur Weiterentwicklung des Unternehmens.

Expansion

Wichtige wirtschaftliche Verflechtungen und Kooperationen z. B. mit anderen Krankenhäusern oder relevanten Spezialisten werden zunehmend an Bedeutung gewinnen und es soll geprüft werden, welche Möglichkeiten es im näheren Umfeld der Lahn-Dill-Kliniken gibt. Dies ist insbesondere dann von Bedeutung, wenn die Maßnahmen zum Ausbau und zur Ergänzung des Leistungsangebots umgesetzt sind, da eine weitere Steigerung der Leistungsmengen dann nicht mehr in dem Maße erreicht werden kann, wie es notwendig wäre.

15.2.4   Die Umsetzung

Von den erarbeiteten Einzelmaßnahmen war nach knapp drei Jahren die Hälfte umgesetzt. Weitere 35 Prozent der Maßnahmen befinden sich derzeit in der Umsetzungsphase.

Unter anderem wurden die geriatrische Abteilung und die Stroke-Unit erweitert und es wurde ein Zentrum für Atmungsstörungen eröffnet. Im Aufbau befinden sich das Endoprothetik- und das Adipositaszentrum. Alle Maßnahmen zur Verbesserung des Vertrauensverhältnisses zu den niedergelassenen Ärzten wurden entweder umgesetzt oder befinden sich momentan in der Umsetzung.

Gemeinsam mit der Akademie der Steinbeis-Hochschule Berlin, Studienzentrum Marburg, wurde die Weiterbildung für Mitarbeiter der Lahn-Dill-Kliniken »Netzwerkorientiertes Prozessmanagement im Gesundheitswesen« umgesetzt. Insgesamt 184 Mitarbeiter über alle Hierarchien, Berufsgruppen und Standorte hinweg haben sich über 20 Tage weitergebildet. Alle in der strategischen Zielplanung erarbeiteten Maßnahmen wurden kontinuierlich durch gezielte interne und externe Kommunikationsmaßnahmen begleitet.

15.3 Fazit

Die Krankenhauslandschaft wird sich weiter verändern. Wer stillsteht und nicht für Veränderungen offen ist, wird das Nachsehen haben. Ein wichtiger Faktor, um erfolgreich zu sein, ist die richtige Strategie. Diese zu entwickeln wird zukünftig vor dem Hintergrund der unzureichenden Krankenhausfinanzierung immer schwieriger werden. Was aber sicher ist: Unser wichtigstes Kapital sind und bleiben unsere Mitarbeiter – diese müssen wir auch in Zukunft fördern und fordern.

16 Ökonomie und Patientenorientierung bei knappen finanziellen Ressourcen und Fachkräftemangel

Susanne Martini

16.1 Einleitung

In den zurückliegenden Jahren hat sich der Krankenhaussektor von einem wettbewerbsfreien Segment der Non-Profit-Organisationen zu einem ökonomisch geprägten Krankenhausmarkt entwickelt. Insbesondere die Gesundheitsreform 2000 und die damit verbundene Einführung der DRG-basierten Vergütung haben zu dieser Marktentstehung geführt. Erstmalig wurde ein Wettbewerb um die knappen finanziellen Ressourcen des Gesundheitswesens ausgelöst und eine ökonomische Betriebsführung der Krankenhäuser notwendig. Wirtschaftlich erfolgreiche Krankenhäuser können seitdem Gewinne erwirtschaften, gleichermaßen müssen Verluste aus einer defizitären Betriebsführung selbst getragen werden und können zur Insolvenz führen. Verstärkt wird dieser Druck durch die extern administrierte Preisbildung über die zwischen den Bundesländern differierenden Landesbasisfallwerte, die zugleich die Marktbeziehungen einschränken.

In der Folge liegt die übergeordnete Herausforderung der Krankenhäuser darin, in dem neuen Markt *wettbewerbsfähig* zu werden und zu bleiben. Ein umfassender Wandelprozess ist notwendig, in dem sowohl Strukturen als auch Prozesse der Krankenhausorganisation grundlegend reorganisiert werden und Ökonomie sowie Patientenorientierung, das heißt die medizinische Versorgungsqualität, im Gleichgewicht bleiben. Sowohl die Forschungsliteratur als auch Berichte aus der Praxis belegen zwei Kernthemen, auf die sich die Krankenhäuser zur Entwicklung und Sicherung ihrer Wettbewerbsfähigkeit primär konzentrieren: Die *Senkung der Kosten* und die *Steigerung der Leistungen*.

Neben dem finanziellen Druck werden die Krankenhäuser mit einer weiteren Herausforderung konfrontiert: Eine Untersuchung des Deutschen Krankenhausinstituts im Jahr 2013 belegt, dass 58 % der Krankenhäuser Probleme hatten, offene Arztstellen zu besetzen. Bei den Pflegekräften auf den Normalstationen waren es 33 %. Vor allem für die OP- und Intensivbereiche ist es schwierig, neues Personal zu rekrutieren. 40 % der Kliniken haben Probleme, offene Stellen mit Intensivpflegekräften zu besetzen. Dieser Fachkräftemangel setzt die Krankenhausbranche ebenfalls unter Druck und zwingt sie, Strategien zur Lösung zu erarbeiten.

Neben der Kosten- und Leistungssteuerung treten damit Fragen der Unternehmensführung, Kommunikation und Partizipation in den Vordergrund, auch Möglichkeiten der persönlichen Weiterentwicklung erhalten eine neue Bedeutung für den Erfolg eines Unternehmens.

In dem vorliegenden Beitrag soll anhand eines Fallbeispiels beleuchtet werden, welche Strategie ein niedersächsischer Krankenhausverbund zwischen 2006 und 2014 implementiert hat, um den genannten Entwicklungen entgegenzusteuern. Der Fokus liegt hierbei nicht auf der Darstellung der Maßnahmen der Kosten- und Leistungssteuerung. Vielmehr steht die Gestaltung des Wandels durch Partizipation, Kommunikation und Führung im Zentrum der Betrachtung.

Zunächst werden Grundlagen mit Blick auf Wandelprozesse in Krankenhäusern skizziert (Abschnitt 16.2). Daran schließt sich die Darstellung des Fallbeispiels an (Abschnitt 16.3). Im Abschnitt 16.4 wird schließlich ein kurzes Fazit gezogen.

16.2 Wandelprozesse in Krankenhäusern als Expertenorganisationen

Um sich der Frage zu nähern, wie Krankenhäuser auf die neuen Herausforderungen reagieren können und wie es ihnen gelingt, Prozesse und Strukturen zu reorganisieren, werden im Folgenden die Besonderheiten von Wandelprozessen in Krankenhäusern betrachtet.

Bei Krankenhäusern handelt es sich um *Expertenorganisationen* (Mintzberg 1979), die insbesondere durch hochqualifizierte Mitarbeiter charakterisiert sind. Diese arbeiten autonom und vertreten ihre Interessen mit starker Autorität gegenüber anderen organisatorischen Gruppen, auch gegenüber dem Management.

Der ärztliche Dienst ist die einflussreichste Berufsgruppe des Krankenhauses, da das medizinische Fachwissen der Ärzte als zentrale Ressource die Funktionsfähigkeit eines Krankenhauses sicherstellt. Durch ihre medizinische Monopolstellung sind ihnen die anderen Berufsgruppen im Krankenhaus in fachlicher Hinsicht nachgeordnet, was als Expertenstatus der Ärzte bezeichnet wird. Dieser Expertenstatus bedingt die klinische Autonomie der Ärzte und damit ihr Privileg, in medizinischer Hinsicht frei von Kontrolle zu sein. Die Autonomie lässt sich damit rechtfertigen, dass Ärzte regelmäßig komplexe und unsichere Aufgaben kompetent zu bewältigen haben und demgemäß Freiraum benötigen, ihre Fähigkeiten an die jeweilige Situation anpassen zu können. Durch die Tatsache, dass keine andere Berufsgruppe des Krankenhauses befugt ist, Entscheidungen und Maßnahmen der Ärzte zu regulieren, nehmen sie implizit auch maßgeblichen Einfluss auf Entscheidungen, welche die Organisation des gesamten Krankenhauses betreffen (Arndt, Bigelow 1998).

Reorganisationsprozesse in Expertenorganisationen und damit auch in Krankenhäusern sind häufig durch die *Widerstände* der jeweiligen Expertengruppen, hier der Ärzte, gekennzeichnet und scheitern (Doege, Martini 2008). Zahlreiche Studien belegen dies und konstatieren, dass insbesondere administrative, ökonomisch geprägte Wandelprozesse von Ärzten konterkariert werden – im Gegensatz zu der Implementierung medizinischer Innovationen. Hintergrund ist, dass die Autonomie der Ärzte ihre Ablehnung der Kontrolle durch die Krankenhausführung bedingt. Auch wenn der Pflegerische Dienst eine zentrale Rolle im Krankenhaus einnimmt, wird nur den Ärzten die Macht zugeschrieben, unternehmensweiten Wandel zu verhindern. Sie nehmen wesentlichen Einfluss auf Entscheidungen, weswegen es ihrer frühzeitigen und verantwortungsvollen Einbindung in Veränderungsprozesse bedarf (Provan 1987). Bedeutend für den Erfolg eines Wandelprozesses im Krankenhaus sind daher die Partizipation *und die Wandlungsbereitschaft der Ärzte.*

16.3 Fallbeispiel: Interne Ressourcen als Quelle von Wettbewerbsvorteilen

Das vorliegende Fallbeispiel bezieht sich auf einen der größten kommunalen Krankenhausverbünde Deutschlands. Zu dem Unternehmen zählen neben zwei Psychiatrien und einer Geriatrie neun somatische Krankenhäuser, die bis zur Zusammenführung in einer GmbH im Jahr 2005 allesamt eigenständig agierten. Die Führungsstrukturen bestehen zum einen aus einer übergeordneten GmbH-Geschäftsführung und zum anderen aus den Krankenhausdirektorien (Ärztlicher, Pflegerischer und Kaufmännischer Direktor), die zum Zeitpunkt der Gründung in jedem Krankenhaus vertreten waren. Innerhalb der Krankenhäuser werden die medizinischen Fachabteilungen von ca. 80 Chefärzten geführt.

In dem Klinikverbund wurden nach der Gründung zahlreiche Maßnahmen zur Kostensenkung und Leistungssicherung bzw. -steigerung durchgeführt, beispielsweise wurden Doppelstrukturen abgebaut und Prozesse optimiert, so dass sich Wettbewerbsfähigkeit und Marktposition des Unternehmens stetig verbesserten.

Die Geschäftsführung konzentrierte sich jedoch nicht ausschließlich auf die Steuerung der Kosten und Leistungen, welches in der Regel nur zu kurz- und mittelfristigen Vorteilen führt. Aus dem Human Resource Management ist bekannt, dass in dynamischen Märkten klassische Wettbewerbsvorteile an Bedeutung verlieren (Ridder 2007, S. 83 ff.): Einmal erreichte Wettbewerbspositionen sind nicht nachhaltig, da sich die Krankenhausumwelt sprunghaft und in kurzer Zeit weiterentwickelt. Damit ändern sich die Rahmenbedingungen, und die Krankenhäuser müssen sich ihre Wettbewerbsvorteile erneut erarbeiten. Unter solchen Bedingungen stellen interne Ressourcen und Fähigkeiten eines Unternehmens eine stabilere Basis dar, um nachhaltige Wettbewerbsvorteile zu erzielen (Barney 1991). Mitarbeiter werden diesem Gedanken folgend nicht als Kostenfaktor, sondern als langfristige Investition betrachtet, die zu individuellen und nachhaltigen Wettbewerbsvorteilen führen kann.

Vor diesen Hintergrund legte die Geschäftsführung ihren Fokus auch auf die Weiterentwicklung ihrer internen Humanressourcen. Die Themen Partizipation, Kommunikation und Führung wurden strategisch bearbeitet, um einen langfristig erfolgreichen Wandelprozess zu realisieren. Der Klinikverbund strebte an, sich nicht nur durch ein einzigartiges Portfolio medizinischer Leistungen auf dem Markt durchzusetzen, sondern sich auch nachhaltig durch eine hohe

Wandlungsbereitschaft der Akteure von Wettbewerbern abzugrenzen. Im folgenden Abschnitt soll gezeigt werden, mit welchen Maßnahmen der Klinikverbund dieses umgesetzt hat.

16.3.1 Medizinische Zentren als »knowledge groups«

Beginnend im Jahr 2010, wurde in dem betrachteten Klinikverbund eine neue Organisationsstruktur geschaffen. Aufgrund der separaten historischen Entwicklung der einzelnen Krankenhäuser vor der Unternehmensgründung waren viele medizinische Fachrichtungen mehrfach vertreten. Die Existenz bzw. Absenz medizinischer Abteilungen folgte keiner Strategie aus Sicht des Gesamtunternehmens, sondern war der Vergangenheit geschuldet.

Vor diesem Hintergrund wurden acht *Medizinische Zentren* gegründet. In einem Medizinischen Zentrum waren aus allen Krankenhäusern die Chefärzte einer medizinischen Fachrichtung, z. B. der Chirurgie, zusammengefasst. In jedem Zentrum übernahm einer der Chefärzte die Funktion des Sprechers. Schwerpunkt der Medizinischen Zentren war der fachliche Austausch zwischen den Chefärzten, den es vorher gar nicht und wenn nur unstrukturiert gab. Vielmehr war das Verhältnis zwischen den Chefärzten durch Konkurrenz und Abgrenzung gekennzeichnet.

In einem ersten Schritt wurde innerhalb der Zentren Transparenz geschaffen. Alle Kosten- und Leistungsdaten, Behandlungsmethoden, Patientenzahlen etc. wurden offen gelegt. Es wurden Gemeinsamkeiten und Unterschiede sichtbar, ein Dialog entwickelte sich. In regelmäßigen Sitzungen wurden in jedem Zentrum fachbezogene Themen diskutiert, die sich neben der grundsätzlichen Strategie des Fachs mit vielschichtigen Fragestellungen zu Kosten und Leistungen befassten. Aufgabe der Zentren war es, die Geschäftsführung aus Sicht eines Expertengremiums zu beraten und Entscheidungsvorschläge zu formulieren; über eine Weisungs- und Entscheidungsbefugnis verfügten sie nicht.

Aus organisatorischer Sicht stellten die Medizinischen Zentren *»knowledge groups«* dar, in denen die medizinische Expertise der Chefärzte gebündelt und für das Unternehmen strategisch verwertbar wurde. Hier wurde Wissen generiert, ausgetauscht und durch die Beratungsfunktion für die Geschäftsführung zu konkreten Arbeitsschritten verarbeitet. Entscheidungen zu medizinischen Fachthemen, zur Strategieentwicklung oder zu Personalentscheidungen etc. wurden hier vorbereitet und als Empfehlung formuliert. Das exzellente medizinische Know-how der einzelnen Chefärzte wirkte somit nicht nur individuell in den Fachabteilungen oder Häusern, sondern wurde durch die Struktur der Medizinischen Zentren für das gesamte Unternehmen gebündelt und handhabbar.

Durch die gemeinsame verantwortungsvolle Aufgabe sowie den direkten Meinungsaustausch hatten sich innerhalb der Zentren schnell eine hohe gegenseitigen Akzeptanz und Wertschätzung entwickelt. Es fand ein Diskurs auf Augenhöhe statt, der durch Offenheit und Vertrauen geprägt war. Dieses legte das Fundament für die Entwicklung von *best practices*, ein anerkanntermaßen wesentliches Instrument, um überlegene Strategien identifizieren und entwickeln zu können. In »knowledge groups« ist die Identifikation von best practices durch eine integrative Orientierung möglich, hier wird Wissen operationalisiert, hier können defensive Routinen aufgebrochen werden. Somit konnten alle Häuser des Unternehmens von erfolgreichen Kliniken profitieren und aus den Schwächen weniger erfolgreicher Kliniken lernen.

Darüber hinaus wirkten sich die Medizinischen Zentren positiv auf das Problem des Fachkräftemangels aus. Beispielsweise ermöglichte die enge Kooperation der Fachabteilungen der Allgemein-, Visceral- und Gefäßchirurgie die vollständige Weiterbildung der Allgemeinchirurgie und ihrer Teilgebiete. Dies war gerade im Hinblick auf den steigenden Fachkräftemangel, von dem die chirurgischen Fächer besonders betroffen sind, eine wichtige Grundlage für das Halten von Mitarbeitern sowie die Rekrutierung neuer qualifizierter Fachkräfte. Zudem wurde in den Zentren die Voraussetzung für den hausübergreifenden Personaleinsatz geschaffen, womit eventuellen Personalengpässen gezielt entgegengewirkt werden konnte.

Neben der neuen Möglichkeit, das Expertenwissen des Klinikverbundes zu strukturieren und in die Entscheidungen der Geschäftsführung einfließen lassen zu können, führte die neue Organisationsstruktur der Medizinischen Zentren zu neuen *Rollen der Chefärzte* im Unternehmen. Vor der Gründung der Zentren hatten Chefärzte die Linienverantwortung in ihren Kliniken. Der Schwerpunkt lag auf der operativen Steuerung der Klinik, lokale Aspekte (Ziele, Budgets, Personal etc.) standen im Vordergrund. Die Entwicklung der langfristigen Strategie des Klinikverbundes und die damit verbundenen Reorganisationsschritte lagen weit entfernt bei der Geschäftsführung. Diese für Krankenhäuser typische Organisationsstruktur führt zu einem geringen commitment, stark ausgeprägter Bürokratie sowie einer trägen Entwicklungsgeschwindigkeit (Peirce 2000). Schließlich kann es, wie bereits dargestellt, zur vollständigen Blockade von Wandelprozessen durch die Chefärzte führen. In dem Klinikverbund wurde durch die Medizinischen Zentren die Rolle der Chefärzte ergänzt. Neben ihrer operativen Linienverantwortung nahmen sie im Medizinischen Zentrum eine strategische Rolle auf Gesamtunternehmensebene ein. Sie entwickelten aus der Perspektive des Gesamtunternehmens hausübergreifend Strategien für ihr medizinisches Fach. Damit stiegen einerseits die Qualität der strategischen Entscheidungen und ihre Akzeptanz (alle Experten des Unternehmens brachten zu einer Fragestellung ihr Wissen ein und wirkten an dem Lösungsvorschlag mit). Andererseits war die Umsetzung in den Kliniken schneller und unmittelbarer, da der Chefarzt in seiner Linienverantwortung umfassend informiert war und direkt handeln konnte.

An der Literatur gespiegelt, kann man dieses Konzept als »Split Egg« bezeichnen, ein Konstrukt aus der Forschung über Manager in multinationalen Konzernen. Die Besonderheit liegt darin, dass die Rollen der Chefärzte erweitert werden und nicht durch neue Personen neue Strukturen geschaffen werden. Die bestehende Matrix-Organisation wird also in die Chefarzt-Rolle integriert, was die genannten Vorteile wie Geschwindigkeit, Akzeptanz, Validität von Entscheidungen etc. induziert (▶ **Abb. 16.1**).

How to Work in „Split Egg" Ways

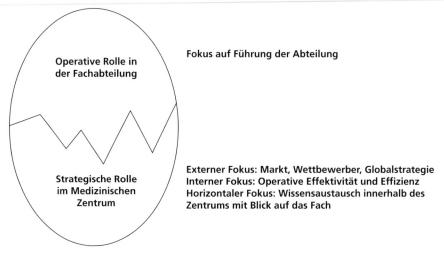

Abb. 16.1: How to work in Split Egg Ways
Quelle: Eigene Darstellung in Anlehnung an Evans et al. (2011)

In der Folge haben sich die Medizinischen Zentren positiv auf den Wandelprozess des Klinikverbundes ausgewirkt:

- Die Bereitschaft der Chefärzte, den Wandel aktiv mitzugestalten und mitzutragen, wurde erheblich gesteigert. Als Mitverantwortliche für die wesentlichen medizinischen Reorganisationsschritte wurden die Chefärzte zu *Protagonisten des Wandels* und blockierten ihn nicht.
- Das *medizinische Leistungsgeschehen* wurde unternehmensweit systematisch weiterentwickelt. Die Tatsache, dass diese Strategie von den Medizinischen Zentren erarbeitet wurde und nicht »top-down« von der Geschäftsführung vorgegeben war, führte zu einer hohen Akzeptanz, Qualität und Umsetzungsbereitschaft.
- Im gesamten Unternehmen hat sich durch die Medizinischen Zentren eine »Kultur des Wandels« ausgebildet. Durch die Transparenz und enge Kommunikation zwischen Chefärzten und Geschäftsführung stiegen das gegenseitige Verständnis sowie die Bereitschaft, gemeinsam an Lösungen zu arbeiten und diese umzusetzen.

16.3.2 Führung: Von der Verwaltung zum Leadership

Nicht nur die neue Organisationsstruktur der Medizinischen Zentren führte zu einer Rollenveränderung der Führungspersonen des Klinikverbundes. Auch auf der Ebene der Krankenhausdirektorien fand eine Reorganisation bestehender Strukturen statt. Die ursprünglich zwölf Direktorien der zwölf Krankenhäuser wurden auf vier Direktorien verdichtet, die jeweils für drei Häuser verantwortlich waren.

Die Berufung der neuen Krankenhausdirektoriumsmitglieder erfolgte auf der Basis einer Management-Potenzial-Analyse, die von einer externen Beratungsfirma durchgeführt wurde. Zugrunde lag das Verfahren des »360°-Feedbacks«, ein klassisches Analyseinstrument des Personalmanagements. Es wurde bereits im Jahr 1973 entwickelt und findet seitdem in US-amerikanischen und seit den 1990er-Jahren auch in deutschen Unternehmen sehr verbreitet Anwendung. Es gilt als Standard-Instrument zur Einschätzung von Führungspotenzial und -verhalten von Managern. Kern der Analyse ist neben einem persönlichen, strukturierten Gespräch die Einschätzung von Mitarbeitern auf untergeordneter, gleicher sowie übergeordneter Hierarchieebene – daher der Terminus 360°.

Hintergrund für die Durchführung solch einer Management-Potenzial-Analyse im vorliegenden Fallbeispiel waren die veränderten Herausforderungen, mit denen sich die Führungskräfte des Unternehmens auseinandersetzen mussten. Die hohe Dynamik der Umwelt- und Marktveränderungen, mit denen Krankenhäuser konfrontiert sind, erforderte eine grundlegende Weiterentwicklung des Führungsverständnisses. Während die Führungsstrukturen im Krankenhaus traditionell von einer starken und starren Hierarchie gekennzeichnet waren, sind unter den heutigen Bedingungen flexible und kreative Strukturen notwendig, um unter den Marktbedingungen steuern zu können. Die Entwicklung des Führungsverständnisses in dem betrachteten Klinikverbundes lässt sich zusammenfassend in drei Stufen gliedern:

1. In den alten Strukturen des öffentlichen Dienstes vor der Unternehmensgründung entsprach das Führungsverständnis einer *Verwaltung* entsprechend der zielorientierten Einflussnahme auf das Verhalten der Mitarbeiter, um ein Ziel zu erreichen. Top-down-Anweisungen sowie das Einhalten von Vorschriften standen im Vordergrund. Die medizinische Verantwortung war von der ökonomischen separiert, und es herrschten heterogen gewachsene Führungsstile.
2. Nach der Einführung der DRG-basierten Vergütung sowie der GmbH-Gründung erhöhte sich der Veränderungsdruck auf die Führungskräfte. Es galt, den notwendigen Wandel zu bewältigen: statt der vorherigen Verwaltung von Krankenhäusern mussten die Führungskräfte nun als *Manager* agieren – Planung, Organisation, Entscheidungen und Kontrolle rückten in den Vordergrund. Chefärzte mussten auch die ökonomische Verantwortung für ihre Fachabteilungen übernehmen. Die Geschäftsführung dezentralisierte Führungsverantwortung und schaffte einheitliche Führungs- und Steuerungsinstrumente sowie feste Kommunikationsstrukturen.
3. Um sich langfristig und nachhaltig im Wettbewerb zu behaupten, ist es notwendig, dass sich die Führungskräfte über das Selbstverständnis als Manager hinaus weiterentwickeln. In der Managementliteratur spricht man in diesem Zusammenhang von *Leadership*. Führungskräfte müssen den Wandel gestalten, Mitarbeiter mit Visionen inspirieren und motivieren. Es gilt, durch einen transformativen Führungsstil den Mitarbeitern Orientierung zu geben und neue Wege zu entwickeln und zu beschreiten.

Diese deutliche Veränderung der Führungsanforderungen lag der Durchführung der Management-Potenzial-Analyse zugrunde. Sie hat dazu beigetragen, Stärken und Potenziale der Führungskräfte zu erheben und mit den zukünftigen Anforderungsprofilen abzugleichen. Neben der Auswahl der neuen Krankenhausdirektorien galt es, neue zentrale Strukturen aufzubauen und die dafür geeigneten Kandidaten zu identifizieren.

Die strategische und systematische Auseinandersetzung mit dem Thema Führung hat ebenfalls einen positiven Einfluss auf den Wandelprozesses genommen. Die Selbstreflexion der Führungskräfte, das adäquate Führungsverständnis sowie unternehmensweit einheitliche Führungsinstrumente haben dazu beigetragen, Maßnahmen der Kosten- und Leistungssteuerung zu realisieren. Gleichzeitig konnte das Unternehmen dadurch auf Veränderungen der Umwelt dynamisch reagieren, eine notwendige Grundlage für nachhaltige Wettbewerbsvorteile.

16.4   Fazit

Krankenhäuser stehen vor der Herausforderung, Ökonomie und Patientenorientierung unter schwierigen Rahmenbedingungen, wie der Knappheit finanzieller Mittel oder dem Fachkräftemangel, in Einklang zu bringen. Mit dem vorstehenden Fallbeispiel wurde gezeigt, wie ein Krankenhausunternehmen in diesem Kontext seinen Wandelprozess gestaltet hat. Neben unabdingbaren Maßnahmen der Kosten- und Leistungssteuerung wurde in den Führungskräften des Unternehmens eine wichtige interne Ressource für den Wandel und die Generierung nachhaltiger Wettbewerbsvorteile gesehen. Es wurde eine Strategie entwickelt, die ein Scheitern der Reorganisationsschritte durch die Blockade der Ärzteschaft verhinderte, sondern diese vielmehr zu verantwortungsvollen Gestaltern des Wandels vereinigte. Wie wissenschaftlich erhoben, zeigen Ärzte nur dann Bereitschaft, an Veränderungen mitzuwirken, wenn einflussreiche, akzeptierte und erfahrene ärztliche Kollegen eingebunden sind. Die frühzeitige Übertragung von Verantwortung führt zu Reorganisationserfolg (Paré 2002).

Durch die Medizinischen Zentren wurden Grenzen zwischen den Expertengruppen überwunden. Bei den Akteuren wurde die Bereitschaft geweckt, Rollen neu zu definieren sowie zum Wissensaustausch in den Dialog mit anderen Experten zu treten. Die Chefärzte haben ihre medizinische Führungsposition zu einer Managerrolle erweitern können, ökonomische Expertise hinzugewonnen und ihre Position an der Spitze der Hierarchie verfestigt.

In dem Klinikverbund wurde darüber hinaus die Bedeutung der Mitarbeiter als zentrales Thema erkannt, um nachhaltige Erfolge erzielen zu können. In der Folge wächst im gesamten Unternehmen eine Kultur des Wandels, die sich positiv auf den Reorganisationserfolg auswirkt. Diese Form des für Krankenhausorganisationen modernen Managements legt den Grundstein für nachhaltige Wettbewerbsvorteile, da der Krankenhausverbund interne Fähigkeiten entwickelt hat, mit denen er kontinuierlich auf die dynamische Weiterentwicklung der Marktentwicklungen reagieren kann.

Literatur

Arndt, M.; Bigelow, B. (1998): Reengineering: Deja Vu All Over Again. In: Health Care Management Review, 23. Jg., H. 3. 58-66.

Barney, J.B. (1991): Firm Resources and Sustained Competitive Advantage. In: Journal of Management, 17. Jg., H. 1. 99-120.

Doege, V.; Martini, S. (2008): Krankenhäuser auf dem Weg in den Wettbewerb. Der Implementierungsprozess der Diagnosis Related Groups. Wiesbaden: Gabler.

Evans, P.; Pucik, V.; Björkman, I. (2011): The Global Challenge. International Human Resource Management. In: Zeitschrift für Personalforschung, 25. Jg., H. 3. 278-280.

Mintzberg, H. (1979): The Structuring of Organisations. Prentice-Hall, Upper Saddle River.

Paré, G. (2002): Implementing Clinical Information Systems: a Multiple-Case Study within a US Hospital. In: Health Services Management Research, 15. Jg., H. 2. 71-92.

Peirce, J.C. (2000): The Paradox of Physicians and Administrators in Health Care Organizations. In: Health Care Management Review, 25. Jg., H. 1. 7-28.

Provan, K.G. (1987): Environmental And Organizational Predictors Of Adoption Of Cost Containmant Policies in Hospitals. In: Academy of Management Journal, 30. Jg., H. 2. 219-239.

Ridder, H.-G. (2007): Personalwirtschaftslehre. 2. Auflage, Stuttgart: Kohlhammer.

Herausgeber- und Autorenverzeichnis

Herausgeber

Prof. Dr. habil. Wolfgang Hellmann
Professor an der Fachhochschule Hannover
Wissenschaftlicher Leiter des Studienprogramms MHM®/MBA
für Leitende Ärzte
E-Mail: hellmann-w@t-online.de

Dr. Thomas Beushausen
Alleinvertretender Vorstand und Ärztlicher Direktor des Kinder- und Jugend-
krankenhauses auf der Bult in Hannover
E-Mail: beushausen@hka.de

Prof. Dr. rer. nat. habil. Joachim Paul Hasebrook
Akademischer Leiter der zeb.business school
Lehrstuhl für Human Capital Management an der Steinbeis Hochschule Berlin
E-Mail: jhasebrook@zeb-bs.de

Autoren

Elke Benning-Rohnke
Geschäftsführende Gesellschafterin von Benning & Company
E-Mail: ebr@benningcompany.com

Dr. Thomas Beushausen
Alleinvertretender Vorstand und Ärztlicher Direktor des Kinder-
und Jugendkrankenhauses auf der Bult in Hannover
E-Mail: beushausen@hka.de

Jörg Blaesius
Referent Medizinische Unternehmensentwicklung der
St. Franziskus-Stiftung Münster
E-Mail: blaesius@st-franziskus-stiftung.de

Martin Camphausen
Frankfurter Rotkreuz-Kliniken e. V.
Leiter Unternehmenskommunikation/Pressesprecher
E-Mail: m.camphausen@rotkreuzkliniken.de

Prof. Dr. Knut Dahlgaard
Hochschule für Angewandte Wissenschaften Hamburg
Fakultät Wirtschaft und Soziales
E-Mail: knut.dahlgaard@haw-hamburg.de

Daniel Forthaus
Analyst, zeb, Münster
E-Mail: dforthaus@zeb.de

Dr. Marion Friers
Frankfurter Rotkreuz-Kliniken e. V.
Geschäftsführung Personal, Pflege & Kommunikation
E-Mail: m.friers@rotkreuzkliniken.de

Ursula Gerling-Huesmann
Allgemeinmedizinerin, Vorstand des Praxisnetzes Warendorfer Ärzte e. V.
Gerling-huesmann@praxisnetz-warendorf.info

Univ.-Prof. Dr. med. Klaus Hahnenkamp
Direktor der Klinik für Anästhesiologie, Intensivmedizin, Notfallmedizin
und Schmerzmedizin, Universitätsmedizin Greifswald
E-Mail: klaus.hahnenkamp@uni-greifswald.de

Prof. Dr. rer. nat. habil. Joachim Paul Hasebrook
Akademischer Leiter der zeb.business school
Lehrstuhl für Human Capital Management an der Steinbeis Hochschule Berlin
E-Mail: jhasebrook@zeb.de

Juliane Hecke
Senior Consultant, zeb, Münster
E-Mail: jhecke@zeb.de

Dr. rer. pol. Christian Heitmann
Partner und Leiter Bereich Health Care, zeb
E-Mail: Cheitmann@zeb.de

Prof. Dr. habil. Wolfgang Hellmann
Hochschule Hannover
Wissenschaftlicher Leiter des Studienprogramms MHM®/MBA
für Leitende Ärzte
E-Mail: hellmann-w@t-online.de

214

Dr. med. Jürgen Hinkelmann
Oberarzt der Klinik für Anästhesiologie, operative Intensivmedizin
und Schmerztherapie sowie OP-Koordinator, Universitätsklinikum Münster
E-Mail: juergen.hinkelmann@ukmuenster.de

Dr. rer. oec. Jörg Howein
Management-Beratung, KI finance GmbH
E-Mail: j.howein@gmail.com

Dr. med. Daisy Hünefeld
Vorstandsmitglied der St. Franziskus-Stiftung Münster.
Vorstandsvorsitzende Qualitätsverbund Geriatrie Nord-West-Deutschland
E-Mail: huenefeld@st-franziskus-stiftung.de

Sabine Hüsemann, MBA
Geschäftsführerin Paritätischer Wohlfahrtsverband Niedersachsen e. V.,
Kreisverband Hameln-Pyrmont
E-Mail: sabine.huesemann@paritaetischer.de

Richard Kreutzer
Geschäftsführer der Lahn-Dill-Kliniken in Mittelhessen

Dr. rer. pol. Susanne Martini
Lehrbeauftragte der wirtschaftswissenschaftlichen Fakultät der
Leibniz Universität Hannover
E-Mail: susanne.martini@imail.de

Mario Pfannstiel, M.Sc., M.A.
Hochschule für Angewandte Wissenschaften Neu-Ulm, Fakultät
Gesundheitsmanagement
E-Mail: Mario.pfannstiel@hs-neu-ulm.de

Dr. med. Konrad Rippmann
Geschäftsführer der LOHMANN konzept GmbH, Hamburg
Dozent für Krankenhausmanagement an der FH Hannover und
für Gesundheitswissenschaften an der Hochschule für angewandte
Wissenschaften in Hamburg
E-Mail: k.rippmann@lohmannkonzept.de

Dr. Sibyll Rodde
In.IAK-Akademie der zeb-business.school an der Steinbeis Hochschule,
Münster
E-Mail: SRodde@zeb.de

Dr. rer. nat. Thilo Rübenstahl
In.IAK – Institut für innovative Arbeitsbedingungen im Krankenhaus
E-Mail: truebenstahl@iniak.de

Prof. Dr. Sylvia Schafmeister
Professorin an der Hochschule Neu-Ulm, Schwerpunkt Unternehmensführung,
Personalmanagement und Organisation im Gesundheitswesen
Akademische Leitung Zentrum für Weiterbildung
E-Mail: sylvia.schafmeister@hs-neu-ulm.de

Alexander Schmidtke
Vorstandsvorsitzender sowie Vorstand für Finanzen und Strategie des
Klinikums Augsburg
E-Mail: Alexander.Schmidtke@klinikum-augsburg.de

RA Dr. Matthias Siegert
Fachanwalt für Medizinrecht
E-Mail: m.siegert@armedis.de

Prof. Dr. Constanze Sörensen
Hochschule für Angewandte Wissenschaften Hamburg
Fakultät Wirtschaft und Soziales
E-Mail: constanze.soerensen@haw-hamburg.de

Prof. Dr. Peter Stratmeyer
Hochschule für Angewandte Wissenschaften Hamburg
Fakultät Wirtschaft und Soziales
E-Mail: peter.stratmeyer@haw-hamburg.de

Dr. med. Thomas Volkert
Oberarzt der Klinik für Anästhesiologie, operative Intensivmedizin
und Schmerztherapie, Universitätsklinikum Münster
E-Mail: volkert@anit.uni-muenster.de

Christian Weiß
Wissenschaftlicher Mitarbeiter, Kompetenzzentrum »Vernetzte Gesundheit«
Hochschule für Angewandte Wissenschaften Neu-Ulm, Fakultät
Gesundheitsmanagement
E-Mail: mail@christian-weiss.net

Stichwortregister

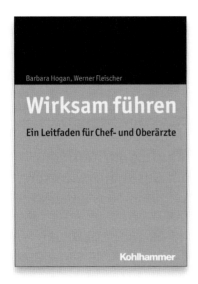

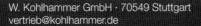
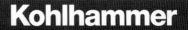

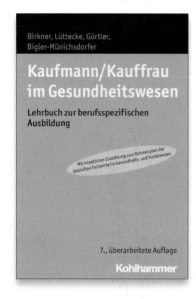

Barbara Birkner/Henner Lüttecke
Jochen Gürtler/Hedwig Bigler-
Münichsdorfer

Kaufmann/Kauffrau im Gesundheitswesen

Lehrbuch zur berufsspezifischen
Ausbildung

7., überarbeitete Auflage 2016
468 Seiten, 45 Abb.,
25 Tab. Kart. € 45,–
ISBN 978-3-17-029965-8

auch als
EBOOK

Das etablierte Standardlehrwerk vermittelt in bewährter Form und unterstützt durch zahlreiche Praxisbeispiele und Übungsaufgaben die berufsspezifischen Kenntnisse und Fertigkeiten für Kaufleute im Gesundheitswesen und deckt einen Teil der Inhalte des Lehrplanes für geprüfte Fachwirte/-innen im Gesundheits- und Sozialwesen ab. Es ist ein unverzichtbarer Begleiter während der gesamten Ausbildung. Die 7. Auflage wurde vollständig überarbeitet und beinhaltet die Änderungen der Sozialgesetzbücher V und XI zum 1.1.2015. Neu aufgenommen wurden ausführliche Kapitel zu den Themen Datenschutz und -sicherheit sowie elektronische Gesundheitskarte und Telematik.

Dipl.-Volkswirtin **Dr. Barbara Birkner**, **Henner Lüttecke** M.A., Dipl.-Betriebs- wirt **Jochen Gürtler** und **Hedwig Bigler-Münichsdorfer** sind Referenten u.a. im Ausbildungslehrgang „Kaufmann/Kauffrau im Gesundheitswesen" sowie „geprüfte(r) Fachwirt/in im Gesundheits- und Sozialwesen" in München. Frau Dr. Birkner, Herr Gürtler und Frau Bigler-Münichsdorfer sind Mitglieder der Prüfungskommissionen der IHK München und Oberbayern für Gesundheits- kaufleute und für Fachwirte im Gesundheits- und Sozialwesen.

Leseproben und weitere Informationen unter www.kohlhammer.de

W. Kohlhammer GmbH · 70549 Stuttgart
vertrieb@kohlhammer.de

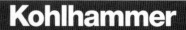